清华大学医疗管理系列教材

供卫生、医疗、医保及健康管理专业用

医疗质量与安全管理

Management of Quality of Care and Patient Safety

主　编　刘庭芳
副主编　于广军　张　丹

编　委（按姓氏笔画排序）

于广军　香港中文大学（深圳）医学院
王　韬　同济大学附属东方医院灾难医学研究所
朱立峰　上海交通大学医学院附属瑞金医院
刘庭芳　北京协和医学院卫生健康管理政策学院
李　林　解放军总医院医院管理研究所
何　达　上海市卫生和健康发展研究中心
张　丹　清华大学医院管理研究院
周敏杰　上海交通大学中国医院发展研究院
郎红娟　空军军医大学护理系
蒋　锋　上海交通大学健康长三角研究院
黎　浩　武汉大学公共卫生学院

人民卫生出版社
·北京·

图书在版编目（CIP）数据

医疗质量与安全管理 / 刘庭芳主编. -- 北京 ： 人民
卫生出版社，2024. 12. -- ISBN 978-7-117-36627-4

Ⅰ. R197. 1

中国国家版本馆 CIP 数据核字第 202427D38L 号

人卫智网	www.ipmph.com	医学教育、学术、考试、健康，购书智慧智能综合服务平台
人卫官网	www.pmph.com	人卫官方资讯发布平台

医疗质量与安全管理

Yiliao Zhiliang yu Anquan Guanli

主　　编：刘庭芳

出版发行：人民卫生出版社（中继线 010-59780011）

地　　址：北京市朝阳区潘家园南里 19 号

邮　　编：100021

E - mail：pmph @ pmph.com

购书热线：010-59787592　010-59787584　010-65264830

印　　刷：三河市潮河印业有限公司

经　　销：新华书店

开　　本：787 × 1092　1/16　印张：17　插页：2

字　　数：414 千字

版　　次：2024 年 12 月第 1 版

印　　次：2025 年 1 月第 1 次印刷

标准书号：ISBN 978-7-117-36627-4

定　　价：86.00 元

打击盗版举报电话：**010-59787491**　E-mail：**WQ @ pmph.com**

质量问题联系电话：**010-59787234**　E-mail：**zhiliang @ pmph.com**

数字融合服务电话：**4001118166**　E-mail：**zengzhi @ pmph.com**

主 编 简 介

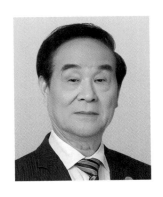

刘庭芳

中国医学科学院北京协和医学院卫生健康管理政策学院医院领导力与管理学系创始系主任、特聘教授、博士生导师、学位评定分委会副主席,中国医院品质管理联盟主席,国务院医改领导小组专家咨询委员会委员,IAQS(国际医疗质量与安全科学院)终身院士, *Journal of Patient Safety and Risk Management* 杂志编委,主编《医院评审与认证》等专著、教材共 28 部。

清华大学医疗管理系列教材编委会

出 版 说 明

党的十八大以来，以习近平总书记为核心的党中央把健康中国建设上升为国家战略，他指出："我们将迎难而上，进一步深化医药卫生体制改革，探索医改这一世界性难题的中国式解决办法，着力解决人民群众看病难、看病贵，基本医疗卫生资源均衡配置等问题"。医疗管理学科建设和硕士专业学位教育，是为了探索我国医学和管理跨学科交叉复合型人才的培养路径，形成一套循证的医管人才培养模式，培养一大批满足我国医疗卫生、医疗保障事业发展与改革需要的高水平医疗、医保、医工管理人才，走出一条符合我国医疗卫生、医疗保障、医工科技发展规律的专业化管理人才道路。

清华大学医院管理研究院在成功举办十年医院管理方向的公共管理学术型硕士项目基础上，将开设覆盖医疗、医药、医保、医工的医疗管理课程，招收全日制和在职两类学生，以及国际学生。医疗管理硕士项目的课程体系将紧扣我国全生命周期维护健康的新医科建设、医疗体系建设、就医模式改善、医疗保障改革、公立医院绩效考核、公立医院高质量发展的人才队伍要求，参考世界一流大学医疗管理教育办学模式及胜任力模型，制定与国际接轨并服务于本土医疗管理实践的课程体系及培养方案；并以授课教师团队为主，邀请国内相关领域专家参与，本着厚德载物的宗旨，共同编写和陆续出版系列教材。

清华大学医疗管理系列教材目录（第一辑）

1　医学人文与伦理
Humanities and Ethics in Health Care

2　医疗管理总论
Introduction to Medical Management

3　卫生经济学
Health Economics

4　卫生管理统计学
Health Management Statistics

5　医疗大数据与系统工程
Healthcare Big Data and Systems Engineering

6　医院管理方法论
Hospital Management Methodology

7　医药卫生政策、法律与监管
Health Law and Regulating

8　医疗保险
Medicare and Health Insurance

9　医疗组织与人力资源管理
Health Care Organizations and Human Resource Management

10　医院运营与绩效管理
Hospital Operation and Performance Management

11　医疗质量与安全管理
Management of Quality of Care and Patient Safety

12　健康服务研究方法
Health Services Research Methods

前　言

　　医疗质量安全事关群众的健康安危，是医疗服务的生命线，是医院管理的核心内容和永恒主题。党的二十大报告指出：高质量发展是全面建设社会主义现代化国家的首要任务。2021年，习近平总书记在参加全国两会医药卫生界、教育界联组会时就强调：要把保障人民健康放在优先发展的战略位置，坚持基本医疗卫生事业的公益性，聚焦影响人民健康的重大疾病和主要问题，加快实施健康中国行动，织牢国家公共卫生防护网，推动公立医院高质量发展，为人民提供全方位全周期健康服务。公立医院是医疗服务的主体力量，要加快从高速增长转向高质量发展。2016年颁布实施的《医疗质量管理办法》中明确了医疗质量管理的核心地位不可动摇，此后《关于坚持以人民健康为中心推动医疗服务高质量发展的意见》《关于推动公立医院高质量发展的意见》中进一步对医疗服务高质量发展提出要求。

　　本教材依据国内现行法律法规要求和质量安全基本理论，结合医院管理专业特点，着力表现医疗质量与安全管理的技术、管理方法和现代化应用。本教材的编写注重科学性、实用性和权威性相结合原则，适用于医院管理专业研究生和相关专业学生必修课教学，以培养学生树立质量与安全意识，并具备发现问题、分析问题与解决问题的能力，更好适应今后工作和学习需要。

　　本教材共分为八个章节，前三章主要介绍医疗质量与安全的体系与制度设计，包括历史发展、共识指南和组织架构；第四、五章主要介绍在医疗风险、医疗质量与安全中的管理方法与工具；第六、七、八章关注为促进和保障医疗质量与安全而形成的信息化管理、同质化管理和文化管理。在教材每一章都凝练有教学要点，便于掌握教学目标，了解章节主要内容。

　　为本教材编写，我们组织了一批精通医院管理知识、具备丰富质量与安全管理经验的专家，成立《医疗质量与安全管理》编写组，同时参阅了大量医疗质量与安全方面的论著、教材及其他文献，吸收了近年来相关研究最新成果，还搜集了大量国内外真实案例。旨在为培养高素质医疗卫生管理人才提供更加系统化、实用化的基础教材，以期进一步推动医疗质量与安全管理研究和实践发展。

　　本教材既是全体编者多年教学实践工作的总结，又是对我国医疗质量与安全管理体系的一次新的探索，为了进一步提高本书质量，以供再版时修改，我们恳请广大读者、专家和同仁批评指正，不吝赐教。

编者

2024年6月

目　录

第一章

绪　　论

掌握质量与安全管理、医疗质量与安全管理的相关概念和基本理论；熟悉质量与安全管理、医疗质量与安全管理发展的历史沿革；了解医疗质量与安全的新趋势。

第一节　质量与安全管理的基本理论与历史沿革

一、质量管理

（一）质量

"质量"是人们在日常生活和工作中经常使用的一个高频词汇，是质量管理中最重要的基础概念。正确、全面地理解质量，对于开展质量管理工作十分重要。

1. **质量的定义**　国际标准化组织（International Organization for Standardization，ISO）对质量的定义是"一组固有特性满足要求的程度"。该定义内涵十分丰富，可以从以下角度进行深层理解：

（1）质量的载体：质量可以存在于不同领域或任何事物中。质量的载体不仅针对产品或服务，即过程的结果，也针对过程、体系及它们二者的组合。如去医院就医过程的最终结果是医疗质量，而就医过程和医院体系的组合就是医院质量。

（2）特性：特性指事物所特有的性质，固有特性是事物本来就有的，它是通过产品、过程或体系设计和开发及其之后实现过程形成的属性。

（3）要求：这种要求应该满足明示的（如明确规定的）、隐含的（如组织的惯例、一般习惯）或必须履行（如法律法规、行业规则）的需要和期望，要求可以由不同相关方提出，且他们对同一产品的要求可能不同。只有全面满足这些要求，才能评定为好的质量或优秀的质量。对医疗质量来说，这些要求可以是国家法律规定的、医院自身要求的、患者期待的或是医疗保险方所规定的。

2. **质量观念的演进**　随着科学技术的进步和经济水平的提高，人们对质量观念的认识也不断与时俱进。从属性上，早期对质量的认识是非常简单的，即仅仅要求质量具有符合性，即达到一定的技术标准；随着对质量的进一步认识，要求质量在符合技术标准的基础上，还要具有适用性，满足所有利益相关方的要求，特别是满足使用者的需要。从范畴上，要真正做到满足标准和要求，不仅要站在生产者、消费者等利益相关方对质量要求的立场上，同时必须站在全社会对质量要求的角度上，形成大质量观。

质量观念的认识大致经历了以下 3 个阶段：

（1）符合性质量：该定义以美国质量管理专家克劳斯比（Philip Bayard Crosby）为代表。他认为：质量并不意味着好、卓越或优秀，谈论质量只有相对于特定的规格和要求才有意义，合乎规格即意味着有了质量，而不合格自然就是缺乏质量。换言之，符合性质量是以产品的技术标准作为衡量产品优劣好坏的依据。

该定义是自有产品以来人们对质量的认识，在产品生产阶段可以应用技术符合性来检验产品是否合格，这在一定程度上有利于组织的经营管理。但质量的基础必须是符合规格和要求，符合性质量是一种狭义的质量观，它只从生产者的立场出发而忽视使用者的需求变化，忽略组织存在的目的和使命，不利于组织的长期发展。

（2）适用性质量：随着市场竞争的加剧和顾客的日益成熟，仅仅符合设计要求和技术标准未必能为顾客所接受，质量的评判权逐渐移交给顾客。美国质量管理专家朱兰（Joseph M. Juran）指出，对用户来说，质量就是"适用性"，将"适用性"定义为"产品在使用时能成功地满足顾客要求的程度"，强调了满足顾客需要在质量概念中的决定性作用，也就是说适用性质量是以适合顾客需要的程度作为衡量产品优劣好坏的依据。质量从"符合性"发展到"适用性"，使人们对质量的认识逐渐把顾客需求放在首位。

与此同时，"适用性"的内涵也在不断被拓展和丰富。20世纪80年代后期，ISO组织质量管理专家对质量的概念加以归纳提炼，形成公认的术语，即"质量是一组固有特性满足要求的程度"，这里的"要求"可以由不同的相关方提出。至此，"适用性"就是指满足所有利益相关者的要求，由于利益相关者的多样性，适用性质量的内涵变得更加丰富。

（3）全面质量：20世纪60年代，美国质量管理大师费根堡姆（Armand Vallin Feigenbaum）提出了"全面质量控制"概念，认为影响产品质量的因素，不仅存在于制造过程，而且与设计、原料、配件、生产工艺、检查、销售、使用和服务等全部过程的工作质量有关，并必须从经营上对质量、成本、交货期和服务水平予以综合考虑，才可能真正提高产品质量。这种把质量概念拓展到组织经营管理领域，进一步扩大了质量概念的内涵，即全面质量不仅指最终产品，同时包括与产品相关的一切过程的质量。

同时，20世纪90年代，可持续发展理论（sustainable development theory，SDT）被人们广泛接受，全面质量的内涵得到进一步拓展，此时的全面质量不仅涵盖了最终产品以及与产品相关的一切过程的质量，并更多地纳入以人为本、节约资源、保护环境等内容，即全面质量是以符合可持续发展的条件作为衡量人类生存需要的依据。随着经济全球化和科学技术的高速发展，质量的概念必将拓展到全社会的各个领域，包括人们赖以生存的环境质量、卫生保健质量及人们在社会生活中的精神需求和满意程度等，一种大的质量观也就此形成。

（二）质量管理

随着经济社会和科学技术高速发展，经济全球化进一步发展、国际市场的竞争日趋激烈，组织的管理者意识到，仅靠低廉的价格已经失去了竞争优势，与时间和成本一样，在质量上占据优势才能使组织在竞争激烈的市场上生存和发展。美国质量管理专家朱兰在第48届美国质量管理学会年会上指出，20世纪以"生产率的世纪"载入史册，未来的世纪将是"质量的世纪"。因此，任何一个组织必须视质量为生命，广泛应用国内外先进的质量方法和质量技术改进产品质量，提高产品竞争力，以持续的质量改进和超越的卓越绩效作为永恒目标。就此，围绕质量形成全过程的所有管理活动都可称为质量管理活动。

ISO对质量管理（quality management，QM）的定义："关于质量的管理"。根据管理的定义，质量管理也就是"指导和控制组织的关于质量的相互协调的活动"。ISO 对该定义的解释是"确定质量方针、目标和职责并在质量体系中通过诸如质量策划、质量控制、质量保证和质量改进，使其实施的全部管理职能的所有活动"。①质量管理是组织管理的重要组成部分，是组织围绕质量所开展的计划、组织、领导和控制等所有管理活动的总和；②质量管理必须与组织其他方面的管理如人力资源管理、财务管理、固定资产管理等紧密结合，才能在实现组织经营目标的同时实现质量目标；③质量管理是通过确定质量方针和质量目标，并为实现确定的质量方针和质量目标进行质量策划，开展质量控制和质量保证，实施质量改进等活动予以实现的；④一个组织想以质量求生存，在激烈的市场竞争中寻求发展，就必须制定正确的质量方针和质量目标，围绕着实现质量方针和质量目标，组织的管理者就需要在不断开发新产品、引进和改造技术设备、不断提高工艺水平和人员能力、对产品实现全过程进行质量控制和质量保证等诸多方面开展管理活动。这些管理活动就需要建立、实施、保持质量管理体系并使之持续改进，从而使组织内与质量有关的活动得以有效运行。

（三）质量管理的产生与发展沿革

质量管理从产生到发展走过了漫长道路，可谓是源远流长。人类历史上自有商品生产以来，就开始了以商品的成品检验为主的质量管理。根据历史文献记载，我国早在 2 400 多年以前，就已经有了青铜制刀枪武器的质量检验制度，这都可以看成是对产品质量的控制和管理。但是，质量管理作为一门新兴的科学，质量管理科学的发展是伴随着产业革命的兴起和以社会对质量的要求为原动力而发展起来的，它是机器大生产的产物，是生产力发展的必然结果。

1. 早期对质量管理的探索　在人类的历史长河中，最原始的质量管理方式已经很难寻觅，但人类自古以来一直就面临着各种质量问题。古代的食物采集者必须区分哪些果类是可以食用的，哪些是有毒的；狩猎者必须知道哪些树木是制造弓箭的最好木材。这样，人们在实践中获得了质量知识并一代代流传下去。随着人类社会的核心从家庭发展为村庄、部落，产生了分工，出现了集市。在集市上，人们相互交换产品，产品制造者直接面对顾客，产品的质量由人的感官来确定。社会进一步发展，新的行业—商业出现了，买卖双方不直接接触，而是通过商人来进行交换和交易，在村庄集市上通行的确认质量的方法便行不通了，为了使质量信息能在买卖双方之间直接沟通，质量规范和质量担保就产生了，紧接着简易的质量检验方法和测量手段也相继产生，这就是在手工业时期的原始质量管理。这个时期的生产方式主要是小作坊形式，工人既是操作者又是检验者，制造和检验质量的职能统一集中在操作者身上，因而又被称为"操作者的质量管理"。

2. 质量检验阶段　18 世纪中叶，欧洲爆发了工业革命，其产物就是"工厂"，在工厂进行大批量生产，"操作者的质量管理"容易造成质量标准不一致和工作效率低下，不能适应生产力的发展，这些问题的提出催促着质量管理科学的诞生。

随着资本主义工业化大生产的发展，生产产品的大幅度增长要求零部件系列化和标准化，使得互换性理论（互换性是指在统一规格的一批零件中，不经选择、修配或调整，任取其一，都能装在机器上达到规定的功能要求）在工业化大生产中得以应用。18 世纪初，美国批量生产的火枪实现了零件互换，18 世纪 40—50 年代，美国的这种标准化生产模式取得了巨大成功，引起了欧洲各工业国家的广泛关注。这一生产要求又促使了精密器具的生产和应用。但随着生产的发展，人们逐渐意识到，即使一台机器再精密、调试的再准确、操作工人再熟练,生产出来的产品质量特征不可能只取一个数值,这已由精密器具的使用而得到证明,于是人们提出了公差界限的概念。1840年,美国生产者对装配的零部件精密度规定了一个公差界限。1870年有了更明确的规定,超出公差界限即为不合格品,从而保证了装配的零部件的通用性、互换性。互换性理论和公差界限的概念为质量检验奠定了理论基础,根据这些理论规定了产品的技术标准和适宜的加工精度。质量检验人员根据技术标准,利用各种测试手段,对零部件和成品进行检查,做出合格与不合格的判断,不允许不合格品进入下道工序或出厂,起到了把关的作用。

19世纪末20世纪初,科学管理之父泰勒(Frederick Winslow Taylor)提出了"科学管理"的概念,要求在人员中进行科学分工,将计划职能与执行职能分开,这样质量管理的责任就由操作者转移到了工长,专门监督、检查对计划、设计、产品标准等项目的贯彻执行。这就是说,计划设计、生产操作、检查监督各有专人负责,从而产生了一支专职检查队伍,构成了一个专职的检查部门,这样,质量检验机构就被独立出来了,有人称为"工长的质量管理"。质量检验由以往的操作者发展到专人进行质量检验,强化了质量检验的职能,提高了质量检验的工作效率。

"泰勒制"的诞生使得质量检验专业化,可以说是现代质量管理的开端。从"操作者检验"发展到"专人检验",制定严格标准,对生产出的产品进行严格检验,利用事后检验进行质量管理。随着科技进步和生产力的发展,企业的生产规模不断扩大,在管理分工概念的影响下,企业中逐渐产生了专职的质量检验岗位、质量检验员和专门的质量检验部门,使质量检验的职能得到进一步的加强。检验所使用的手段是各种各样的设备和仪表。这一阶段称为现代质量管理第一阶段——质量检验(quality control, QC)阶段。

质量检验阶段的主要特点是严格把关,对已完成的全部产品进行事后的、百分之百的检验。质量检验阶段从操作者质量管理发展到检验员质量管理,对提高产品质量有很大的促进作用。但随着社会科技、文化和生产力的发展,显露出质量检验阶段存在的许多不足:①事后检验,检验查出废品是"既成事实",质量问题造成的损失已难以挽回;②全数检验,在大批量的情况下经济上不合理,还容易出现错检漏检;③破坏性检验,判断质量与保留产品发生了矛盾。在大量生产的情况下,这些缺点尤为突出。

3. 统计质量控制阶段 "事后检验""全数检验""破坏性检验"存在的不足引起了人们的关注,一些质量管理专家、数学家开始注意质量检验中的弱点,并设法运用数理统计的原理来解决这些问题。20世纪20年代英国数学家费希尔(Ronald Aylmer Fisher)结合农业试验提出方差分析与实验设计等理论,为近代数理统计学奠定了基础。

第一次世界大战后期,美国贝尔电话实验室成立了两个课题研究组,一个是以休哈特(Walter Andrew Shewhart)为首的过程控制组,另一个是以道奇(Harold French Dodge)为首的产品控制组。休哈特小组将数理统计的原理运用到质量管理中,提出"事先控制,预防废品"的观念,发明了具有可操作性的质量控制图(control chart,又称管制图,是一种用统计方法设计的对过程质量特性进行测定、记录、评估,从而监察过程是否处于控制状态的图)。质量控制图的出现,是质量管理从单纯事后控制进入过程控制预防阶段的标志。休哈特主张对生产过程的控制,应事先做好生产设备的调试工作、生产环境的整顿工作、技术人员和生产人员的培训工作,并要求生产人员在生产过程中规范操作,保证生产过程处于控制之中从而达到稳定的目的。

道奇在 1929 年发表了《抽样检查方法》，道奇和罗姆格（Harry Romig）提出了"产品检查批允许不合格品率的概念及抽样方案"，后又提出"平均检出质量极限的概念及其抽样方案"，这些方案在贝尔实验室的大批量产品的生产中进行了无数次的应用，表明它是一种十分有效的质量管理方法。1944 年，正式公布了"道奇 - 罗米格抽样方案"，两人所提出的抽样的概念和抽样方法，以及所设计的"抽样检验表"，用于解决全数检验和破坏性检验所带来的问题。这些构成了质量抽样检验理论的重要内容。

在 20 世纪二三十年代提出质量过程控制理论与质量抽样检验理论之际，恰逢西方发达国家处于经济萧条时期，当时这些新理论乏人问津，直至第二次世界大战期间，军需品面临严重问题，美国政府开始推广统计质量控制方法，用数理统计方法制定了战时质量管理标准，《质量管理指南》《数据分析用的控制图方法》《生产中的质量管理用控制图》成功地解决了武器等军需品的质量问题，使美国的军工生产在数量上、质量上和经济上都占据世界领先地位。由于采用了统计质量控制方法，给这些军工企业带来了巨额利润。战后，质量的统计控制方法成为质量管理的主要内容。统计质量控制强调对生产制造过程的预防性控制，使质量管理由单纯依靠质量检验事后把关，发展到突出质量的预防性控制与事后检验相结合的工序管理，成为进行生产过程控制强有力的工具，这一阶段称为现代质量管理第二阶段——统计质量控制（statistical quality control，SQC）阶段。

从质量检验阶段发展到统计质量控制阶段，数理统计原理被广泛应用于预防产出废品并检验产品质量，质量保证工作由专职检验人员转移给专业的质量控制工程师承担。这标志着将事后检验的观念改变为预测质量事故的发生并事先加以预防的观念。质量管理的理论和实践都发生了一次飞跃，从"事后把关"变为预先控制，并很好地解决了全数检验和破坏性检验的问题。但是，由于过多地强调了统计方法的作用，忽视组织管理和生产者能动性对质量的影响，致使人们误认为"质量管理就是数理统计方法""质量管理是少数数学家和学者的事情"，限制了统计方法的推广发展，将质量的控制和管理局限在制造和检验部门。影响产品的质量因素是多种多样的，单纯依靠统计方法不可能解决一切质量管理问题。

4．全面质量管理阶段 20 世纪 50 年代以来，生产力迅速发展，科学技术日新月异，火箭、宇宙飞船、人造卫星等大型、精密、复杂的产品出现，对质量的要求越来越高。仅仅依靠质量检验和运用数理统计已难以保证和提高产品质量，也不能满足社会进步的要求。同时，"系统工程"的概念和"以人为本"的观念也被充分强调。这些都对质量管理提出了新要求，要求把质量问题作为一个有机整体加以综合分析研究，实施全员、全过程、全企业的管理，使得质量管理阶段从统计质量控制向更高级的全面质量管理（total quality management，TQM）阶段发展。

1950 年 7 月，美国质量管理专家戴明（William Edwards Deming）受日本科学家与工程师联合会邀请赴日本讲学。在日期间，戴明首先在东京的日本医药协会大礼堂就质量控制这一主题进行了为期 8 天的讲授。在讲授过程中，戴明博士用通俗易懂的语言将统计质量控制的基础知识完整的传授给了日本工业界的主管、经理、工程师和研究人员。他的讲授为现场听众留下深刻印象，并为当时正处在幼年期的日本工业质量控制提供了极大的推动力。但是他很快发现，仅教授统计质量控制理论可能会使日本企业犯美国企业界所犯的错误，因此他修正计划而改为向企业的经营者传授品质经营的理念及重要性。这些理论的核心是"目标不变、持续改善和知识渊博"，为全面质量控制理论的提出和日本开展全面质量控制活动奠定了基础。

美国质量管理专家朱兰提出质量管理有三个环节：质量策划、质量控制和质量改进，即"朱兰三部曲"，并于 1951 年首次出版了《质量控制手册》，这成为质量管理领域的权威著作。1961 年，费根堡姆在《全面质量控制》一书中首次提出"全面质量控制（total quality control，TQC）"的概念，他指出"全面质量控制是为了能够在最经济的水平上并考虑充分满足用户要求的条件下进行市场研究设计、生产和服务，把企业各部门的研制质量、维持质量和提高质量的活动构成一体的有效体系"，同时强调：①质量管理仅靠检验和统计控制方法是不够的，解决质量问题的方法和手段是多种多样的，而且还必须有一整套的组织管理工作；②质量职能是企业全体人员的责任，企业全体人员都应具有质量意识和承担质量责任；③质量问题不限于产品的制造过程，解决质量问题也是如此，应该在整个产品质量产生、形成、实现的全过程中都实施质量管理；④质量管理必须综合考虑质量、价格、交货期和服务，而不能只考虑狭义的产品质量。

全面质量控制阶段的质量管理不再局限于数理统计，而是从企业内部全面地运用各种管理技术和方法，在一定意义上讲，它已经不再局限于质量职能领域，而演变为一套以质量为中心，综合的，全面的管理方式和管理理念。

全面质量控制理论的诞生地虽然是在美国，但该理论真正取得成功却是在日本，其实施特点是结合本国实际。20 世纪 60 年代，日本企业在戴明和朱兰质量管理思想的指导下，创造了"全公司质量控制（company wide quality control，CWQC）"的管理方法，并且广泛使用统计技术的"老七种工具"（因果图、流程图、直方图、检查单、散点图、排列图、控制图）作为改进质量的管理工具。20 世纪 70 年代，日本质量管理专家对质量管理的理论和方法的发展作出了巨大贡献，如准时化生产技术（just in time，JIT）、看板生产（Kanben）管理方法、质量功能展开（quality function deployment，QFD）技术、田口玄一（Genichi Taguchi）创造的田口方法、"新七种工具"（新的质量管理统计方法：关系图、亲和法、系统图法、矩阵图法、数据矩阵分析方法、过程决策程序图法、矢线图法）等。老七种工具偏重于统计分析，针对问题发生后的改善，新七种工具偏重于思考分析过程，主要强调在问题发生前进行预防。全面质量控制方法在日本的实践取得了巨大成功，使其在二战后经济快速复苏，日本企业获得了巨大的收益。

20 世纪 80 年代，美国制造业受到日本的冲击，当时一项对日本和美国空调制造者的研究表明，质量最好的美国产品比日本最差的制造产品平均残次率要高。美国产品的质量不足问题，使得该国在整个制造业中将改善质量作为整个国家的优先任务。为了改变颓势，提升企业竞争力，美国向日本学习 CWQC 的做法，1980 年美国广播公司通过电视播放举世闻名的《日本能，为什么我们不能》纪录片，掀起了学习与反思的高潮。1985 年美国海空系统指挥部提出了全面质量管理（total quality management，TQM）一词并得到了各界的广泛响应，政府、企业界、教育界全面推行 TQM，在这过程中，TQM 与量化质量成本、TQC、可靠性工程和零缺陷等方法融合，形成了较为系统的 TQM 体系。

随着 TQC 发展到 TQM，企业的生产管理和质量管理被提升到经营管理的层次，全面质量管理是以质量为中心，以全员参与为基础，旨在通过顾客与所有利益相关方受益而达到长期成功的管理途径，这涵盖和强调了所有利益相关方，使得美国在品质竞争方面获得优势，对日本经济有所反扑。由于日本凭借 CWQC 使得产品在全球大获成功以及美国采用 TQM 使得经济反扑日本，TQM 迅速向世界各国普及推广。

在各国采用 TQM 的同时,其管理方法和工具得到不断创新和发展,但其基本特征没有改变,仍然是:

(1)建立一个体系:质量管理体系;

(2)强调两个结合:专业技术和数理统计相结合;

(3)实现三全管理:全面质量、全员参加、全部过程;

(4)重视四个阶段:PDCA 循环(计划、实施、检查、处理);

(5)突出五大观点:质量第一,用户至上,预防为主,数据说话,始于教育,终于教育;

(6)强化六大基础:质量教育、质量责任制、标准化、计量、质量信息、班组建设;

(7)运用七种工具:新、老 QC 七种工具;

(8)遵循八项原则:顾客至上、领导作用、全员参与、过程方法、系统管理、持续改进、事实决策、互利合作。

随着国际贸易的不断发展,特别是经济一体化的不断深入,国际市场竞争的加剧,各国企业越来越重视产品责任和质量保证问题,一些工业发达国家在 20 世纪 70 年代末先后发布了质量管理和质量保证标准。由于各国实施的标准不一致,给国际贸易带来了壁垒,一套通用的、具有灵活性的国际质量保证模式成为当时世界各国的迫切需要。基于全面质量管理理论和方法,1987 年国际标准化组织质量管理和质量保证技术委员会制定了 ISO 9000 族的国际标准,以规范国际贸易中产品标准和服务规范,有助于国际经济和贸易往来与交流合作。

回顾质量管理的发展历史,就其过程而言,是不断继承、扩展和完善的过程,而不是相互替代、相互排斥、截然分开的,它们共同构成现代质量管理科学。可以看到,这一过程是同社会科学技术的进步和生产力水平的不断提高密切相关的。同样也可以预想到,随着新技术革命的兴起以及由此提出的挑战,人们解决质量问题的方法、手段必然会更加完善、丰富,如品管圈、精益生产、六西格玛等新型质量管理工具,质量管理理念和方法还会进一步发展。

二、安全管理

(一) 安全

安全(safety),通常指人没有危险,即"无危则安,无缺则全",这是工业革命以前人们对安全的看法,当时生产力和仅有的自然科学都处于自然和分散的状态,人们对安全的认识是不自觉的。

工业革命以后,生产中已使用大型动力机械和能源,导致生产力与危害因素的同步增长,生产过程中的安全问题也日益突出,此时人们对安全的概念的认识逐渐深入,从不同角度给它下了定义:①安全是指客观事物的危险程度能够为人们普遍接受的状态。该定义指出了安全与危险的辩证关系及安全的相对性,即安全与危险不是互不相容的。②安全是指没有引起死亡、伤害、职业病,或财产、设备的损坏或损失,或环境危害的条件。③安全是指不因人、机、媒介的相互作用而导致系统损失、人员伤害、任务受影响或造成时间的损失。

以上对安全的定义虽然在安全的适用对象从以人为中心逐渐扩大到财产设备、工作系统以及环境,安全的内涵不断丰富,但是在安全范畴上仍然仅停留在企业生产过程中,安全的内涵没有得到延伸。因此可以说以上的安全概念是传统的安全概念。

随着生产力的发展,人类已经从工业机器大生产时代进入到信息时代,安全的范畴应该不只是停留在企业生产中，安全的范畴应该更加全面，一种大安全的观念也由此产生。大安全是指由政府统一领导，社会多部门参与，合理整合可用社会资源，对造成人、家庭、社会公共秩序、生产秩序和国家的各种危害或威胁给予全面、系统的预防和控制的观念。大安全的对象和范畴比传统的企业安全观更加全面和丰富。而大安全观对安全的定义是：安全是人生存发展的内在和环境的良好状态，它包括自身的躯体和心理方面，也包括身体以外的环境（社会秩序、文化、经济、制度、国家、自然、生态等）。这种安全的定义虽然以人为中心，但是它是以其他方面处于良好状态为前提的。

基于大安全观，2014年4月15日，习近平总书记提出了具有丰富的安全内涵和外延的总体国家安全观，从此我国的国家安全体系涵盖了16种安全，分别是：政治安全、国土安全、军事安全、经济安全、文化安全、社会安全、科技安全、网络安全、生态安全、资源安全、核安全、海外利益安全、生物安全、太空安全、极地安全、深海安全。

在大安全观的指导下，不仅要从宏观上认识安全，还要在具体微观层面上认识安全。同时也要意识到将安全落实到各个具体范畴或领域中，要保证安全的对象是不同的，如在医院安全管理领域中，不仅要保证患者传统的人身、财产等这些可见方面的安全，还要保证非传统的信息、隐私等这些无形方面的安全，同时保证医院的全员安全、财务安全、设备安全、信息安全等。

（二）安全管理

安全问题不仅对生命个体至关重要，对社会稳定和经济发展也同样产生着重要的影响。各种灾害和事故，往往造成惨重的人员伤亡和财产损失，给受伤人员和死亡者亲属带来巨大的、终生难以抚平的痛苦，使一个个幸福的家庭突然失去完整性，进而引发一系列社会问题，甚至造成地区乃至社会的不稳定，影响正常的生产和生活秩序。对安全的管理活动从未间断，从单纯的事后整改安全事故，到提前对安全隐患的管理，进而到识别安全风险，最后发展到以安全为目标进行管理，这些对安全所进行的管理活动都可称为安全管理活动。

安全管理（safety management，SM）是指以安全为目的，进行有关决策、计划、组织和控制方面的活动。安全管理工作的核心是控制事故，而控制事故最好的方式就是实施事故预防，即通过管理和技术手段的结合，消除事故隐患。但是受技术水平、经济条件等各方面的限制，有些事故是不可能不发生的，所以控制事故的第二种手段就是应急措施在事故发生后控制事故的蔓延，把事故的损失减少到最小。既然有事故发生，必然会有经济损失，因而在实施事故预防和应急措施的基础上，通过购买财产、工伤、责任等保险，以保险补偿的方式，保证企业的经济平衡和在发生事故后恢复生产的基本能力，也是控制事故的手段之一。综上所述，安全管理就是利用管理的活动，将事故预防、应急措施与保险补偿三种手段有机地结合在一起，以达到保障安全的目的。

（三）安全管理的发展历程

安全管理是安全科学的一个重要组成部分，其目标是减少和控制危险有害因素，尽量避免生产过程中的人身伤害、财产损失、环境污染以及其他损失，保障人民群众生命和财产安全，实现社会的安全发展。

安全问题是伴随着社会生产而产生和发展的。我国古代在生产中就积累了一些安全防护的经验。隋代医学家巢元方提出的"凡进古井深洞，必须先放入羽毛"；根据宋代孟元老所记载，北宋首都汴京（现河南开封）具有严密的消防组织；明代宋应星所著的《天工开物》中记述的防止瓦斯中毒的方法:"深至五丈许,方始得煤,初见煤端时,毒气灼人,有将巨竹凿去中节,尖锐其末,插入炭中,其毒烟从竹中透上",这些都有着安全管理的雏形。

在世界范围内,18世纪中叶,蒸汽机的发明引起了一场工业革命。大规模的机器生产代替了传统的手工业劳动,生产率大大提高。但工人们在极其恶劣的环境下,每天劳动10小时以上,伤亡事故接连发生,工人健康受到严重摧残。这迫使工人们奋起反抗,维护自身的安全和健康。此举得到了社会进步人士的同情与支持。19世纪初,英国、法国、比利时等国相继颁布了安全法令,如英国1802年通过的《纺织厂和其他工厂学徒健康风险保护法》,1820年比利时制定的《矿场检查法案》及《公众危害防止法案》等。另一方面,由于事故造成的巨大经济损失以及在事故诉讼中所支付的巨额费用,使资本家出自自身利益,也要考虑和关注安全问题,这些都在一定程度上促进了安全技术和安全管理的发展。但是此时对安全的管理是以局部安全作为认识论,还是不科学的。可以说是纯粹的事后管理,即完全被动地面对事故,在积累了一定的经验和教训之后,管理者采用了条例管理的方式,即事故后总结经验教训,制定出一系列的规章制度来约束人的行为,或采取一定的安全技术措施控制系统或设备的状态,虽然是一种亡羊补牢的做法,但此时已经有了预防的概念。

20世纪初,随着生产力的发展,工业发展速度加快,人类进入电气化时代,环境污染和重大工业事故相继发生,职业危害也日益严重。由于一系列恶性事故的发生,使得人们越来越关注劳动安全与卫生这一课题,安全管理的理论也得到进一步发展。1919年,英国格林伍德(Major Greenwood)和伍兹(Hilda M. Woods)提出"事故频发倾向"理论,他认为个别人具有容易发生事故的、稳定的、个人的内在倾向,事故频发倾向者的存在是工业事故发生的主要原因,预防事故的发生要进行人员选择和人事调整。1929年,美国安全专家海因里希(Herbert William Heinrich)发表了著名的《工业事故预防》一书,比较系统地阐述了安全管理的思想和经验,并且在1931年,海因里希提出了事故因果理论,认为事故的发生不是一个孤立的事件,而是一系列互为因果的原因事件相继发生的结果。事故因果理论自提出后,其内涵就一直在不断丰富和拓展,其中亚当斯、北川彻三、博德等人对事故因果理论的发展做出了巨大贡献。事故因果理论认为事故的预防可以对事故发生的原因进行控制,通过工程技术、教育、强制的"3E原则"来实现。以上理论的提出使得安全管理进入预防阶段,揭示事故产生的原因并对这些原因进行管理以实现安全管理。现代安全管理也就此形成。

20世纪50年代以后,科学技术进步的一个显著特征是设备、工艺及产品越来越复杂。战略武器研制、宇宙开发及核电站建设等使得作为现代科学技术标志的大规模复杂系统相继问世。这些复杂的系统往往由数以千万计的元素组成,元素之间以非常复杂的关系相连接,在被研究制造或使用过程中往往涉及高能量,系统中微小的差错就会导致灾难性的事故。大规模复杂系统安全性问题受到了人们的关注,于是,出现了系统安全理论和方法。系统安全理论是接受了控制论中的负反馈的概念发展起来的。系统安全理论认为机械和环境的信息不断地通过人的感官反馈到人的大脑,人若能正确地认识、理解、做出判断和采取行动,就能化险为夷,避免事故和伤亡;反之,如果所面临的危险未能察觉、认识,未能及时地作出正确响应时,就会发生事故和伤亡,事故的发生是来自人的行为与机械特性间的失配或不协调,是多种因素互相作用的结果。因此,系统安全理论并不关注事故的表面原因,而是注意对事故深层次原因的研究。系统安全理论改变了人们只注重操作人员的不安全行为而忽视硬件的故障在事故致因中作用的传统观念,开始考虑如何通过改善物的系统的可靠性来提高复杂系统的安全性，从而避免事故。至此，安全管理进入系统安全管理阶段，通过系统工程来预防事故的发生，即从人、机、环境综合考虑事故预防措施。

20世纪90年代以来，随着计算机技术的普及，生产力得到极大的发展，人类进入信息化时代，人们对安全的看法已不再局限于企业生产过程，安全的对象和范畴更加丰富和全面。国际上又进一步提出了"可持续发展"的口号，人们也充分认识到了安全问题与可持续发展间的辩证关系。在这种背景下，"持续改进""以人为本"的安全管理理念逐渐被企业管理者所接受，提出了职业健康安全管理体系（occupational health and safety management system，OHSMS）的基本概念和实施方法。职业健康安全管理体系是20世纪80年代后期在国际上兴起的现代安全生产管理模式，它与ISO 9000和ISO 14000等标准体系一并被称为"后工业化时代的管理方法"。安全管理工作走向了标准化和现代化的轨道。从此，以职业健康安全管理体系为代表的企业安全生产与风险管理思想开始形成，现代安全生产管理的理论、方法、模式及相应的标准、规范也更加成熟。

第二节　医疗质量与安全的基本理论与历史沿革

一、医疗质量与医疗质量管理

（一）医疗质量

1. 医疗质量的定义

（1）狭义医疗质量：即传统的医疗质量定义，是指一个具体病例的医疗质量，具体包括：①诊断是否正确、全面、及时；②治疗是否有效、及时、彻底；③疗程是长是短；④有无因院内感染或医疗失误等原因给患者造成不应有的损伤、危害和痛苦等。

（2）广义医疗质量：不仅涵盖诊疗质量的内容，还强调患者的满意度、医疗工作效率、医疗技术经济效益以及医疗的连续性和系统性，也称医院服务质量。具体包括：①服务效率；②医疗费用合理性；③社会对医院整体服务功能的满意度等。

2. 国际著名学者和组织对医疗质量的定义

（1）1966年，多那比第安（Avedis Donabedian）提出，医疗质量是由结构、过程与结局三者组合，以最小的危险和最少的成本给予患者最适当的健康状态。

（2）1990年，美国医疗机构评审委员会（Joint Commission on Accreditation of Healthcare Organization，JCAHO）将医疗质量定义为：对于特定的服务、过程、诊断及临床问题，遵守良好的职业规范达到预期的结果。

（3）2001年，美国医学研究所（Institute of Medicine，IOM）将医疗质量定义为：增加获得个人和群体预期医疗结果的可能性和现代专业知识发展水平相一致的程度。IOM提出的医疗系统质量改进的六大目标：有效、安全、公平、以患者为中心、效率和及时。

（4）美国医师学会（American Medical Association，AMA）将医疗质量定义为：对患者的健康产生适当的改善，强调健康改善与疾病的预防，给予及时的方式提供服务，使患者参与治疗成果的评价。

（5）WHO对医疗质量的定义：医疗质量是卫生服务部门及其机构利用一定卫生资源向居民提供医疗卫生服务以满足居民明确和隐含医疗卫生服务需要的能力的综合。

（二）医疗质量管理

医疗质量管理是指运用质量策划、质量控制、质量安全保证和质量改进等措施，保证医院服务质量，满足患者需求的全部管理职能活动。医疗质量管理包括制定医疗服务质量方针，明确医疗服务质量管理职责、权限和相互关系，对医疗服务质量资源进行管理，监控医疗服务过程，进行持续质量改进，对医疗质量开展经济考量。

医疗质量管理既有管理科学的普遍性，也有其行业的特殊性。医疗质量管理关系到患者的健康和安全，因此更强调管理的预防作用；患者的差异化和疾病的多样性增加了医疗质量管理的标准化控制难度；医疗服务的提供者和对象都是人，而不是机械产品，这决定了医疗质量管理具有社会性，在管理中需要考量更多社会因素。

（三）医疗质量管理的产生和发展沿革

1. 柯德曼医生的探索 美国外科学会（American College of Surgeons, ACS）于 1913 年建立了医院标准化委员会，时任委员会主席的柯德曼医生（Ernest Amory Codman）提出了"医院最终结果的标准"这一概念。他提出医院应该追踪每一位患者是否获得了有效的治疗，如果治疗无效，则须通过寻查原因来避免未来类似的错误发生。柯德曼医生采用"最终医疗结果卡片"记录患者的症状、造成症状的原因、诊断结果及治疗方法选择的依据、治疗计划、出院诊断和患者后续每年的结果。此外，他对每个"不完美的医疗结果"进行分析，将其归因为以下 6 类：缺乏知识和技能；缺乏手术时的判断能力；缺乏照护和应有的设备；缺乏诊断技能；不能治愈的疾病；患者拒绝治疗。

可以说，柯德曼医生提出的"最终医疗结果"是对"医疗质量"的最早定义，而他利用医疗结果（end results）提高医疗质量的探索是"医疗质量管理"的开端。他采用的方法是现在许多国家医院评审时常用的追踪法，但这种方法在当时并不能被接受。

柯德曼于 1940 年去世，半个多世纪过去，他的理念和方法逐渐被后人认可。国际医疗卫生机构认证联合委员会以他的名字命名了"柯德曼奖"（Codman award），授予利用医疗结果评估提高医疗质量和患者安全的医院。

2. 多那比第安"结构 - 过程 - 结局"模型 1966 年，密歇根大学公共卫生学院教授多那比第安发表了一篇题为《评估医疗质量》的文章，他在文中将"医疗质量"定义为"对医疗服务在几个方面、属性、组成部分或维度的价值判断"。同时，他首次提出了医疗质量的三维理论，即"结构 - 过程 - 结局"模型。这一理论将医疗质量概括为结构质量维度、过程质量维度、结果质量维度，从而建立了各国沿用至今的医疗质量管理范式。所谓"结构"指的是医疗机构中各类资源的静态配置关系与效率；"过程"是指医疗服务提供者和患者之间的活动；"结局"则是患者因接受了医疗服务获得的健康状况的改变。他所提出的结构、过程和结局的评估方式，主要是建立在概率的基础上，即当医疗机构的结构质量较好时，更有可能提供好的医疗过程质量，而更佳的过程质量更有可能带来较好的医疗结果质量。

此后，多那比第安在一篇题为《质量的七大支柱》的文章中进一步丰富了医疗质量的内涵。他将医疗质量评价概括为 7 个方面，具体是：①效力；②效果；③效率；④最优性；⑤可接受性；⑥合法性；⑦公平性。效力描述"医疗服务改善健康状况的能力"；效果描述"实现可达成的健康改善的程度"；效率描述"以最低的成本获得最大健康改善的能力 "；最优性是指"成本和收益的平衡"；可接受性描述"患者的可及性和舒适度、良好的医患关系、医疗服务对生活质量的影响以及医疗费用"。合法性是可接受性的宏观体现，它描述"医疗服务的社会影响";公平性涉及"医疗服务是否公平分配"。这七个评价维度是对"结构 - 过程 - 结果"模型的完善。

多那比第安的理论影响了越来越多的医疗行业的工作者,在他和其他学者的引领下,医疗质量的测量一时之间成为显学。正因为其广泛和深远的影响力,多那比第安被称为美国医疗质量管理之父。

3. 从医疗质量评估到全面质量管理 柯德曼医生的倡议使追踪医疗结果以提高服务质量的方法广泛应用于评估不良医疗结果和医疗质量偏差,从而督促服务质量不合格的医生强制改进或淘汰技术不佳的医生。而多那比第安不同于柯德曼只评估医疗结果质量,他提出从结构、过程和结局三个维度评估医疗质量。在他的引领下,医疗质量的评估一时之间成为显学。他们的医疗质量管理理念受工业界质量检验思想影响,都是通过质量测量来实现质量保证和质量控制。

从 20 世纪 60 年代开始,工业界进入了全面质量控制(total quality control,TQC)的新阶段。全面质量控制是管理理论的一场划时代革命。医院管理者们逐渐意识到,仅凭质量评估已经无法满足医院经营发展的需求,从而将全面质量控制理念引入医院管理中,并逐渐发展为医院的全面质量管理。通过树立医院全体员工参与质量管理的理念,实施全程、全员、全面的质量控制,对医疗服务的每一项操作、每一个环节都进行严格的质量把关,并且针对每一环节明确人员职责和权限,把影响医疗质量的因素控制在最低允许限度,来达到提高医疗质量的目标,使质量成为医院的生命。

4. 医疗质量持续改进 20 世纪 80 年代,信息技术蓬勃发展,先进的信息技术使很多以往无法实现的质量控制与管理功能成为可能,工业质量管理又迈上了一个新台阶。与此同时,市场竞争全球化,由于产品的取代性很高,产品质量管理必须不断提升,以维持产品成本和价格的竞争性。"持续质量改进"(continuous quality improvement,CQI)在全面质量管理基础上发展起来。CQI 更注重过程管理和环节质量控制,并且强调创造一种所有成员都积极参与,不断提高质量,追求更佳的组织氛围。

1987 年,为了鉴定企业中的现代质量改进活动是否适合于医疗服务部门,美国政府组织 21 家医疗机构开展了一次医疗服务质量改进的国家示教工程。研究结论表明,质量改进方法能适应于医疗服务部门。1992 年,美国卫生组织联合评审委员会通过新方案,要求全美所有院长必须经过持续质量改进原则、方法的培训,为持续质量改进的传播、发展提供了基础。实践证明,持续质量改进可以减少医疗服务中的差错、并发症以及伤口感染,减少患者用药不合理现象及不按时服药现象,降低患者围手术期死亡率,从根本上提高质量,降低医疗成本与减少浪费。持续质量改进要求医生、护士、管理者、患者及其家属乃至社会共同参与医疗质量控制活动,并建立了管理者、员工密切交互式网络管理模式。并且,相较于早期全面质量管理中只考虑外部顾客(患者),持续质量改进中的顾客概念既包括了外部顾客(患者),也包括内部顾客(医院员工)。医院为了不断适应患者和员工的需求,通过计划、执行、监督和评价的方法,不断发现问题并解决问题,确保医疗质量。可以说,持续质量改进是医院质量管理的一个永恒目标。

5. 数字化医疗质量管理 随着信息网络、人工智能等技术的发展,数字化的时代来临。医疗质量管理发展为数字化管理,它建立在医院的信息网络和通信线路基础上,通过对医院各个部门、各个医疗过程的全部信息进行直接采集、处理,提供强大的虚拟现实、优化组合、智能判断等服务功能。数字化已经渗透至医疗质量管理的方方面面,管理者们通过各种信息系统、监测系统随时跟踪质量情况、发现质量问题、实施质量控制、进行质量评价,实现精细化的过程质量实时控制,为医院质量目标的实现提供最有力的支持和保障。单个医院的医疗信息数据助力微观质量管理服务,而区域医疗卫生信息数据则为宏观决策提供依据。区域医疗卫生信息的互联互通破除了医院信息孤岛的状态。借助区域医疗卫生信息平台,实现区域人口健康和诊疗数据共享、分级医疗协同、预警信息发布等措施,为更广泛更全面的医疗质量与安全提供有力保障。

大数据的应用是信息化发展的新阶段。海量、高增长率和多样化的数据为医院管理提供决策支持,成为医疗质量管理和控制的有力工具。同时,医疗大数据产业的发展驱动医院实现医疗服务质量与医疗成本的双赢。例如,诊疗数据用于临床决策支持、个体化医疗、疾病管理、公共医疗卫生管理等;医保数据、支付方数据可共同用于优化医疗管理,提高医疗资源配置和绩效评估效率;患者数据、诊疗数据用于个人健康促进和疾病预防等。对于医院管理者而言,采集、整合、分析和利用好海量的数据成为适应当前数字化医疗质量管理需求的重要能力。

二、医院安全管理

医院安全管理是指通过对医院有效和科学的管理,保证医务人员在提供医疗服务和患者及其家属在接受卫生服务的过程中,不受医院内在不良因素的影响和伤害。医院不安全往往是由多因素导致的结果,它不仅存在于医院本身,也包括医院以外的广泛因素。

医院安全管理,主要是不断提高全员安全意识,了解医院安全管理的范围及影响医院安全的各种因素,并对影响医院安全的各种因素进行有效的控制,对发生不安全的结果进行妥善处理,以保证患者安全、工作环境安全、设备安全、信息安全、财务安全等。其中患者安全是医院安全管理的核心内容,是全面提升医疗质量的关键和实现优质医疗服务的基础。

(一)患者安全与全员安全

1. 患者安全

(1)美国医学研究所(Institute of Medicine,IOM)对患者安全的定义:免于由于医疗照护或医疗差错引起的意外伤害。

(2)英国国家患者安全局(National Patient Safety Agency,NPSA)对患者安全的定义:医疗机构让患者照护更安全的过程,包括风险评估、报告、事件分析、实施解决方案的能力,减少复发的风险。

(3)WHO对患者安全的定义:将卫生保健相关的不必要伤害减少到可接受的最低程度的风险控制过程。

2. 患者安全管理的发展历程　1991年,哈佛大学的一项医学实践研究记录了惊人的医疗错误发生率,研究发现3%~4%的不良事件与住院有关。1998年,学者查辛(M. R. Chassin)和加尔文(R. W. Galvin)首次在文章中描述了治疗过程中药物过度使用、使用不足和错误使用的问题,呼吁人们关注药物在实际使用中的变化以及这种变化相关的医疗结果。而公众真正认识到患者安全的重要性始于1999年,美国医学研究所(IOM)发布了一份名为《人非圣贤孰能无过:建立更加安全的医疗保健体系》(*To Err Is Human*:*Building a Safer Health System*)的报告,报告指出每年约有44 000~98 000位美国人死于错误的医疗行为,这一人

数超过了死于交通事故、乳腺癌或艾滋病的人数。此份报告使患者安全成为国际健康政策议程的重点。

2002 年，WHO 在世界卫生大会上商定了关于患者安全的决议，呼吁建立并加强保障患者安全和提高医疗质量所必需的科学系统，包括对药物、医疗设备和技术进行监测。2004 年，首届世界患者安全联盟大会在中国上海举行，WHO 要求各会员国做出政治承诺，以改善患者安全和促进患者安全管理的发展，并呼吁全球的医务人员学习、分享患者安全方面的研究成果。

2006 年 10 月，中国医院协会在充分借鉴国际经验和深入分析我国医疗卫生实践的基础上，首次提出了我国《2007 年患者安全目标》，此后按照国际惯例每 2～3 年定期发布一版《患者安全目标》。目前最新版本为《患者安全目标》（2019 版），提出的十大患者安全目标包括：①正确识别患者身份；②确保用药与用血安全；③强化围手术期安全管理；④预防和减少健康保健相关感染；⑤加强医务人员之间的有效沟通；⑥防范与减少意外伤害；⑦提升管路安全；⑧鼓励患者及其家属参与患者安全；⑨加强医学装备安全与警报管理；⑩加强电子病历系统安全管理。

值得注意的是，这一版患者安全目标和 2007 年版本相比，除了提高对医院设备安全、信息系统安全管理的要求，还强调了构建公正的患者安全文化，鼓励患者及其家属参与医疗安全，同时还关注到医务人员的劳动强度对患者安全的影响以及医院暴力等现实问题。可见患者安全已不再局限于患者被动接受的医疗服务的安全，而被赋予了更广泛和深刻的意义，医院物理环境安全、后勤保障安全、医院工作人员安全、设备安全和信息安全等都是患者安全的重要保障。

3. 全员安全　　当前全球卫生工作者面临巨大挑战和风险，包括医源性感染、暴力、心理和情感障碍、疾病甚至死亡。2020 年 9 月 17 日，WHO 发起了一项强调医务人员安全作为患者安全优先事项的全球运动。该运动旨在呼吁并动员患者、医务人员、医院领导人、政策制定者、学者、研究人员、专业网络媒体、私营部门和健康产业为医务人员安全而发声，以期提高卫生保健的安全性、减少对医务人员和患者的伤害。医院安全理念已经从过去只讨论患者安全，转向重视医务人员安全，即关注医院全员安全。医院全员安全管理就是通过系统、全面的管理，确保"安全的人员"在"安全的环境"中执行"安全的医疗照护"。

医院全员安全的影响因素有很多，后勤保障不力、设备仪器故障、信息系统漏洞、医患矛盾和冲突、医院感染等问题都给全员安全带来隐患。而医患冲突和医院感染是当前我国医院全员安全管理中较为突出的问题。

（1）医患冲突：医患冲突是指医患双方在诊疗护理过程中，为了自身利益，对某些医疗行为、方法、态度及后果等存在认识、理解上的分歧，以致侵犯对方合法权益的行为。

无论是在发达国家，或是发展中国家，医疗卫生行业中因医患冲突而引发的严重危害医务人员安全，干扰医院工作的事件普遍存在。2015 年，我国的《刑法修正案（九）》首次纳入"医闹"行为。2013 年，国家卫生和计划生育委员会与公安部印发《关于加强医院安全防范系统建设的指导意见》，要求通过人防、物防、技防三级防护体系来构建"平安医院"。但近年来，医闹、暴力伤医事件并未减少，反而一再通过社交媒体撞击公众视线，显示出我国保护医护人员执业安全的法律和措施依然脆弱。2020 年 6 月 1 日，我国卫生健康领域首部基础性、综合性法律《中华人民共和国基本医疗卫生与健康促进法》正式施行。该法作出明确规定：全社会应当关心、尊重医疗卫生人员，维护良好安全的医疗卫生服务秩序，共同构建和谐医患关系。医疗卫生人员的人身安全、人格尊严不受侵犯，其合法权益受法律保护。禁止任何组织和个人威胁、危害医疗卫生人员人身安全，侵犯医疗卫生人员人格尊严。

（2）医院感染：医院感染一方面是指住院病人在医院内获得的感染，包括在住院期间发生的感染和在医院内获得出院后发生的感染；但不包括入院前已开始或入院时已处于潜伏期的感染；另一方面，医院工作人员在医院内获得的感染也属医院感染。

1986 年，我国卫生部成立了全国医院感染监测协调小组，并建立了分布于 29 个省、直辖市、自治区，由 103 所医院参加的医院感染监控系统。这标志着我国开始有组织地开展医院感染管理工作。卫生部于 2000 年正式下发了《医院感染管理规范（试行）》，使得我国的医院感染管理工作有章可循。进入 21 世纪后，我国的医院感染管理工作飞速发展，进步显著。然而，2003 年突如其来的 SARS（严重急性呼吸综合征）疫情使大量医务人员在提供医疗服务的过程中受到感染，失去生命。血的教训使我国医院管理者更加重视医院感染问题，医院感染管理得到了应有的发展。此后，一系列有关医院感染管理的法律法规、指南和标准相继出台。各地成立医院感染管理质量控制中心，在当地卫生行政部门的直接领导下，进行医疗行业的监管和检查工作。

我国医院感染控制工作自 1986 年启动至今，已有 30 多年的发展历史，目前已基本全面实现无菌意识、手卫生、安全操作和清洁消毒等强制式感染控制措施，部分发展较快的地区已从刻板的感染控制操作上升到实现循证感染控制管理，但在建立医院感染控制文化、健全医院感染控制分级网络、提高医院感染监测灵敏度等方面还需要不懈努力。

近年，新冠疫情全球大流行再次为医院感染防控敲响警钟。做好院感管理工作是保障医疗质量安全，维护人民健康的必然要求。医疗机构应树立全员防控的底线红线思维，坚持"人、物同防""医、患同防"的思路，落实各项院感防控举措，同时确保所需经费、物资及时到位，加强工作统筹调度，制定应急预案，保证医疗活动能在安全环境下正常开展。

（二）医疗安全不良事件管理

1. 医疗安全不良事件的定义 医疗安全不良事件是指在临床诊疗活动中以及医院运行过程中，任何可能影响患者的诊疗结果、增加患者的痛苦和负担，并可能引发医疗纠纷或医疗事故，以及影响医疗工作正常运行和医务人员人身安全的因素和事件。

2. 医疗安全不良事件管理 医疗安全不良事件管理包括对不良事件的监测、报告和处理，涉及诊疗、护理、院感、药事、设备设施、后勤、行政等医院内部所有部门、科室和全体工作人员。其中，安全不良事件报告的目的在于通过建立事件通报系统来认识错误，吸取经验教训，提高医院系统安全水平，通过持续改进来提高医疗服务质量。

2007 年，我国各级医疗机构开始逐步探索并先后建立了院内不良事件报告系统。2011年，卫生部发布《医疗质量安全事件报告暂行规定》，推行使用医疗安全报告和学习系统。2016 年，国家卫生和计划生育委员会发布《医疗质量管理办法》，对医疗机构不良事件报告及管理提出要求。2018 年 5 月，中国医院协会发布《中国医院质量安全管理 第 4-6 部分：医疗管理 医疗安全（不良）事件管理》（团体标准）。一系列相关文件的出台，标志着我国医疗安全（不良）事件管理由政府主导逐步向"政府主导、社会协同、公众参与"的患者安全工作格局转变。但目前，我国医疗安全不良事件管理中仍存在一些问题：①医疗机构和医务人员对安全不良事件的重视程度和参与度不高，全员安全文化建设不足；②患者对安全不良事件

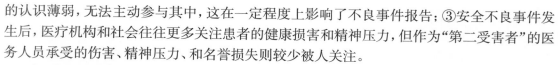

的认识薄弱，无法主动参与其中，这在一定程度上影响了不良事件报告；③安全不良事件发生后，医疗机构和社会往往更多关注患者的健康损害和精神压力，但作为"第二受害者"的医务人员承受的伤害、精神压力、和名誉损失则较少被人关注。

（三）医疗设备安全管理

1. 医疗设备安全管理的定义　医疗设备安全关乎医疗质量和患者安全，也关乎设备使用者安全和医院财产安全。医院设备安全管理是运用管理和医学工程技术手段，确保医院设备使用安全和应用质量的一项系统工程，其目的是保障患者安全、设备使用者安全和维护医院财产安全，对于提高医院综合效益意义重大。

2. 医疗设备安全管理　20世纪50年代，生物医学工程技术的蓬勃发展，用于诊断、治疗、临床监测、生物化学分析的各种医疗仪器和设备相继被发明使用，极大地促进了医学的进步和发展，使疾病诊断、治疗、康复和患者救治的成功率大幅度提高。

在医疗设备推动医疗水平快速发展的同时，一些由于医疗设备使用、管理不当造成的医疗事故和医疗纠纷逐渐浮出水面。随着患者对医疗设备的需求不断提高，医院设备质量与安全保障的压力也越来越大，医疗机构已逐渐认识到医疗设备和器械耗材已不可避免地成为医疗质量管理、医疗风险防范和医疗成本控制的重要一环。如何实时保障医疗设备安全、人员生命和财产安全成为管理者们共同面临的重大课题。

20世纪60年代，西方发达国家逐渐开始了对医疗设备质量与安全的管理控制。以美国为例，美国于1976年推出了《医疗设备修正案》，授权食品药品监督管理局管理医疗设备安全，并于1990年正式颁布了《医疗设备安全法》，为医疗设备安全监管的制度建设提供了法律依据。各医院通过建立医疗设备管理和使用规章、技术人员准入制度、设备仪器质控标准，并明确各管理部门、临床科室和技术部门的法律责任，从而有效地降低了医疗设备事故的发生率。

1989年，我国卫生部发布了《综合医院分级管理标准（试行草案）》。2005年3月，卫生部再次发布《医院管理评价指南（试行）》。两份文件都将医疗设备管理纳入医院管理标准。此后，原国家卫生部多次组织医院管理、医学工程和临床专家，探讨医疗设备安全和质量管理，并在各地医院开展医疗设备质量控制的试点工作。2010年1月，国家卫生部颁布《医疗器械临床使用安全管理规范（试行）》，包括医疗设备临床准入与评价管理，临床使用管理和临床保障管理等方面的内容。该规范是我国医院医疗设备质量与安全管理逐步纳入法制化管理的里程碑。

（四）医院信息安全管理

1. 医院信息安全的定义　医院信息安全是指为医院信息数据采取的技术上和管理上的安全保护，保护计算机硬件、软件、数据不因偶然的或恶意的原因而遭到破坏、更改及泄露，系统连续可靠地正常运行，信息服务不中断。

2. 医院信息安全管理　随着医疗机构应用互联网等信息技术拓展医疗服务空间和内容的趋势，各级医院参与信息互通共享的全面健康信息国家平台建设，信息化、智能化发展的同时也为医院带来了业务逻辑破坏、重要数据失窃和公民个人信息泄露等信息安全风险。2016年，国家卫生和计划生育发布的《医疗质量管理办法》中明确，医院信息安全管理是医疗质量安全核心制度中的重要一环。2020年，国家市场监督管理总局发布《信息安全技术　健康医疗数据安全指南》对医生调阅数据安全、患者查询数据安全、临床研究数据安全、二次利用数据安全、健康传感数据安全、移动应用数据安全、商报对接数据安全、医疗器械数据安全做出强调。2021 年 9 月施行的《关键信息基础设施安全保护条例》中也明确指出了维护公共服务领域和行业的信息系统与数据安全的保障和促进。

近年来，区域医疗信息化不断发展，医疗机构可以在区域的信息平台上实现信息共享、双向转诊、远程医疗、人才培养、分级医疗协同等，对于信息安全管理的需求更广泛。提高人员信息安全意识，提升风险防范技术，建立完善的信息安全管理制度，并切实落实信息安全管理策略，方能实现医院长期、有效的信息安全，从而为医疗信息化建设保驾护航。

三、医院评审

医院评审在国际上通称"医疗机构评审"，其含义是由医疗机构之外的政府卫生行政部门、医疗行业的专业权威组织，如评审委员会、医院协会、大学、非政府组织等对各医疗机构的管理与质量进行评估，以判断医疗机构在执行国家卫生政策、贯彻质量标准、满足质量需求的符合程度。其目的是提高医院科学管理水平，提升医疗服务质量和医院发展水平，满足公民对优质医疗卫生服务的需求。

（一）国际医院评审的发展历程

1913 年，柯德曼医生提出的"医疗最终结果标准"被美国外科医师学会（American College of Surgeons，ACS）采纳，作为 ACS 的主张。1917 年，ACS 正式提出仅有一页纸的"医院最低标准"作为审查医疗机构质量的参考。1918 年，美国开始了第一次较为正式的医院现场评审，在参加评审的 692 家医院中，仅有 89 家医院通过评审。此后，经过近十年的发展，ACS 于 1926 年出版了第一版标准书册，这也成为现代医院质量标准的雏形。

1951 年，美国医师学会、美国医院协会、美国医疗协会、加拿大医疗协会和美国外科医师学会共同组成了美国医院评审联合委员会（Joint Commission on Accreditation of Hospitals，JCAH）。JCAH 是一个独立的非营利性机构，其主要任务是对自愿接受评审的医院进行评审和认证。

1965 年，美国国会通过了《社会保障修订案》，此修订案要求，只有通过了 JCAH 的评审，医院才能接收老年医保患者和贫民医保患者。这一医保改革措施使过去的医院自愿评审变成了强制评审，医院经营者重新审视不当的质量管理所带来的压力和风险。在接下来的三十多年时间里，评审认证体系逐渐完善，评审的医疗机构也从医院和长期护理机构扩展到康复医院、家庭护理机构、临床检验中心等。与此同时，加拿大、澳大利亚、荷兰、西班牙、英国等国家也陆续成立医院评审委员会，对医院开展评审。

进入 20 世纪 80 年代，医疗机构的规模逐渐扩大，提供的服务类型也更加多元。医院评审从单一地考察医疗"结局"过渡到从"结构""过程"和"结局"考核一家医院。美国医院评审联合委员会也更名为美国医疗机构评审联合委员会（Joint Commission on Accreditation of Healthcare Organizations，JCAHO）以覆盖更多的医疗健康行业机构的评审认证。1987 年，国际标准化组织（International Standardization Organization，ISO）颁布了一套质量管理和质量保证标准——ISO 9000 族标准。ISO 9000 族标准的 8 项质量管理原则即"以顾客为关注焦点""领导作用""全员参与""过程方法""管理的系统方法""持续改进""基于事实的决策方法""与供方互利的关系"，反映了当时质量管理的主要理论成果。ISO 9000 作为质量管理的国际标准，不仅为世界各国企业质量管理提供了统一标准，也为医院的质量管理和医院评审提供了可借鉴的指导方法。

进入 21 世纪以后，医院评审开始关注医疗机构内部是否建立起质量控制体系以及是否按照质量控制体系实施有效的管理。由于每个评审条目都是 PDCA（plan-do-check-action）循环全覆盖，进一步促进医院落实全面质量管理。与此同时，追踪方法学成为主流的评审方法，凭借追踪方法学审查医院是否按照既定的制度法规开展业务，大大提升了评审结果的公信力，这是医院评审的重大进步。

2015 年以后，大数据时代到来，医院评审标准得以和医院日常运营数据相结合，大数据分析被广泛运用于评价医院提供复杂且优质医疗服务的能力。掌握大数据处理和分析技术的第三方评价系统开始参与到医院评审中。第三方的引入提高了医院评审的科学性和公平性，促使医院从新的视角思考质量与安全管理建设的问题。

回顾百余年历史，医院评审从不成体系地评价医疗服务的"结局"到依据"结构""过程"和"结局"三层面考核医疗服务质量，再逐渐发展为系统整体地衡量医院质量与安全管理水平。在评审观念上，逐渐树立起重视患者安全、患者满意度、全院人员满意度乃至社会满意度的导向。随着现代信息网络、人工智能等技术的发展，管理理念和工具的创新和质量文化的建设，医院评审也在不断地进步发展。

（二）国内医院评审的发展历程

我国从 20 世纪 90 年代初开始对医疗机构实施等级评审和管理。1989 年，国家卫生部颁布《医院分级管理办法》，从我国三级医疗体系出发，依据医院的不同功能定位、技术结构、质量水平和管理水平，把医院分成三级十等，形成了较完整的医院标准管理体系。1994 年，国务院颁布了《医疗机构管理条例》，将医疗机构评审作为国家推行的一项制度。自此，我国以法律规定的形式对医疗机构评审做出要求。

到了 1996 年，我国基本形成了完整的医院评审框架体系，全国范围内的第一周期评审工作基本完成。这一时期的医院评审在促进医疗质量和管理水平提升、医德医风建设、三级医疗网建设等方面取得了一定成效。但也出现了弄虚作假、形式主义、盲目购买设备、评审后工作水平等与改革目标相背离的情况。因此，卫生部于 1998 年决定暂停第二周期的医院评审工作。自 2002 年起，卫生部广泛征求意见，汲取医院等级评价的经验教训，跟踪国际医院评价的新理念，经过几年的讨论和修改后，于 2005 年 4 月推出了《医院管理评价指南（试行）》。

随着社会主义市场经济的迅速发展和医药卫生体制改革的不断深化，我国医院管理有了较快的发展。国际先进的质量管理理念也逐渐引入，医院开始重视经济管理和统一的评价标准。2009 年 1 月，中国医院协会受卫生部医管司的委托，在总结第一周期医院等级评审及医院管理年活动的基础上，借鉴美国、日本，以及中国香港、中国台湾等地区医院评审的经验，经过广泛调研、深入研讨，起草了《综合医院评审标准（修订稿）》与《综合医院评价标准实施细则（征求意见稿）》并对外发布，广泛征求意见。2011 年，国家卫生部正式印发《三级综合医院评审标准（2011 年版）》《医院评审暂行办法》《三级综合医院评审标准实施细则（2011 年版）》作为各地开展三级医院评审工作的主要依据。新的一周期等级医院评审开始了，与第一周期的评审标准相比，设计更加全面、科学、符合我国国情。评审标准主要强调了"以患者为中心""坚持医院公益性""关注患者安全""加强医疗服务质量提升与持续改进"等理念，通过对质量、服务、安全、管理、绩效五个主题的持续性质量改善，建立具有中国特色的科学化等级医院评审体系。评审方法从"周期性评审"扩展到"不定期重点检查",并采用追踪方法学,让我国的医院评审越来越务实、公正。该标准颁布实施以来,在指导各地加强评审标准管理、规范评审行为、强化医院主体责任和保障医疗质量安全等方面发挥了重要作用。但随着医药卫生体制改革的深入,该标准已不能满足医疗服务管理需要,迫切需要进行修订,主要体现在以下几个方面:一是2011年以后颁布了一系列新的法律、法规、规章以及医院管理的制度、规范,分级诊疗体系建设、现代医院管理制度对医院也提出了明确要求,需要在评审标准中体现。二是国家卫生健康委员会按照国务院"放管服"改革要求取消了"三级医院评审结果复核与评价"行政审批事项,需要制定新的标准以发挥医院评审工作在推动医院落实深化医药卫生体制改革,提高管理水平中的作用。三是利用信息化手段开展医疗质量管理工作取得明显成效,能够推动医院评审更加科学、客观、精细、量化,应当纳入医院评审工作中。四是各地在评审工作中积累了很多先进的经验和做法,需要在评审标准中予以吸纳。

因此,国家卫生健康委员会为落实国务院行政审批制度改革要求,进一步充分发挥医院评审工作在推动医院落实深化医药卫生体制改革、健全现代医院管理制度、提高管理水平的导向和激励作用,助力分级诊疗体系建设,提高医院分级管理的科学化、规范化和标准化水平,在总结前期工作经验的基础上,按照"继承、发展、创新,兼顾普遍适用与专科特点"的原则,组织修订了《三级医院评审标准(2020年版)》。新标准的修订围绕"医疗质量安全"这条主线,推动医院评审由以现场检查、集中检查为主的评审形式转向以日常监测、客观指标、现场检查、定量与定性评价相结合的工作思路和工作方向,符合当前医院管理工作需要,对于进一步促进医院践行"三个转变、三个提高",努力实现公立医院高质量发展具有重要意义。之后,为指导各地持续做好医院评审工作,保障医院评审标准与现行政策的一致性,充分发挥医院评审工作在推动医院加强内涵建设、完善和落实医院管理制度、提高管理水平和保障医疗质量安全中的作用,国家卫生健康委员会在保持《三级医院评审标准(2020年版)》主体框架和内容不变的基础上,对该版标准及实施细则进行了"更新式"的修订,形成了《三级医院评审标准(2022年版)》及实施细则,根据2020年以来国家新颁布的政策要求,补充或更新了医疗技术临床应用管理、护理管理、检查检验结果互认、医院安全秩序管理、便利老年人就医等相关条款;吸纳行业进展,丰富标准内涵,将近两年国家卫生健康委员会发布的病案管理、心血管系统疾病、超声诊断、康复医院、临床营养、消化内镜等专业或技术的质控指标纳入,并优化相关条款表述;汲取实践经验,保障标准实用性。根据各地评审实践和行业专家意见,对部分通用术语和编码进行了修订和完善,保障标准与医疗机构实际管理工作相契合。

目前我国医院评审制度仍在不断完善中,未来可以在以下几个方面进行完善:①逐步提高第三方评审组织的参与度。虽然第二周期的评审中,政府规定可以通过委托具有一定能力的第三方组织开展评审,但由于缺乏非政府组织作为制度主体的实现路径,该制度收效甚微。②在医院评审中增加促进区域卫生规划的作用。目前,部分地区对不同级别、类别的医疗机构设置缺乏科学统筹规划,导致医院评审与区域卫生规划严重脱节,部分地区三级甲等医院数量占三级医院比例过高,二级医院数量严重不足。③进一步发挥医院评审的导向作用。评审指标在促进医院内部管理、激发内生动力方面的导向性不足。许多三甲医院缺少等级评审压力,而部分地区的二级医院又存在盲目增加床位和诊疗科目,忽视技术沉淀和长

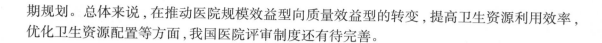

期规划。总体来说，在推动医院规模效益型向质量效益型的转变，提高卫生资源利用效率，优化卫生资源配置等方面，我国医院评审制度还有待完善。

第三节　医疗质量与安全的新趋势

一、国际医疗质量与安全管理发展趋势

（一）质量与安全管理内容及成果的侧重

1. 以患者为中心，强化社会风险治理策略　国际上，患者和公共参与（patient and public involvement，PPI）是提升医疗质量安全的核心政策，国际质量安全标准强调以患者为中心，以安全和质量提升为目的。目前国际管理趋势种越来越强调从更广义的社会风险治理意义上看待患者安全，将医疗服务提升与社会权利保障、公共政策完善等治理要素有机结合。以患者为中心的侧重更偏向于患者的主观感受、人文关怀与周到服务、对患者的整体评估与沟通交流、紧急情况下的监护与人员调配制度，患者安全内涵发展愈加丰富，并未将其孤立或隔绝为医疗机构内部问题，逐渐将患者安全在现代医疗风险治理中的内涵、作用及价值与传统的医疗质量安全区分。

2. 多领域覆盖，重视质量管理成果的实践　第十九届国际 Cochrane 年会重点报道了"推荐医疗等级的评估、制定与评价"，包括如何促进证据的实施，改进医疗质量。目前，国际医疗质量与安全管理体系中：团队合作、药物不良事件、以患者为中心的照护、临床实践指南等正成为研究的热点；护理技术与服务对医疗质量安全的保障是备受关注的焦点；加强信息化应用和开展循证研究以减少诊断错误是重要的研究前沿与趋势。

3. 以价值驱动，强化价值医疗与多方参与的整合　近年来，全球多个国家积极推进价值医疗实践。通过追求性价比高的医疗服务，即以同样或较低的成本下取得医疗质量或医疗效果的最大化，是从服务量驱动转变为价值驱动的现实需要。可以有效避免过度医疗，提升医疗服务的效率和产出。在欧美发达国家也均面临医疗开支持续增高、患者疗效和满意度得不到有效改善的现况之下，如何创造出高价值的医疗项目和医疗质量与安全体系是目前全球共同面对的问题，聚焦于医疗价值，并通过医疗数据和对标研究等工具，为不同的患者群体提供注重价值（临床疗效与医疗成本的平衡）的医疗服务并持续改进，是未来各国政府与支付方在宏观层面推动医疗体系的改善与转型，以区域层面统筹医疗与质量安全方略；在中观层面审评与考核各级医院的质量精细化管理程度，实现质量与成本双赢；在微观层面保证诊疗效果并提升患者及家属满意度。

（二）质量与安全管理文化和策略的发展

1. 管理理念与文化的扩充　随着科技水平的进步，医疗服务的宽度和广度在不断拓展，医疗质量与安全的内涵不断丰富，医疗质量与安全管理的理念和文化也在更新、扩充。目前，国际上的发展方向主要包括医疗质量的组织文化建设、质量提升教育训练、倾听消费者、改善病人安全及质量促进中的角色、突破性的质量改善模式、病人导向的流程设计、如何增进病人权利及医学伦理、如何设计实证及结果导向的质量系统、质量风险管理、如何改善灾难医疗的反应、全面质量管理与病人自我赋能的整合、质量提升伙伴关系（quality improvement partnership，QIP）的理论及方法等。

2. 医疗质量提升策略的创新　提高质量和安全工作的多种策略和工具已被证明在微观系统层面是有效的。目前国际医疗质量管理策略的制定及工具选取的趋势是支持管理部门统一使用新的框架中的策略和工具。重点放在交叉问题上，如监督和领导、建立改善质量的支持系统和为提供高质量护理提供必要的资源。而建设的新框架以评估医疗质量和安全改进为中心，从外部压力下的组织流程、把质量放在首要位置、在全组织范围内实施支持性系统以改善质量、确保部门职责和团队专长、根据质量和患者安全干预的证据组织护理路径、实现面向路径的信息系统、定期进行评估并提供反馈等 7 个方面构建。旨在让医院管理人员使用新的工具来反映他们组织的质量改进战略，同时采购机构也可以使用此工具询问医务人员关于他们提高质量和安全的方法的问题。

3. 国际医院评审标准的发展　目前国际行业协会、全球卫生管理部门和许多国家、地区出台了许多旨在提高医疗行业质量的标准，最具代表性的有质量管理体系国际标准（ISO 9000 族）、美国医疗机构评审国际联合委员会（Joint Commission International，JCI）认证标准体系、德国医疗透明管理制度与标准委员会（Kooperation für Tranzparenz und Qualität im Gesundheitswesen，KTQ）标准体系、英国国家卫生与临床优化研究所（National Institute for Health and Care Excellence，NICE）评审体系、澳大利亚医院标准体系等。就标准应用目的而言，是由医疗机构之外的专业机构对医院是否符合该机构管理体系标准进行的评价，但通过国际医院评审并不能真正代表医院服务质量很好，以数据作为循证管理的依据还不足，在提升评审结果的客观性和公信力方面还需要探索。与此同时，如何将这些标准与各国医院的管理重点、发展目标与实际问题相结合，建立一套切实可行、医务人员日常可遵循的行为准则与规范作为医院管理与评价的标准，并以有效的方式贯彻实施也是目前各国研究的重点与方向。

二、国内医疗质量与安全管理发展趋势

未来我国的医疗质量与安全管理趋势应是在完善的法律法规与制度准则下，在创新的质量安全观念中前进，通过建设全面的质量与安全控制组织和工作机制，应用好组合型质量管理工具，促进医院内部医疗质量与医疗安全的常态化建设和持续性改进。

（一）质量与安全管理的理念转变

在质量与安全管理理念上，文化建设将起到引领性作用。医院质量与安全文化是医院在质量与安全管理的发展沿革中形成的具有医院特色的思想、意识、观念等意识形态、行为模式以及与之相适应的制度和组织结构。良好的质量与安全文化不但能规范人的行为、组织并协调医院的管理机制，还能满足医疗质量向更深层次的发展需要。目前，国内医院对安全文化建设认知度不足，重视程度不高，缺乏系统性、针对性、时效性和前瞻性的建设。缺乏用核心质量价值观和质量体系，推动全员质量行为的稳定预期和共同信念的形成。

医院文化建设的重点在于制度、行为和精神的内涵及外延。未来医院文化建设可从愿景、使命和价值观出发，在新时代医疗质量改革中，根植于"接地气"，立足于"谋发展"，构建全员安全和价值医疗理念。在建设医院安全文化方面，树立全员安全意识，兼顾患者安全与医务人员安全，形成医疗安全的生态闭环。与此同时，价值医疗是近年来全球卫生发展的热点，质量管理理念在以全员安全为基础之上也应向价值医疗理念靠近。我国公立医院更应强调以价值导向提供适宜的服务，重点关注支付方、医护人员、医疗服务提供方和患者四方

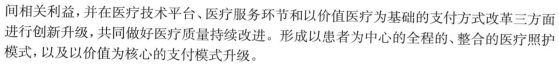

间相关利益，并在医疗技术平台、医疗服务环节和以价值医疗为基础的支付方式改革三方面进行创新升级，共同做好医疗质量持续改进。形成以患者为中心的全程的、整合的医疗照护模式，以及以价值为核心的支付模式升级。

（二）质量与安全法律法规的健全完善

医疗质量与安全领域的政策法规和意见规章应在医务人员安全和患者安全的之间建立协同作用，在医生职业安全、医疗质量改进以及医院感染预防和控制之间建立联系；在一院多区规模化发展的趋势中，整合医务人员安全和患者安全事件报告和学习系统；制定全员安全和医疗、护理质量的综合指标，并与卫生信息系统相结合。

2016 年《医疗质量管理办法》的实施，一定程度改善了分散杂乱且缺乏系统的医疗质量管理体系与制度，突破性建立了国家层面的管理体系，明确了管理责任主体，更加注重环节质量管理水平，强调了对于风险的防范，确定了监管主体和责任主体的法律责任。虽然重视了信息系统的建设，但医疗机构之间质量信息共享机制不健全。虽然强调了"患者第一"和"以人为本"原则，但缺乏对医务人员的保护规定，忽略了医疗保险等相关制度对医疗质量管理的作用。下一阶段我国亟须更加全面且针对性更强的医疗质量与安全领域的政策文件引导和法律法规约束，及时推出相应指标的规范化标准，来保障医院全员安全、医院信息安全、医疗风险监控等方面的安全。

（三）质量与安全同质化管理的模式兴起

近年来，随着我国区域医疗联合体的推行和大型三级公立医院的规模扩张，一院多区是今后公立医疗主要的存在形式。目前，我国针对多院区医疗质量安全管理的制度多强调一体化管理，措施较为雷同，不够具体，可操作性较差。组织架构也多为传统的"三层五级"医疗质量管理组织体系，组织制度单薄，各级质量与安全管理委员会联动性、能动性均不足，各职能部门质量与安全管理委员会职责模糊，界限不清。导致一些院区的医疗质量水平下降，基层医院也未能借助紧密型医联体构建同质化模式进行提升。因此，医院质量安全架构与制度应在传统的"三层五级"体系基础上向多院区同质化管理倾斜。

从组织架构上看同质化管理可拓展成为矩阵式的"三层五级"结构，决策层由多院区医疗质量管理统一委员会担任。实施层由核心医院医务处质量管理科牵头，会同多部门协作，与其他院区或层级医院医疗办公室共同组成。各院区科室质量控制组、质控负责人、质控员和医务人员共同组成多院区医疗质量管理执行层。并融入协作性式的医疗质量管理标准体系，使管理标准、实施细则和扣 / 得分规则相协作。

从制度上看，质量同质化管理从微观层面上说是某一家多院区医院关注的主题，中观层面上是医院集团、紧密型区域医疗联合体考虑的重点，宏观层面上是各省市甚至全国顶层政策设计的原则之一，具有重要的现实意义，能够很好地实现医疗质量监管实时可控、医疗质量管理一体同质、医疗服务流程规范安全、医疗质量信息协作共享，并符合"互联网 +"医疗质量管理的发展趋势。因此，未来我国多院区医院质量管理制度方面可在价值导向、社会治理、运营管理、学科协作等方面进一步发展。

（四）质量与安全管理工具的合成化应用和创新

1. 医疗质量管理工具与方法　现代质量管理方法和工具的科学运用是医院质量与安全发展的生命线。质量管理工具如 PDCA 循环、品管圈、现场管理、追踪方法学、根本原因分析法等管理工具已在很多医院管理中得到应用。对构建医院质量体系，提升医疗质量，保障患者安全,营造全员关注质量与安全的氛围,发挥了积极作用。

目前国内外的系统质量管理方法中可运用多种单元品管工具,而单元品管工具可应用到多种系统管理方法中。系统质量管理方法有 RCA、FMEA、QCC、6S、QIP、标杆及跨组织学习、6σ、BSC 等。单元品管工具中有 SOP、QCC 旧七大手法(特性要因图、帕累托图、查检表、层别法、散布图、管制图、直方图)、QCC 新七大手法(KJ 法、矩阵图法、箭头图法、PDPC法、解析法矩阵数据、关联图法、系统图法)、甘特图、SWOT 矩阵等;医院未来在多体系及工具的选取应用当中,应注意系统愈上层之事项(如:理念、使命、愿景、策略等中长期目的),宜力求简明且聚焦。管理方法选择宜单一,避免多元。如机构选择了以 BSC 作为策略管理之系统方法,就不宜再以 MBP 或 MBO 作为方法,以避免干扰系统运作之一致性。系统愈下层事项(如:各临床作业之有效执行)之管理方法应用,可鼓励多元选择以激发改善行动之创意,但需在 PDCA 之必要步骤逻辑方面,彻底要求落实。未来可力求做到以应用系统方法之过程整合单元工具;以应用上层经营功能相关方法之过程,整合下层经营功能相关之方法;以应用经营功能层次相关方法之过程,整合与经营功能层次无关之方法;以应用改善逻辑相关方法之过程,整合新行模式之方法;应用 PDCA 改善之逻辑,整合不同方法之步骤。

2. 医疗质量管理工具合成化创新　　目前,质量管理工具在我国应用较为滞后,存在着应用随意、盲目、碎片化等问题,许多医疗机构忽视了质量管理工具的合成化应用,造成管理效率低下。现代医院管理需选择适宜性的管理工具来发现、分析、解决医疗质量和安全问题。我国医院管理学科奠基人之一、医院质量管理与安全专家刘庭芳教授对现有质量管理工具进行了整合创新,提出了三维工具(即追踪方法学评价、根本原因分析、品管圈)合成化应用理论,并构建了三维工具合成化应用模型。他指出,医院可以通过追踪方法学评价发现医疗系统和服务流程中潜在的安全隐患;然后对潜在的问题进行根本原因分析,抓住主要矛盾;最后围绕分问题开展品管圈活动,真正实现医疗质量的持续改进,建立医疗质量改进长效机制。刘庭芳教授的研究为推动我国医院管理向现代化、科学化、精细化方向转变提供了新思路。如何将多种质量管理工具之间的逻辑关系进行链接形成系统,以达到"1+2>3"的倍增效应,构成未来公立医院医疗质量管理应用研究的重要方向之一。

(五)质量与安全管理机制及评价体系的创新

1. 管理机制

(1)以信息数据为驱动的精细化管理:精细化管理是科学管理的更高境界,高效使用"问题导向、全员协作、全程控制、持续改进"的医疗质量精细化管理模式是强化现代医院质量、安全、服务、管理、绩效等目标的重要手段。与此同时,以大数据为背景的数据资源对医院的质量管理实现精细化、规范化、标准化提供了技术保障。医院的信息化建设是医疗质量安全智慧化管理的基础,能够有效提升医疗服务的质量和效率,对医疗质量保障、医疗质量持续改进、医疗安全风险防范与监督方面起到关键推进作用。

未来在顶层设计上,医院通过构建全过程、全时段、全质量的"三全"医疗质量管理体系和"精心"服务、"精准"诊疗和"精通"专业的"三精"医疗安全服务体系,打造覆盖医疗全流程的核心制度,不断改进精细化外部评审体系,建立持续改善为准则的项目管理模式。技术上首先通过信息交换和共享,医院将实现大数据和 AI(人工智能)应用,探索基于人工智能的临床决策支持系统与质量控制系统,实时、动态、全程的医疗质量管理的系统,一方面能够实时判断是否满足过程质量要求,进行医疗行为质量控制、医技工作质量控制、药品质量控制、病案质量控制、病种质量与费用控制、满意度控制。另一方面还可将人工智能融入医疗质量 PDCA 管理，遵循 PDCA 管理原则，根据患者病情变化进行动态化、全程化管理，侧重自动核查执行效果，实时监测、事中管理、事后追溯。其次，医院将构建医院医疗质量智慧化预警机制。将医疗质量与安全检测的管控关口前移，包括质量问题发现机制和安全预警机制。前者为实现实时动态监测，智能化管控院前、院中、院后的全程中可能存在的问题。后者通过医疗质量与安全相关指控指标的通用阈值来设定安全预警，以使负责人及时纠偏或干预调控。

（2）以目标导向为前提的长效管理：聚焦目标化管理，完善医院质控工作精细化转变。2021 年 2 月，国家卫生健康委员会发布了《2021 年国家医疗质量安全改进目标》，这是我国首次由国家卫生行政部门发布医疗质量安全领域较为系统的"目标"，聚焦医疗质量安全的薄弱环节和关键点，其最大特点为"以目标为导向，以数据为支撑，持续改进"。在推进公立医院高质量发展的背景下，医疗质量管理与控制工作的目标化将进一步完善精准的质控工作模式。因此，我国的医疗质量管理与控制工作未来将由"十三五"期间的"以指标制订、质控数据收集、反馈为主要内容的质量展现模式"，向"十四五"期间的"以精确数据为基础的质量改进模式"转变。目标管理并非单一地改善目标，而是开展综合管理优化，并实现可持续的质量改进，实现长效管理。通过以数据为支撑的动态持续监测、建立科学合理的激励约束机制、多部门多学科的有效协同，最终向"目标"期望的方向发展。

2. 评价体系与评价方法　考虑到《中国医院质量安全标准》制定的目的是要建立一套适宜医院内部常态运营的质量安全标准体系，我国等级医院医疗质量与安全评审及其内容应不仅应包含医疗核心业务质量标准，还应包括医疗服务、医疗保障和医疗管理标准，进而形成系统工程。如医疗质量管理标准化体系可分为三级框架，其中一级框架根据内容分为科室管理、患者安全目标、门急诊管理、住院管理、手术麻醉管理、输血管理、用药管理、病例管理、院感管理几大方向，在一级框架基础上根据医疗活动与管理内容建立二级框架，而三级框架为具体的标准要素，并根据各级框架所包含的要素数，确定指标的相对权重，以实现量化管理。

（1）指标设计：医疗质量评价不仅涵盖诊疗质量的内容，还应该包括医疗工作效率、医疗技术的经济效果、患者的感受、医疗的连续性和系统性等多个方面。国内医院和相关专家近年提出了医疗质量评价指标池的构建，指标池纳入的指标在 200 个以上，比传统指标更能反映医院医疗质量管理的全貌，以实现医疗质量、医疗安全、持续改进、医疗难度、医疗效率、医疗花费、医保支付、医疗应急处理、医疗协作、学科建设，单学科医疗质量和医疗安全、单病种质量、医师个人医疗质量和安全等医疗质量评价的全覆盖。

（2）宏观层面：目前我国正着手推动病种诊断评价和价值系数 V 评价。我国医院正处于 DIP（按病种分值付费）、DRG（按疾病诊断相关分组付费）改革试点阶段，DRG 被公认是相对合理的医疗费用管理方法和相对客观的医疗质量评价方法。首先，其中的病例组合指数（CMI）能结合各病种费用来反映各医院病种的复杂程度，亦是评价医院的病例组合、病种构成的复杂程度和医疗质量的一个客观标准。将病种分类作为医疗质量的评估提供一个科学、可比较的方法，可以增强各医院间的可比性，不断提升医疗质量水平。此外，基于 DRG 的医疗质量监测评价创新体系，还可以实时进行医疗质量高低的监测。如创新运用 O/E 值方法。O/E 值理论是基于 DRG 分组后同一组疾病的资源消耗、危重程度的相似性应处于同一水平,故可以采用对标的方法精细到医师个人、每一例患者开展评价。不但能充分考虑了各专业特点和疾病特点,采用同组对标的方法,比传统的给每个科室"定指标"的方式更加公平、科学。而且有效地聚焦和找出医院与标杆医院的差距和进行优劣势分析,通过对每一例疾病的精确分析,能够更加有效地进行改进。

价值系数是医疗效果与医疗费用标准化的比值,该值越大表明医院在为患者服务过程中越是体现价值医疗。医疗效果主要通过调查患者满意度、患者重复入院率等指标来实现,医疗费用则关系到患者、医院、医保和政府的多方利益。医院可以将价值系数纳入到医院医疗质量评价体系中,因为这不仅需要医院在医疗技术、服务水平等方面下功夫,也需要政府、医保等机构的介入并承担相应职责。该方法有利于医院更好地实施和提高医疗质量水平。

(3)微观层面:目前在我国医院医疗质量安全管理中多采用一种评分方法,对真实性和客观性有所局限。使用两种及以上评价方法的实证规模仍较少但逐年递增,多种方法组合评价成为我国评价医院医疗质量的主流趋势。可根据指标性质、指标层次合理选择方法,如主观定性指标可选择层次分析法、模糊评价法等,客观指标可选择指数法、TOPSIS(逼近理想解排序)法、功效系数法等。如运用指数法、TOPSIS法、RSR法(秩和比法)、密切值法和主成分分析法对医疗工作质量进行综合评价,分析几种方法的评价结果是否有一致性倾向和统计学意义,将各方法的评价结果组合并进行最终排序和标杆,从各角度充分分析和发现问题,以找出医院间、医疗指标间的差距并加以改进。

总的来说,在医疗质量安全指标体系建设中,为进一步提升我国的医疗质量水平,推动双重效益的实现,在质量评价方法上可从宏观与微观层面着手,在借鉴国外经验的同时结合自身特色制订评价体系以得到更科学的评价结果。

(刘庭芳　黎　浩)

参 考 文 献

1. 王明贤. 现代质量管理 [M]. 北京:清华大学出版社,2014.
2. 景国勋,杨玉中. 安全管理学 [M]. 北京:中国劳动社会保障出版社,2016.
3. 许玉华. 医院医疗质量标准化管理手册 [M]. 北京:人民卫生出版社,2017.
4. 林建华. 医院安全与风险管理 [M]. 北京:高等教育出版社,2012.
5. 陈安民. 现代医院核心管理 [M]. 北京:人民卫生出版社,2014.
6. 王羽,等. 美国医疗机构评审国际联合委员会医院评审标准 [M]. 北京:中国协和医科大学出版社,2014.
7. 钱庆文,邹新春. 医疗质量与患者安全 [M]. 北京:光明日报出版社,2019.
8. Branco D,Wicks AM,Visich JK. Using quality tools and methodologies to improve a hospital's quality position[J]. Hospital Topics,2017,95(1):10-17.
9. Blumenthal D,Jena AB. Hospital value-based purchasing[J]. Journal of Hospital Medicine,2013,8(5):271-277.
10. 蒋帅,刘琴,方鹏骞. 智慧医疗背景下"十四五"我国医院医疗质量与安全管理策略探析 [J]. 中国医院管理,2021,41(3):15-17.
11. 刘庭芳,钟森,董四平. 医院评审标准核心条款操作指南 [M]. 北京:人民卫生出版社,2014.
12. 王静,刘庭芳. 现代医院三维工具合成化应用的逻辑关联性探讨及其应用 [J]. 中国医院,2016,20(5):54-57.

第二章
医疗质量与安全的法律法规与指南

通过综述国内外和世界卫生组织的医疗质量与安全的相关法律法规和指南,掌握医疗质量与安全在世界范围内的立法特点和发展趋势,了解医疗质量与安全的立法背景、发展历程和改革路径。

第一节　世界卫生组织基本共识与指南

一、世界卫生组织针对医疗质量与安全的共识与指南

WHO 在制定技术指南和共识方面发挥了关键作用,如编制了《医学院患者安全课程指南》《安全分娩核对表》《安全手术核对表》《安全的初级卫生保健技术系列丛书》《成人高血压药物治疗指南》等(表 2-1)。这些共识和指南在世界范围内促进了医疗实践活动的规范化和标准化,有利于提高医疗质量,保障医疗安全。

2002 年,第 55 届世界卫生大会(World Health Assembly,WHA),WHO 首次将患者安全的全球性需求提交至世界卫生大会,通过了 WHA55.18 号决议《保健质量:患者安全》。这是世界卫生大会首次从患者安全的角度讨论减少不良事件、提高保健质量,决议要求 WHO 为保健质量、患者安全、不良事件和准不良事件的定义、衡量和报告制定全球规范、标准和指导原则,采取预防行动和实施减少风险措施,支持成员国为在卫生保健组织内促进一种安全文化所做出的努力,鼓励对患者安全开展研究。旨在敦促各成员国对患者安全问题给予最密切关注。此后,WHO 的历届区域委员会决议也都要求改善患者安全。

表 2-1　世界卫生组织发布的主要共识与指南

时间	名称
2002 年	《保健质量:患者安全》决议
2009 年	《手术安全核查表》《医学院患者安全课程指南》
2010 年	《临床输血过程和患者安全》
2011 年	《患者安全教程指南:多学科综合版》
2015 年	《安全分娩核查表》
2016 年	《安全的初级卫生保健技术系列丛书》
2018 年	《WHO 全球指南:手术部位感染的预防(第 2 版)》
2020 年	《临时指南:疑似 2019 冠状病毒病引起的严重急性呼吸道感染的临床管理》
2021 年	《成人高血压药物治疗指南》
2022 年	《成人、青少年、儿童 HIV 感染者隐球菌病的诊断、预防和管理》

2009 年,WHO 在推出了一项旨在提高医疗质量和患者安全的《手术安全核查表》(WHO Surgical Safety Checklist)。该核查表分 19 个项目、3 个阶段,用于术前、术中或术后,目的是减少潜在的错误和不良事件,其中一部分是通过增加手术过程中的团队合作精神和相互交流实现的。相关干预措施包括皮肤切开前

如何使用抗生素，如何确保恰当的手术实施于恰当的病人，如何促进外科医生、麻醉师以及护士之间的有效交流。这些措施旨在降低手术相关风险，提高手术安全。《手术安全核查表》的实施使得发病率和死亡率大幅度降低，并在机构和国家两个层面得到执行。

2009 年，WHO 颁布《医学院患者安全课程指南》，在医学生中树立患者安全意识，培养患者安全文化。2010 年，为促进医学本科生患者安全教育在全球范围的推广和普及，患者安全国际联盟在全球 11 所医学院校试行《医学院患者安全课程指南》。

2010 年，世界卫生组织发布了《临床输血流程和患者安全》（*Clinical Transfusion Process and Patient Safety*），其内容包括建议、输血整个流程的检查细则等内容，具体列出临床输血过程中应注意的事项，以供医疗机构借鉴参考。贯彻良好的医院输血管理制度、专业性的医务人员及标准化的流程可有效地预防整个输注流程中的错误，保障患者安全。

2011 年，世界卫生组织出版发行《患者安全教程指南：多学科综合版》，协助临床医学、牙科学、助产、护理和药剂等领域的大学与医疗机构开展患者安全教育。旨在帮助医疗卫生行业发展患者安全教育，并将患者安全学习整合到不同专业的教程中，从而满足不同需求，并适用于不同的文化和背景，协助医疗卫生机构在患者安全教育中进行有效的能力建设的综合指导。

2015 年，WHO 网站发布《安全分娩核查表》（*WHO Safe Childbirth Checklist*），旨在提高孕产妇安全分娩的照护质量，以降低了分娩相关风险。WHO 安全分娩核查表是基于循证医学证据的实践操作整合而成，根据分娩常规流程，将分娩关键操作简化为四个关键的时间节点：入院时、即将分娩前或剖宫产前、分娩 1 小时内、出院前。指南分别列出了简洁的操作步骤和注意事项，可以帮助医护人员在每一个分娩关键时刻，正确执行相应的操作。

2016 年，WHO 推出《WHO：安全的初级卫生保健技术系列丛书》（*The WHO Technical Series on Safer Primary Care*），这是一套与患者、医护人员、照护流程、工具和技术等有关的 9 本专著。该系列丛书包括：《患者参与》（*Patient Engagement*）、《教育培训》（*Education and Training*）、《人为因素》（*Human Factors*）、《管理错误》（*Administrative Errors*）、《诊断错误》（*Diagnostic Errors*）、《用药错误》（*Medication Errors*）、《多重病症》（*Multimorbidity*）、《延续护理》（*Translations of Care*）、《电子工具》（*Electronic Tools*），多角度地探讨初级卫生保健中患者安全危害的程度和性质，为改善基层医疗照护的安全性提供了一些可能的解决方案和流程。

2018 年，WHO 发布了《WHO 全球指南：手术部位感染预防全球指南（第 2 版）》（*Global Guidelines for the Prevention of Surgical Site Infection, Second Edition*），是对 2016 年全球首个外科手术部位感染预防指南的修订完善。指南的目的是为术前、术中和术后手术部位感染的预防提供循证干预措施建议，指南的推荐意见涉及预防术前，术中和术后手术部位感染等主题。主要目标人群为手术团队人员包括外科医生、护士、技术支持人员、麻醉医师等。

2020 年 1 月 28 日，WHO 发布了《临时指南：疑似新型冠状病毒感染引起严重急性呼吸道感染的临床管理》[*Clinical Management of Severe Acute Respiratory Infection When Novel Coronavirus（2019-nCoV）Infection is Suspected: Interim Guidance*]，是对 2020 年 1 月 12 日版本的更新版。该指南适用于患有严重急性呼吸道感染（SARI）且疑似 nCov 感染的临床管理，旨在为临床医生对疑似 2019 新型冠状病毒引起严重急性呼吸道感染住院病例（包括成人和儿童）的临床处置提供及时、有效和安全的支持性治疗管理，强化对重急症患者的临床管理并提供指导。

2021 年 8 月 25 日，WHO 发布了《成人高血压药物治疗指南》（*Guideline for the Pharmacological Treatment of Hypertension in Adults*），这是 WHO 首次发布的全球高血压治疗新指

南，为推出成人高血压治疗药物提供了最新和最相关的循证指导。指南旨在为改善高血压管理提供新建议，包括降压药物干预时机、一线药物选择等8个推荐事项，为医生和其他卫生工作者如何协助改善高血压检测和管理提供了依据。

2022年6月27日，WHO发布了《成人、青少年和儿童HIV感染者隐球菌病的诊断、预防和管理指南》更新。此次更新中强烈建议将单次高剂量两性霉素B脂质体作为HIV感染者治疗隐球菌脑膜炎的首选诱导方案的组分。针对成人、青少年和儿童HIV感染者隐球菌病的诊断、预防和管理提供指导建议。

二、世界卫生组织针对医疗质量与安全的举措

（一）全球患者安全挑战

WHO通过建立全球患者安全挑战，促进了各成员国医疗卫生安全的改善。每项挑战都确定了一项构成重大风险的患者安全负担。迄今这些挑战包括：

2005年，第一项全球患者安全挑战："清洁卫生更安全（clean care is safer care）"，旨在通过注重改善手部卫生来减少医源性感染。并将每年的5月5日定为全球手卫生日。这项全球患者安全挑战是为加强卫生保健工作者手部卫生而开展的全球运动，目标是将感染控制作为保障医疗质量和患者安全的基础，倡导在正确的时候以正确的方式改善和维持卫生保健工作者的手部卫生习惯，以便帮助减少可能威胁生命的感染在卫生保健机构中的传播。

2008年，第二项全球患者安全挑战："安全手术拯救生命（safe surgery saves lives）"，旨在提高全球外科手术质量的安全性，降低手术相关风险，尽可能改善病人的术后结果，确保病人安全。

2017年，第三项全球患者安全挑战："避免用药伤害"（the global patient safety challenge on medication safety），旨在五年内在全球将可避免的严重用药伤害水平降低50%。挑战计划倡议在四个重要方面采取行动：患者和公众；卫生保健专业人员；药品为产品；用药系统和实践。通过WHO成员国的政府领导、世界专业组织团体的普遍积极参与和承诺，解决卫生系统中导致药物错误和严重伤害的薄弱防线。

（二）医疗质量促进国家网络

2011年，WHO启动医疗质量促进国家网络，旨在通过开展质量与患者安全的系列工作，向广大群众提供效率更高、成本更低、质量更高、效果更好、患者更安全、资源配置更加优化的医疗卫生服务。WHO西太平洋地区和东南亚区启动了《亚太区医疗质量促进策略调查》项目，旨在了解并探讨各国的发展现状、推进措施、相关成果、指标比较、面临问题、未来规划等内容，同时开展指标结果的横向比较研究，促进共同发展。2015年，《亚太区医疗质量促进策略调查报告》显示，34个国家参与了调查，各国均出台了推动医疗质量的相关政策，主要是通过医院评审项目的形式在开展，尤其是针对具体的临床指南、标准、指标等方面。

（三）全球患者安全合作

全球患者安全合作（Global Patient Safety Collaborative，GPSC），是2018年由WHO和英国政府一起为建立全球患者安全合作而开展的新战略。这一合作模式是由患者安全和风险管理部门、世界卫生组织总部以及英国卫生和社会福利部的质量、患者安全和调查处共同建立而成。

GPSC是由世界卫生组织总部管理的一个不断积累的知识资源总库，该库资源也得到了世卫组织成员国、世卫组织区域和国家办事处、学术和研究机构、国家和国际专业组织、民间社会组织以及世卫组织合作中心的支持。在GPSC实施过程中，世卫组织总部将与具有

技术能力的学术机构密切合作，将通过三个关键技术领域对实施 GPSC 行动提供全面支持：领导、教育和培训、研究。GPSC 将持续不断地在全球和区域层面开展工作，并以有时限性的合作方式在国家层面直接运作。所有成员国都有资格获得全球和区域层面提供的共同支持，同时将向多个中低等收入国家提供直接支持。

（四）世界患者安全日

2019 年 5 月 20 日，第 72 届世界卫生大会审议了关于《全球患者安全行动的报告》，并通过了《全球患者安全行动》的决议。该决议正式将每年 9 月 17 日定为世界患者安全日（World Patient Safety Day）。这一日，全球患者安全行动将有助于实现全民健康覆盖，同时以提高公众意识和参与程度，全球对患者安全的认识，增加公众对卫生保健安全的参与，并促进全球行动，以预防和减少医疗保健中可避免的伤害。

在每年的世界患者安全日，世卫组织将发起一项全球运动以提高患者安全意识，建设更安全的医疗保健体系（表 2-2）。

表 2-2　历年世界患者安全日主题

时间	世界患者安全日主题	世界患者安全日口号
2019 年 9 月 17 日	患者安全：全球健康优先事项 Patient Safety: A Global Health Priority	为患者安全发声 Speak Up for Patient Safety
2020 年 9 月 17 日	医务人员的安全：患者安全的优先事项 Health Worker Safety: A Priority for Patient Safety	安全的医务人员，安全的病人 Safe Health Workers, Safe Patients
2021 年 9 月 17 日	孕产妇和新生儿的安全医疗照护 Safe Maternal and Newborn Care	现在就行动起来，实现安全、有尊严的分娩 Act Now for Safe and Respectful Childbirth

（五）患者安全 10 个事实

2019 年 8 月，WHO 更新了《患者安全 10 个事实》（10 Facts on Patient Safety），这是自 2007 年首次发布后的第三次更新，第一次更新是在 2014 年 6 月，第二次是 2018 年 4 月。

更新后的 10 个事实为：①每 10 名患者中即有 1 人在医院接受治疗期间受到伤害；②由不安全治疗引发的不良事件很可能是全球十大致死致残原因之一；③每 10 名患者中就有 4 人在初级和门诊医疗服务中受到伤害；④在医院治疗期间，每 7 加元中至少有 1 加元用于治疗患者伤害带来的不良影响；⑤在患者安全领域进行投资可以节省医疗保健费用；⑥每年有数百万人因不安全用药和错误用药受到伤害，直接造成数十亿美元的经济损失；⑦诊断错误或延误诊断是造成患者伤害的最常见原因之一，其影响数百万人；⑧每 100 名住院患者中就有 10 人受医源性感染；⑨每年有超过一百万患者因手术并发症死亡；⑩医源性辐射是一个公共卫生和患者安全问题。

（六）医疗质量与安全网络上报系统

2020 年，WHO 编写了《患者安全事件报告和学习系统：技术报告和指南》（Patient safety incident reporting and learning systems: technical report and guidance）。报告指出，医疗不良事件数据主要来源于医疗事故索赔、患者报告体验、检测结果报告、临床记录核查、事件调查、重大事件核查以及血液制品、药品、疫苗和医疗器械的安全监测数据。收集这些不同来源的数据有利于人们更好地了解安全事件发生的原因以及提出相应的预防措施。

（七）《2021—2030 年全球患者安全行动计划》

2021 年 5 月 24 日—6 月 1 日，第 74 届世界卫生大会（World Health Assembly，WHA）在

日内瓦召开，会议通过了首个《2021—2030 年全球患者安全行动计划》（*Global Patient Safety Action Plan 2021-2030*），消除卫生保健中可避免的伤害。该行动计划提出了愿景、使命、目标、指导原则、行动伙伴、行动框架和战略目标。

1．愿景　一个在卫生保健中没有患者受到伤害的世界，无论何时何地，每个人都能得到安全且受尊重的照护。

2．使命　在科学、战略合作伙伴和以患者为中心的基础上，推动政策改变和采取行动，尽可能最大限度地减少卫生保健中的所有风险和患者伤害。

3．目标　在全球范围内，最大限度地减少由于不安全的卫生保健所导致的本可避免的伤害。

4．指导原则

（1）将患者和家属视为安全的医疗照护合作伙伴；

（2）通过协作取得成果；

（3）分析数据和汲取经验来学习；

（4）将证据转化为可衡量的改进；

（5）根据医疗照护环境性质制定政策和行动；

（6）运用科学专业知识和照护案例进行教育和宣传。

5．行动伙伴　政府、医疗机构、利益相关者、世界卫生组织。

6．战略目标

（1）制定政策去消除卫生保健中可避免的伤害：世界各地在规划和提供卫生保健服务时，将对患者可避免性的零伤害作为工作态度并纳入规章制度。

（2）高可靠性的卫生体系：建立高可靠性卫生系统和机构，时刻保护患者免受伤害。

（3）临床流程的安全性：确保临床工作流程安全可靠。

（4）患者及家属参与：鼓励、授权患者和家属参与，共同营造更安全的医疗照护。

（5）卫生工作者教育、技能和安全：激励、教育、培训和保护卫生工作者，为设计、提供安全医疗照护系统做出贡献。

（6）信息、研究和风险管理：确保信息畅通、知识更新，降低风险，降低可避免伤害的严重程度，提高医疗照护安全。

（7）团结协作的伙伴关系：发展和保持多领域、多国之间团结合作的伙伴关系，提高患者安全和医疗照护质量。

三、小结

综上所述，WHO 在全球范围内的医疗质量与安全的推进工作中发挥着重要作用，促使了世界各国提升医疗质量、管理医疗风险、改善患者安全，并加强了各成员国、机构、技术专家、患者、社会之间在医疗质量与安全方面的合作、参与和协调。

第二节　国外基本法律法规与指南

医疗质量与安全的命题由来已久，可以追溯到公元前 380 年，著名的《希波克拉底誓词》中"余愿尽余之能力与判断力之所及，遵守为病家谋福之信条，并检束一切堕落及害人之败行，余必不得将危害药品给予他人"，就已经有了患者安全（first do no harm）的概念，自此"首要不要伤害病人"（primum non nocere）之训诫变成了当代医学的核心戒律。1850 年，"不彻底手部卫生与感染传播"仅作为一个局部医疗安全问题被提出，并未引起广泛重视。1999年，美国医学研究所发布了题为《人非圣贤孰能无过：建立更加安全的医疗保健体系》的报告，使医疗质量与患者安全命题的关注度上升到国家层面，进而引起世界卫生组织及全球各国的密切关注和积极探讨，并由此掀起了全球医疗质量与安全运动的浪潮。

一、医疗质量与安全的立法背景

20 世纪 90 年代中期，美国的 Betsy Lehman 事件（1994 年发生在波士顿 Dana Farber 肿瘤研究中心，因注射 4 倍于剂量的环磷酰胺导致乳腺癌患者 Betsy Lehman 心搏骤停而丧生）、Willie King 事件（1995 年，因手术通知单上将左右下肢错误书写，结果将患者 Willie King 的健康侧下肢误截肢）、Ben Kolb 事件（1995 发生，因误将肾上腺素当成局部麻醉药利多卡因导致实施耳鼻喉科小手术的 7 岁患儿 Ben Kolb 死亡）三大严重医疗事故，引起社会极大震动，美国国会要求行政部门对此问题予以重视与改革。所属于美国国家科学院的医学研究所（Institute of Medicine，IOM）作为联邦政府关于医疗服务方面的主要咨询部门，集结了专业杰出人士参与到"美国医疗服务质量"研究的项目中，并分别于 1999 年和 2001 年发表了两篇题为《人非圣贤孰能无过：建立更加安全的医疗保健体系》（To Err is Human：Building a Safer Health System）和《跨越质量裂痕：21 世纪新的医疗保健系统》（Crossing the Quality Chasm：A New Health System for The 21st Century）的著名报告。自此，医疗质量与安全话题引发了美国国会和社会各界的热议，医疗质量与安全的立法问题也在全球范围内引起重视。

1999 年，美国 IOM 发布《人非圣贤孰能无过：建立更加安全的医疗保健体系》研究报告，报告认为大约 90% 的医疗过失并不是由医务人员的个人过失或某一医疗小组的行为所致，而是由诱导人们犯错误或未能采取防止不良事件的错误的系统、流程和各种条件（系统因素）造成的。此外，IOM 报告中提出的医疗照护质量六维度（安全性、有效性、以患者为中心、及时性、效率性、公平性）对促进医疗质量与安全的相关立法，具有重要的参考意义（表 2-3）。简言之，在现代医疗体系环境下，个人因素诱致的医疗过失固然无法避免，但绝大多数是复杂的医疗系统某一环节的差错导致的。

表 2-3　IOM 报告中的医疗照护质量六维度

维度	具体含义
安全性	避免在提供患者卫生保健帮助中伤害患者
有效性	根据科学知识，对所有可能受益的人提供卫生保健服务，并避免向不可能受益的人提供服务（即避免过度使用不适当医疗照护和有效医疗照护使用不足）
以患者为中心	在提供卫生保健服务时，尊重和响应患者个人偏好、需求和价值观，并确保这些价值观指导所有临床决策。医疗照护的过渡和协调不应以卫生保健提供者为中心，而应以接受者为中心
及时性	可及性、及时性、可负担：无论是为那些接受还是给予照顾的人，都要减少不必要的等待和有害时间的延误；减少患者、家庭和社区的就医障碍和财务风险；促进患者可负担得起的医疗、财务体系
效率性	避免浪费，包括设备、用品、理念和资源的浪费，包括管理不善、欺诈、腐败和滥用职权造成的浪费。应尽量利用现有资源为各项服务提供资金
公平性	提供不因性别、种族、地理位置和社会经济地位等个人特征而在质量上有所不同的医疗照护

二、医疗质量与安全的主要立法

（一）美国医疗质量与安全的主要立法

美国前总统克林顿接受了 IOM 在报告中的建议，签署了《医疗服务研究与质量法案》（*Health Research and Quality Act*），并授权医疗服务研究与质量局（Agency for Healthcare Research and Quality，AHRQ），把发现可预防性医疗服务差错原因和降低差错发生率作为该局的主要目标。2002 年，美国颁布了《患者安全改善行动法案》（*Patient Safety Improvement Act of 2002*），对 IOM 报告中提出的建议作出回应；2005 年 7 月 29 日，美国国会通过了《患者安全和质量改进法》（*Patient Safety and Quality Improvement Act of 2005*），该法以减少医疗错误、增进患者安全为目标，支持和平地收集、汇总、分析和反馈按机密资料处理的医疗保健机构自愿报告的患者安全事件或医疗不良事件，规定任何人不得利用患者安全事件报告或数据库中披露的信息主张医疗过失损害赔偿等，标志着联邦政府致力于促进患者安全文化，用法律的手段来强制保障患者安全和推进医疗质量的改进。

2008 年 11 月 21 日，美国卫生部发布了《患者安全法规（2009 年版）》《*Patient Safety Regulations of 2009*》，提出在保密权基础上，建立医院、医生与其他卫生机构向患者安全组织（Patient Safety Organization，PSO）自愿报告的协作框架，促进对患者安全事件的分析。美国医疗保健研究与质量局（The Agency for Healthcare Research and Quality，AHRQ）开始纳入 PSO，发布《患者安全条例》（*Patient Safety and Quality Improvement Final Rule*），于 2009 年 1 月 19 日生效，其立法目的在于：专注患者安全，减少对患者安全有负面影响事件的发生；主要规定了患者安全组织准入制度、监督制度与评估制度，患者安全数据库网络建设，收集患者安全信息的联邦法律特免权和保密性规定等。

英国、法国、澳大利亚、意大利等世界各国，也竞相采纳 IOM 报告中的建议，思考本国的医疗质量与安全情况，高度重视对医疗质量与患者安全事件及其防范的立法研究。

（二）欧洲医疗质量与安全的主要立法

2000 年 6 月，英国国家健康照护机构在 *An Organization with Memory* 的报告中指出，英国国家卫生服务部（National Health Service，NHS）未能从患者不良事件中系统地学习和吸取经验教训。潜在、可避免的不安全事件是危害患者安全的关键。英国政府十分重视其报告的建议，在 2001 年发布了《为患者建立更加安全的 NHS》的报告，并增加财政投入，制定提高患者安全的全国计划，提出医疗风险预防管理的措施。并于 2001 年 7 月正式成立国家患者安全局（National Patient Safety Agency，NPSA），负责在全国范围内收集和分析有关患者安全、不良反应等事件，并向医疗机构与医务人员反馈，特别强调全国的医生和医疗机构要从不良事件与险失事故中吸取教训，防止不良事件的再次发生。2006 年，英国《国民保健服务矫正法》（*NHS Redress Act 2006*）正式颁布，该法案规定医疗保健服务机构对国民保健服务投诉事件进行分析检讨后，应及时设置新的诊疗护理标准，总结医疗服务好的做法和最佳做法两类标准；此外该法针对不良医疗事故的立法赔偿，补充了基于侵权行为的赔偿制度，而不是采用无过错赔偿制度，使英国的医疗质量与安全的相关立法更加完善。

2002 年 3 月 4 日，法国出台了《患者权利与医疗质量保障法》。该法修改了法国《公共卫生法典》，除规定患者获得医疗权利、获得信息权利、同意权、隐私权、提出申诉的权利以及获得损害赔偿的权利等，还就如何确保保健系统的质量尤其是确保患者安全做出了明确的法律规定。

2004 年，丹麦颁布实施《患者安全法案》。该法案的目标是提高患者安全，建立不良反应上报系统，并规定丹麦建立全国性的医疗不良事件强制报告、分析和学习制度，并明确规定了对报告者的法律保护。

2017 年，意大利颁布了患者安全和卫生专业人员责任的相关法律，承认医疗安全是国民享有保健服务时的基本权利，当医疗卫生专业人员在恶意或严重疏忽的情况下发生医疗不良事件，才可对其进行惩处。该法规明确了医务人员在遵守指导方针和安全做法时的责任，并为报告和学习不良事件提供了安全空间。

（三）大洋洲医疗质量与安全的主要立法

2005 年，澳大利亚发布了全国患者安全教育框架（National Patient Safety Education Framework，APSEF），要求所有医疗保健机构工作者掌握患者安全所需的知识、技能和行为规范；同时，强化各类医学院校关于患者安全的专业课程教育，对学生在 APSEF 方面的学习结果进行认证，以保障医疗质量与安全。此外，澳大利亚于 2008 年颁布的《澳大利亚保健法》（*Healthcare Act 2008*）和《卫生保健条例》（*Health Care Regulations 2008*），在提高医疗质量、保障患者安全、防范医疗不良事件等方面作出了相应立法规定。

（四）亚洲医疗质量与安全的主要立法

韩国于 2015 年 1 月 28 日制定了《患者安全法》，该法自 2016 年 7 月 29 日实施，内容涉及规定政府、医疗机构和患者在患者安全方面的职责、设立国家患者安全委员会、建立不良事件报告制度等。韩国《患者安全法》明确规定了国家和地方政府、医疗机构和医务人员以及患方的患者安全义务；设立韩国国家患者安全委员会并规定了委员会的人员构成和职责；建立健全医疗机构的患者安全组织，明确医疗机构接受患者安全教育的义务；制定患者安全基准，开发患者安全指标；建立了自愿性、学习性、保密性的患者安全事故自律报告制度。

日本《医疗法》和《医疗法实施细则》中规定了医疗质量与患者安全的相关问题。其中日本《医疗法》第三章以"医疗安全的确保"为章名，以 19 个条文规定了医疗安全的有关问题，包括具体规定国家、各级政府及医疗机构、医务人员等各方主体关于医疗安全的责任和义务，建立涉及医疗行为的患者非预期死亡（死产）事件的调查制度，还详细规定了医疗安全支持中心以及医疗事故调查·支持中心的设置、运行及其所承担的功能等问题。

综述世界各国的立法经验，良好的法律环境是保障医疗质量与安全的基础，在法律强制建立起来的框架之下，医疗质量与安全相关的报告程序、风险处理机制以及安全文化才有了保障和依据。

三、国外医疗质量与安全体系建设

国外在医疗质量管理体系的早期建设中，进行了很多尝试并取得成果，如构建独立的专业医疗质量与安全管理组织与人员，包括美国的医疗机构联合评审委员会，加拿大的医疗服务认证委员会，澳大利亚的医疗服务标准委员会，日本的医疗保健质量委员会等。近年来，国外医疗质量与安全管理机构主要分为以下两种形式。

（一）医疗质量与安全由政府职能部门专门管理

1. 美国全国医疗质量管理委员会 美国在医疗质量与安全管理的立法和体系建设方面研究较早，处于国际上领先地位，一直为其他国家地区所效仿，这不仅得益于其严格的法律制度，也得益于政府设立专门的机构进行医疗安全政策制定及其指导，另外还有许多相关专家和学者组成的组织机构提供资金、技术与平台的支持。美国国家质量协调特别工作组（Quality Interagency Coordination Task Force，QuIC）评估了 IOM 报告后，组织了各级医疗事故安全委员会共同组成全国医疗质量管理委员会，对医疗安全事件进行评估、鉴定和检测以提高医疗保健质量。

2. 澳大利亚医疗质量安全委员会　2000 年，澳大利亚成立医疗质量安全委员会（The Australian Council for Quality and Safety，ACQS），它在卫生部授权下统筹全国病患安全和医疗质量改善工作，对医疗服务质量进行监控评估，定期向联邦政府和各州卫生部长报告各地区医疗服务质量，确定安全质量报告体制建立的方向，制定医疗服务质量的发展战略等，特别是在建立无障碍的医疗不良事件通报系统和协助医疗机构排除医疗安全环境的障碍上发挥了重要作用。

3. 加拿大国家病人安全指导委员会　2001 年，加拿大成立国家病人安全指导委员会（The National Steering Committee on Patient Safety，NSCPS），负责制定病人安全方面的有关制度、立法、管理和评价体系以及卫生专业人员教育及信息交流和共享等方面的研究；2003 年，建立加拿大病人安全协会（Canadian Patient Safety Institute，CPSI），其职能是为政府、投资者和公众提供有效改善和提高病人安全的策略，发挥其主导作用。

4. 英国国家患者安全局　英国于 2001 年 7 月成立了国家患者安全局，2003 年建立了国家报告和学习系统，开始收集和分析全国各地报告的不良事件信息。英国国家患者安全局是英国卫生部中一个独立的机构，主要负责收集和分析有关患者安全、不良反应等事件，并向医疗机构与医务人员反馈，防止同类事件的再次发生；确定国家目标，建立跟踪机制，促进患者安全研究，加强国内外合作等。

5. 瑞典医学质量评估委员会　瑞典与医疗质量相关的机构为医学质量评估委员会（Medical Quality Council，MQC），其主要职责是评估医疗质量，为政府部门提供建议。

6. 日本卫生保健质量委员会　在日本，设有卫生保健质量委员会（Japan Council for Quality Health Care，JCQHC），其作为对医院进行授权审核的第三方评价机构，主要负责医疗保健质量的提高和病人安全的保障。除此之外，JCQHC 还负责审核评估医疗设备的有效性和安全性。

（二）医疗质量与安全由相对独立的组织专门负责

目前，世界上多数国家和地区都结合自己的实际特点由卫生行政部门或行业协会建立了相对独立的患者安全组织，专门负责推进患者安全工作。

1. 美国患者安全与质量改进法案　2005 年，美国国会制订了 *Patient Safety and Quality Improvement Act of 2005*，即《患者安全与质量改进法案（2005 年版）》，鼓励成立患者安全组织（Patient Safety Organizations，PSO）和其他组织，共同致力于医疗风险的管理，保护和促进患者安全信息的报告、收集、分析与共享，同时采取相应措施促进形成非惩罚性、安全的医疗报告环境。医疗保健提供者可自愿向联邦政府登记的患者安全组织提交有关不良事件的信息。患者安全组织完成集成数据的分析，并提供提高患者安全和医疗护理质量分析和建议反馈，有效推动了患者安全工作的进行。2008 年，美国卫生部颁布 *Patient Safety Regulations of 2009*，即《患者安全法规（2009 年版）》，建立医院、医生与其他卫生机构向 PSO 自愿报告的协作框架，促进患者安全事件的分析，进一步强调了 PSO 的重要地位。

2. 英国国民卫生服务体系　英国政府建立了国民卫生服务体系（NHS），为国民提供免费的医疗服务。NHS 由卫生部、大区卫生局和区域卫生局组成的科层式体系,对医疗质量通过命令方式的进行监管。2019 年 7 月,NHS 发布了第一份患者安全战略。安全战略宣布,第一个全国医疗服务系统范围内的患者安全教学大纲将支持全国医疗服务系统中患者安全教育和培训的转变。患者安全战略包括发展与所有国民保健服务人员(临床和非临床)相关的患者安全基础培训的宏伟计划,纳入临床和非临床本科和研究生医学教育和继续医学教育的更详细的培训和教育计划。

3. 日本医疗事故调查制度 2014 年 6 月 18 日,日本修改《医疗法》建立了新的医疗事故调查制度,规定在都道府县设置医疗安全支援中心以及设立医疗事故调查·支援中心,从法律上确立了对医疗事故调查信息进行收集与分析的主体和程序。医疗事故调查·支援中心于 2015 年 10 月 1 日起,对日本的医疗事故进行信息收集与分析工作,并提出预防医疗事故的对策。

4. 德国患者安全联盟 德国的患者安全机构是患者安全联盟,其不是官方监管机构,而是一个慈善性质的协会,成员涵盖医生、专业机构、医疗保健机构、保险公司与患者组织。由于历史原因,德国并不是通过国家集中控制来实现医疗保障服务的统筹管理,而是通过一个包括联邦政府机构和大量公有或私有机构的复杂网络来实现的。患者安全联盟在德国法定医疗保险制度的框架下展开工作,在德国患者安全的行动上发挥着主导性作用,而政府则充当着监督者的角色。患者安全的核心问题是对医患事故的信息收集、体系分析及事故防控措施的制定与落实。

四、国外医疗质量与安全的网络数据库

(一)美国患者安全数据网络

在医疗质量与安全数据库方面,美国按《患者安全法》的相关规定,创建了患者安全数据网络(The Network of Patient Safety Databases),主要职能是接收来自患者安全组织关于患者安全事件的数据,并分析集合信息。患者安全组织会通过"常用模式"在数据库网络中提交医院获取的不良事件相关信息。在患者安全专用软件方面,临床风险管理系统、不良安全事件管理系统等不断出现,为每个利益相关者提供利益优化和结果评估方面的参考,使医疗组织迅速应对患者安全的需求变化。

(二)英国国家报告与学习系统

2003 年,英国国家患者安全局建立了医疗风险报告体制,即"国家报告与学习系统"(National Reporting and Learning System,NRLS)。该系统鼓励医生与患者通过互联网对医疗事故进行匿名报告,国家患者安全局对报告线索与调查信息归类整理和系统化评估,从而为相关机构和人士提供安全警示。同时该系统可为 NHS 提供全国范围内的风险和危险情况,保障患者安全。医疗机构通过 RLS 系统报告各种不良事件信息。医疗机构通过 RLS 系统需要报告事件的类型和损伤的程度。大约 99% 的事件由地方风险管理系统通过电子形式提交给 RLS 系统。提交的 RLS 报告由专家分析,了解患者不良事件发生的原因、如何发生,并从中吸取经验,向地方 NHS 机构提供对策建议,然后采取行动防止进一步损害患者。因此,国家患者安全局在增强医疗机构透明度、预防医疗事故的发生、重建公众对医疗机构的信任等方面发挥着积极的作用。

(三)德国医疗质量与安全相关事件报告体系

德国患者安全论坛与患者安全中心联盟已建立两个专业的事件报告体系,负责医疗质

量与安全相关事件的信息收集与整理。医疗保健专业人士能够在专门的网站实现匿名登记医疗不良事件。患者安全联盟对可预防的不良事件进行数据评估，并成立专业工作组制定事故或伤害具体来源的风险管理策略，致力于使医疗保健专业人士在过错中吸取教训。

（四）加拿大国家事件报告系统

加拿大国家事件报告系统（National System for Incident Reporting, NSIR），是加拿大卫生信息研究所与加拿大卫生部、加拿大医药行为安全研究所、加拿大病人安全研究所和国家咨询委员会合作开发的系统，由卫生信息研究所负责管理运行。NSIR 是免费的、自愿的、基于网络的报告系统，医院通 NSIR 自愿提交报告。NSIR 实行匿名报告，NSIR 的数据不包括可以识别病人、医务人员和医疗机构信息的数据，这是 NSIR 最重要的特征。医院可以放心匿名地共享、分析和讨论药物 / 静脉注射液事件。NSIR 数据及分析促进地方、区域、省、地区和全国水平的质量改善活动，以改善卫生服务。

五、小结

医疗质量和医疗安全是医疗工作的根本已是国际共识，如何更好地改进医疗质量、保障医疗安全是医疗工作的永恒主题。实践证明，建立医疗质量与安全数据库，完善医疗差错和不良事件报告系统，有利于促进医疗质量，保障医疗安全。

第三节　国内基本法律法规与指南

一、立法制度背景与意义

（一）立法制度的背景

随着我国人口老龄化和慢性病患者数量逐年递增，群众对医疗服务的需求逐步提升并趋于多元化。"十四五"时期是推动我国医疗卫生健康事业高质量发展的关键期。推动和完善医疗质量与安全法律法规建设，对持续改善基本医疗卫生服务公平性和可及性、保障人民群众生命安全和身体健康具有重要意义。

国家卫生和健康委员会于 2021 年 5 月发布的《2021 年 2 月全国医疗服务情况》显示，全国医疗服务总体需求上升，全国医疗卫生机构诊疗人次达 4.4 亿人次，同比提高 81.6%。医院诊疗人次达 2.8 亿人次，同比提高 116.9%，其中：公立医院诊疗人次达 2.3 亿人次，同比提高 119.7%；民营医院诊疗人次达 0.4 亿人次，同比提高 102.7%。基层医疗卫生机构诊疗人次达 1.4 亿人次，同比提高 36.8%，其中：社区卫生服务中心（站）诊疗人次达 0.5 亿人次，同比提高 62.3%；乡镇卫生院 0.8 亿人次，同比提高 13.5%。此外，2019 年《柳叶刀》杂志上发布的全球医疗质量和可及性排名显示，我国医疗质量指数排名跻身世界前 50 名，报告中称，中国是医疗水平进步最大的国家之一。同时还指出，中国的医疗质量地域差异较大、重点病种（如癌症、心血管疾病等）诊治水平有待提高，改革和完善政府对医疗质量及安全监管机制在实现该目标过程中的重要性日渐凸显。

随着生活水平的提高，为满足人民群众日益增长的医疗服务需求，同时为解决围绕严重危害人民群众的常见病、多发病以及防范重大公共卫生风险的需要，我国连续 5 年编制发布年度《国家医疗服务与质量安全报告》，由此可见国家对医疗质量和医疗安全的重视。2019

年度《国家医疗服务与质量安全报告》中显示，将继续着重解决我国发展不充分、不平衡的问题，提出要加强中西部地区和基层能力建设。2020年3月，《中共中央　国务院关于深化医疗保障制度改革的意见》发布。《中共中央　国务院关于深化医疗保障制度改革的意见关于深化医疗保障制度改革的意见》在对医疗卫生事业的实际情况准确把握下，坚持以问题和目标为导向，部署医疗机构制度改革，保障各级卫生机构顺利开展工作。

在"病有所医"的目标下，中国医保体系仍面临诸多深层次的问题，体现了不平衡不充分发展的特征，无法满足人民群众日益增长的就医和健康需求，无法满足"病有良医"的需求。作为我国医疗保障进入高质量发展的纲领性文件，将对"十四五"社会经济发展规划时期医疗保障事业的发展产生重大影响。

综上，随着人民群众对医疗服务总体需求上升，医疗技术不平衡不充分发展的特征愈加凸显，对医疗保健过程中的医疗质量与安全的需求也愈加迫切。推动和完善医疗质量与安全相关法律法规建设，对促进新时代下我国医疗卫生事业的稳步发展具有重要意义。

（二）立法制度的意义

医疗质量与安全直接关系到人民群众的健康权益和对医疗服务的切身感受，持续改进医疗质量，保障医疗安全，是推动我国卫生事业改革和发展的重要内容，对当前构建分级诊疗体系等改革措施的落实和医改目标的实现具有重要意义。

医疗质量管理工作作为一项长期工作任务，需要从制度层面进一步加强保障和约束，实现全行业的统一管理和战线的全覆盖。国家的政策在医院管理中处于主导地位，从政策制度层面实行强有力的约束，有助于推动医疗卫生质量的提升并能从根本上保障医疗安全。新中国成立以来，国家卫生部、国家中医药管理局、国家药品监督管理局等部门共发布了400多项政策法规及有关技术标准规范，从制度上加强了医院管理，确保了医疗质量与安全，对医院向现代化、国际化发展起到了积极的促进作用。

近年来，国内出台多项有关医疗质量与安全立法，如《医疗质量管理办法》《医疗质量安全事件报告暂行规定》《医疗质量控制中心管理办法》等。医疗质量与安全相关立法的颁布与出台，旨在通过顶层制度设计，进一步建立完善医疗质量管理长效工作机制，创新医疗质量持续改进方法，充分发挥信息化管理的积极作用，不断提升医疗质量管理的科学化、精细化水平，提高不同地区、不同层级、不同类别医疗机构间的医疗服务同质化程度，更好地保障广大人民群众的身体健康与生命安全。

二、国内医疗质量与安全相关立法

自新中国成立以来，尤其是改革开放以后，我国医疗机构在原国家卫生部等相关部门的组织下，紧紧围绕医疗质量与安全目标，从准入体系、控制体系、专项活动、三级医院评审、医疗体系网络安全等多个维度全方位保障医疗质量与安全。

（一）准入体系建设

1．机构准入与管理　为加强对医疗机构的管理，促进医疗卫生事业的发展和保障公民健康，1994年2月国务院第149号令发布《医疗机构管理条例》，自1994年9月1日起施行，2016年2月国务院令第666号修改施行。《医疗机构管理条例》对医疗机构的规划布局、设置审批、登记、执业、监督管理和违法行为处罚等内容均作出规定。原卫生部依据《医疗机构管理条例》制定了相关配套文件，包括《医疗机构管理条例实施细则》《医疗机构基本标准

（试行）》《医疗机构设置规划指导原则》《医疗机构评审委员会章程》等。《医疗机构管理条例》及相关配套文件出台和实施，标志着我国对医疗机构的管理进入规范化、法制化轨道，从源头上树立起医疗机构设立的门槛，这对于加强医疗机构管理，明确医疗质量与安全规范，具有重要意义和深远影响。

2. 人员准入与注册制度　医护人员作为医疗质量与安全实施主体，对其准入与注册规则的制定，具有重要意义。根据《中华人民共和国执业医师法》的规定，国家实行医师资格考试制度，并将医师资格考试作为评价申请医师资格者是否具备执业资格的考试。1999 年 7 月，《医师执业注册暂行办法》（原卫生部令第 5 号）颁布实施，对医师执业注册条件、注册程序、注销与变更注册等内容作出明确规定，这对规范医师准入管理，加强医师队伍建设具有重要意义。为适应改革发展需要，根据《执业医师法》有关规定，2017 年 2 月，国家卫生健康委对《医师执业注册暂行办法》进行全面修改，随后颁布《医师执业注册管理办法》，通过建立区域注册制度、电子注册制度、注册信息公开和查询制度，改进医师执业注册管理，促进优质医疗资源平稳有序流动和科学配置，不断满足人民群众多层次多样化的医疗服务需求。同时依据其卫生技术资格、受聘技术职务及从事相应技术岗位工作的年限等，规定手术医师的分级。为明确各级医师手术的权限，加强各级医师的手术管理，确保手术的安全和质量，对医师手术资格准入与授权管理等方面内容进行规范，制定并出台《手术分级管理制度》等制度。

为提高乡村医生的职业道德和业务素质，加强乡村医生从业管理，保护乡村医生的合法权益，保障村民获得初级卫生保健服务，根据《中华人民共和国执业医师法》相关规定制定《乡村医生从业管理条例》。《乡村医生从业管理条例》经 2003 年 7 月国务院第 16 次常务会议通过，自 2004 年 1 月 1 日起施行。

1993 年，卫生部颁布《中华人民共和国护士管理办法》，1995 年开始实施护士执业考试。《护士执业准入制度》规定了执业护士不同级别的准入原则和要求。除了制定通科护士职业转入规范以及不同级别准入原则和要求，原卫生部同时还制定了特殊护理岗位专业护士准入制度，明确了不同专科护士的岗位职责，这为加强护理队伍规范建设、提升护理服务水平，促进护理专业化发展提供了制度保障。

3. 医疗技术准入和规范管理　为规范医疗行为，保障医疗安全，国家卫生健康委员会对医疗新技术设置准入管理，制定《医疗技术临床应用管理办法》，对医疗技术准入实行分类管理，同时对新技术的准入必备条件、审批流程及相关管理进行规范。

（二）医疗质量与安全控制体系建设

为加强医疗质量与安全管理，不断提高医疗质量服务水平，建立和完善适合我国国情的医疗质量管理与控制体系，指导各级卫生行政部门加强对医疗质量控制中心的建设和管理，更好地保障医疗质量和医疗安全，2009 年卫生部组织专家制定了《医疗质量控制中心管理办法（试行）》。为规范诊疗操作和提升医疗质量，还出台了《处方管理办法》《抗菌药物临床应用指导原则》《抗菌药物临床应用管理办法》《医疗器械监督管理条例》《病历书写基本规范（试行）》和《医疗机构病历管理规定》等法规。

为加强医院感染管理，有效预防和控制医院感染，切实提高医疗机构医疗质量，原卫生部制定了《医院感染管理办法》，加强对感染科、口腔科、手术室、急诊科、产房、消毒供应室和检验科等感染管理重点部门的管理和监控。

为加强医疗废物的安全管理，防止疾病传播，保护环境，保障人体健康，保障医疗安全，国务院于 2003 年颁布并实施《医疗废物管理条例》等法规,加强对医疗废物的分类、运送、暂存处理工作,加强了医疗废物的规范化管理,有效预防和控制医院感染,保障了医疗质量与安全。

为了建立健全医疗质量安全事件报告和预警制度,指导医疗机构妥善处置医疗质量安全事件,推动医疗质量持续改进,切实保障医疗安全,2011 年 1 月,卫生部组织制定了《医疗质量安全事件报告暂行规定》,并建立了全国统一的医疗质量安全事件信息报告系统。

为了有效预防、及时控制和消除突发公共卫生事件的危害,保障公众身体健康与生命安全,维护正常的社会秩序,2003 年 5 月国务院制定《突发公共卫生事件应急条例》,2011 年 1 月进行修订。《突发公共卫生事件应急条例》规定了医疗卫生机构在应对突发公共卫生事件中的职权与责任,这对及时、有序地处理突发事件起到了重要的作用。

(三)三级医院评审工作

医院评审是政府实施行业监管,推动医院不断加强内涵建设,完善和落实医院管理制度,促进医院高质量发展的重要抓手。1994 年发布的《医疗机构管理条例》明确规定国家实行医疗机构评审制度,在法规层面将医院评审工作制度固定下来。1995 年,卫生部发布《医疗机构评审办法》,确定了医疗机构评审的基本原则、方法和程序。为提高医院评审工作的科学性、时代性、精准性,按照《医疗机构管理条例》和《医疗机构评审办法》,2011 年制定发布《医院评审暂行办法》和《三级综合医院评审标准(2011 年版)》。该标准颁布实施以来,在指导各地加强评审标准管理、规范评审行为、强化医院主体责任和保障医疗质量安全等方面发挥了重要作用。

随着医药卫生体制改革的深入,国家卫生健康委员会于 2020 年组织修订了《三级医院评审标准(2020 年版)》,并于 2021 年 10 月印发《三级医院评审标准(2020 年版)实施细则》。《三级医院评审标准(2020 年版)》融入《中华人民共和国基本医疗卫生与健康促进法》《医疗纠纷预防和处理条例》《医疗质量管理办法》《医疗技术临床应用管理办法》《医疗质量安全核心制度要点》等近年来颁布实施的法律、条例、规章相关内容,以及分级诊疗体系建设、现代医院管理制度等改革要求,增加了新冠肺炎疫情常态化防控相关要求。《三级医院评审标准(2020 年版)实施细则》是评审标准配套文件,是我国各省市地区开展医院评审工作和医院加强自身管理的重要依据。

(四)医疗体系网络安全政策

随着互联网的发展,"互联网+"医疗服务逐渐普及,大数据、云计算、物联网在医疗行业的应用不断深入,增强了就医的便捷性,提高了优质医疗资源的利用效率。与此同时,医疗行业面临的网络安全风险也逐渐增多。医疗行业网络安全成为我国网络安全的重要组成部分,受到国家高度重视。随着医疗行业信息网络技术的深入应用,党中央、国务院及医疗监管部门陆续出台了一系列信息化安全建设与管理的政策法规,逐步完善医疗行业网络安全体系,推动互联网医疗质量与安全的发展。《国家医疗保障局关于印发加强网络安全和数据保护工作指导意见的通知》中明确提出要加强健康医疗大数据服务管理,促进"互联网+医疗健康"在医疗卫生领域的长足发展,同时与之相配套法律法规还包括:《中华人民共和国网络安全法》《促进大数据发展行动纲要》《国务院办公厅关于促进和规范健康医疗大数据应用发展的指导意见》《国务院办公厅关于促进"互联网+医疗健康"发展的意见》等。

2018 年 4 月,国家卫健委发布《关于印发全国医院信息化建设标准与规范(试行)的通知》,对二级及以上医院的数据中心安全、终端安全、网络安全等内容提出要求。2018 年 9

月,国家卫健委发布《国家健康医疗大数据标准、安全和服务管理办法(试行)》,明确责任单位应当落实网络安全等级保护制度要求,对健康医疗大数据中心、相关信息系统开展定级、备案、测评等工作;同期,国家卫健委还发布《关于印发互联网诊疗管理办法(试行)等 3 个文件的通知》,要求医疗机构开展互联网诊疗活动,应当具备满足互联网技术要求的设施、信息系统、技术人员以及信息安全系统,并实施第三级信息安全等级保护。2018 年 12 月,国家卫健委办公厅发文《加快推进电子健康卡普及及应用工作的意见》,对重点工作任务进行部署,要求着力加强电子健康卡应用安全建设及管理,对电子健康卡管理服务系统、识读终端设备、应用密码机、互联网医疗健康服务应用软件等依据国家行业标准实行质量及安全检测,强化个人健康信息安全管理,建立相关安全风险动态评估管理机制,确保居民健康信息的安全。2019 年 4 月,国家卫健委发布《关于印发全国基层医疗卫生机构信息化建设标准与规范(试行)的通知》,明确了基层医疗卫生机构未来 5~10 年信息化建设的基本内容和要求。其中信息安全部分主要包括身份认证、桌面终端安全、数据备份与恢复、计算安全、移动终端安全、通信安全、数据防泄露等 10 个方面。

2019 年 12 月,我国颁布卫生健康领域第一部基础性、综合性法律《中华人民共和国基本医疗卫生与健康促进法》,从国家层面采取措施推进医疗卫生机构建立健全信息安全制度,保护公民个人健康信息安全,对医疗信息安全制度、保障措施不健全,导致医疗信息泄露和非法损害公民个人健康信息的行为进行处罚。2020 年 2 月,国家医疗保障局、国家卫生健康委员会发布《关于推进新冠肺炎疫情防控期间开展"互联网 +"医保服务的指导意见》,要求不断提升信息化水平,同步做好互联网医保服务有关数据的网络安全工作,防止数据泄露。

三、国内医疗质量与安全主要立法内容

(一)《医疗质量管理办法》

《医疗质量管理办法》于 2016 年 11 月施行,共包含 8 章、48 条内容。在高度凝练总结我国改革开放以来医疗质量管理工作经验的基础上,充分借鉴国际先进做法,重点进行了以下制度设计。

1. **建立国家医疗质量管理相关制度** 一是建立国家医疗质量管理与控制制度。确定各级卫生健康行政部门依托专业组织开展医疗质量管控的工作机制,充分发挥信息化手段在医疗质量管理领域的重要作用。二是建立医疗机构医疗质量管理评估制度。完善评估机制和方法,将医疗质量管理情况纳入医疗机构考核指标体系。三是建立医疗机构医疗安全与风险管理制度。鼓励医疗机构和医务人员主动上报医疗质量与安全相关的不良事件,促进信息共享和持续改进。四是建立医疗质量安全核心制度体系。总结提炼了 18 项医疗质量安全核心制度,要求医疗机构及其医务人员在临床诊疗工作中严格执行。

2. **明确医疗质量管理的责任主体、组织形式、工作机制和重点环节** 明确医疗机构是医疗质量的责任主体,医疗机构主要负责人是医疗质量管理第一责任人。要求医疗机构医疗质量管理实行院、科两级责任制,理顺工作机制。对门诊、急诊、药学、医技等重点部门和医疗技术、医院感染等重点环节的医疗质量管理提出明确要求。

3. **强化监督管理和法律责任** 进一步明确各级卫生健康行政部门的医疗质量监管责任,提出医疗质量信息化监管的机制与方法。同时,在鼓励地方建立医疗质量管理激励机制的前提下,明确了医疗机构及其医务人员涉及医疗质量问题的法律责任。

（二）医疗质量安全核心制度

医疗质量安全核心制度是指医疗机构及其医务人员在诊疗活动中应当严格遵守的相关制度，是指在诊疗活动中对保障医疗质量和患者安全发挥重要的基础性作用，医疗机构及其医务人员应当严格遵守的一系列制度。根据《医疗质量管理办法》，医疗质量安全核心制度共 18 项，主要包括：首诊负责制度、三级查房制度、会诊制度、分级护理制度、值班和交接班制度、疑难病例讨论制度、急危重患者抢救制度、死亡病例讨论制度、术前讨论制度、查对制度、手术安全核查制度、手术分级管理制度、危急值报告制度、病历管理制度、抗菌药物分级管理制度、信息安全管理制度、新技术和新项目准入制度、临床用血审核制度。

（三）年度国家医疗质量安全改进目标

针对我国当前医疗卫生质量安全管理中存在的薄弱点及关键环节所存在的重点突出内容，国家卫生健康委办公厅于 2021 年 2 月印发《2021 年国家医疗质量安全改进目标》。目标中指出为进一步加强医疗质量安全管理，持续提升医疗质量安全管理科学化、精细化，构建优质高效的医疗质量管理控制体系。2021 年度提出的 10 项医疗质量安全改进目标，主要涵盖心脑血管和肿瘤性疾病等重大疾病领域、病案质量和医院获得性事件等医疗管理领域，以及静脉输液率等问题比较突出的诊疗行为领域等 3 个方面。从 2021 年起，国家卫生健康委员会每年都会发布国家医疗质量安全改进目标。

目标一：提高急性 ST 段抬高型心肌梗死再灌注治疗率；

目标二：提高急性脑梗死再灌注治疗率；

目标三：提高肿瘤治疗前临床 TNM 分期评估率；

目标四：提高住院患者抗菌药物治疗前病原学送检率；

目标五：提高静脉血栓栓塞症规范预防率；

目标六：提高病案首页主要诊断编码正确率；

目标七：提高医疗质量安全不良事件报告率；

目标八：降低住院患者静脉输液使用率；

目标九：降低血管内导管相关血流感染发生率；

目标十：降低阴道分娩并发症发生率。

四、小结

近年来，随着医疗服务领域供给侧结构性改革不断加快推进，相关医疗质量与安全法律法规的颁布，为我国医疗质量管理提供了制度保障。目前，医疗质量管理和临床诊疗相关规范体系已覆盖 30 余个专业的 1 212 个病种的临床路径，以及重点医疗技术临床应用管理规范，我国医疗质量呈现"四升一降"的趋势——医疗资源供给持续增加，医疗服务效率有所提升，部分专科、重点病种和手术诊疗质量稳中有升，临床合理用药水平不断提升，住院患者死亡率持续下降并稳定在较低水平。

目前，我国已产生了一批达到或引领国际先进水平，在国际上具有示范和带动作用的优势医疗技术，推动了我国重大疾病诊疗能力的提升和医疗机构诊疗能力明显提升，这都离不开国家医疗质量管理与控制体系的建立健全。此外，我国已逐步完善国家、省、市三级质控组织体系，国家层面成立麻醉、病理、临床检验、护理等学科和心血管疾病、神经系统疾病、肿瘤等重点疾病的质控中心，各省级卫生行政部门也陆续组建相关专业省级质控中心，并推动院感、护理等重点专业质控组织向区县纵向延伸。

当前，我国医疗技术能力和质量水平与人民群众不断增长的健康需求相比还有一定差距；由于区域间经济社会发展不平衡，不同区域间医疗技术水平和质量安全差异也仍然存在。今后，扩大优质医疗资源供给、提高医疗技术能力和促进医疗质量水平持续提升将作为我国医疗卫生事业发展的重点工作方向，不断完善国家医疗质量管理与控制体系，促进现代医疗技术在临床应用更广泛，不断提高医疗质量安全监管科学化和精细化水平。

（郎红娟　李　洋）

参 考 文 献

1. 钱庆文，邹新春. 医疗质量与患者安全 [M]. 北京：光明日报出版社，2019.

2. 北京大学医学部. 北京大学医院医疗管理制度（2019 版）[M]. 北京：北京大学医学出版社，2019.

3. 张鹭鹭，王羽. 医院管理学 [M]. 北京：人民卫生出版社，2014.

4. 黄仁彬，吴志坚. 医疗质量管理体系建设与实践 [M]. 北京：科学技术文献出版社，2018.

5. Tingle T，Bark P. 患者安全、法律政策和事务 [M]. 张鲁平，翟宏丽，译. 北京：中国政法大学出版社，2016.

6. Braithwaite J，Vincent C，Garcia-Elorrio E，et al. Transformational improvement in quality care and health systems: the next decade[J]. BMC Medcine，2020 18（1）：340.

7. 潘峰，刘兰秋. 国外患者安全制度建设经验与启示 [J]. 中国医院，2018，22（12）：10-12.

8. 肖玲，郑双江，赵庆华，等. 患者安全：现状与对策 [J]. 中国循证医学杂志，2020，20（04）：110-114.

9. 吴纪树. 患者安全法律规制的国际经验与中国路径 [J]. 卫生经济研究，2018，378（10）：52-55.

10. Global Patient Safety Action Plan 2021-2030. Geneva：World Health Organization；2021. [EB/OL]. （2021-08-03）[2021-08-29]. https://www.who.int/publications/i/item/9789240032705.

11. Guideline for the Pharmacological Treatment of Hypertension in Adults. Geneva：World Health Organization；2021. [EB/OL]. （2021-08-24）[2021-09-12]. https://apps.who.int/iris/bitstream/handle/10665/344424/9789240033986-eng.pdf.

12. 国家卫生健康委办公厅. 国家卫生健康委办公厅关于印发 2021 年国家医疗质量安全改进目标的通知 [R/OL]. （2021-02-20）[2021-08-26]. http://www.nhc.gov.cn/yzygj/s7657/202102/8c53313663284a7ba146648509538ee2.shtml.

13. 国务院办公厅. 国务院办公厅关于促进"互联网＋医疗健康"发展的意见 [R/OL]. （2018-04-28）[2021-08-26]. http://www.gov.cn/zhengce/content/2018-04/28/content_5286645.htm.

14. 国家卫生健康委. 国家卫生健康委办公厅关于印发《三级医院评审标准（2020 年版）实施细则》的通知 [R/OL]. （2021-10-21）[2021-10-24]. http://www.nhc.gov.cn/yzygj/s7657/202110/b9fceda937184f259ecae7ece8522d24.shtml.

第三章
医疗质量安全的组织与制度

<table>
<tr><td>教
学
要
点</td><td>从质量的 Donabedian 理论视角了解医疗服务组织相关理论与方法,掌握医疗质量安全组织体系、职责分工及不同层级管理人员的能力素养,熟悉医疗质量安全管理相关制度。</td></tr>
</table>

根据质量的 Donabedian 理论,质量分为结构、过程和结果三个维度。只有保证了结构(structure)和过程(process),才能形成良好结果(outcome)。医疗质量安全的组织,体现了质量的结构,而医疗质量安全的制度及其执行,体现了质量的过程,科学合理的设置组织与制度是保证医疗质量安全的重要前提和基础。医院组织设置和发挥良好职能的基本条件:有明确的组织目标、明确划分组织范围、合理的机构设置、有满足能力要求的组织成员、有完备的规章制度。据此,本章从三个方面,即组织架构、管理人员和管理制度进行阐述。

第一节 组织的相关理论与方法

与其他科学学科相比,组织是一门相对年轻的科学。组织理论是管理理论的核心内容,是研究组织结构、职能和运转以及组织中管理主体的行为,并揭示其规律性的逻辑知识体系。自 Frederick Winslow Taylor 19 世纪末 20 世纪初开辟了组织理论以来,组织理论经历了古典组织理论,行为科学组织理论到现代组织理论的发展进程。这个历史演进的过程是社会发展的结果,是管理实践的需要,也是社会化大生产和专业化分工的产物。虽然各个阶段研究的角度、方法、内容不尽相同,但研究的问题却大致相同,并且在这三个阶段中间有些过渡性或交叉性的派别,有些理论提出的较早而受人重视较晚,而有些理论虽被代替,但某些内容至今仍被人们所用。组织理论的演进与社会存在和管理实践的需要有密切的关系,其发展历史是一个不断扬弃的过程,也是辩证的否定过程。

一、古典组织理论

Frederick Winslow Taylor(弗雷德里克·温斯洛·泰勒)、Henri Fayol(亨利·法约尔)、Max Weber(马克斯·韦伯)创立了古典组织理论的结构和改进框架。古典组织理论构造了集权型层级制的组织结构,这种组织结构的表现形式适应了社会生产体制由作坊式小生产体制向工厂化的社会化大生产体制的转化,促进了组织效率的提高和生产力的发展。古典组织结构理论用其科学和理性的准确性、严格性和普遍性来解释组织结构的变化原因,理论重点放在对组织管理的基本原则的概括和分析上。

二、行为科学时期的组织理论

在 20 世纪 30—60 年代之间，当 Frederick Winslow Taylor、Henri Fayol 和 Max Weber 等人的理性人观点受到人们越来越多的非议时，George Elton Mayo（乔治·埃尔顿·梅奥）及其合作者通过著名的霍桑实验发现，只有把人看成是"社会人"，而不是完全理性的机器时，才能创造出高效率。George Elton Mayo 等人提出了行为组织理论。这一时期的组织结构理论重视组织内人的重要性，坚持用心理因素和社会因素来解释整个组织结构的变化。同时为了适应组织之间协作的需要，这一时期的组织结构采用了分权型层级制组织形式，包括事业部制、超事业部、矩阵等形式，这就有利于生产者参与决策，提高管理效率，适应了组织规模的扩大化，产品的多样化，市场的国际化需要。

三、现代组织理论

管理实践推动组织理论继续向前发展，第二次世界大战以后的管理实践面临着科技突飞猛进、市场日益加强的国际化趋势、物质和人力资源的大量积累以及这些资源形成越来越复杂的组织模式和关系，前一时期的组织理论显然已力不从心，而用系统论的原理、方法、思想来分析组织的内部结构、管理活动与环境的关系，得出的结论独树一帜。为了使组织不断适应新的环境，产生了以系统权变方法为主的现代组织理论。这一理论自 Chester I. Barnard 创立之后，经 Herbert A. Simon、Paul R. Lawrence、James G. March 等人的发展，在组织理论的发展史上写下了新的一页。他们把组织看成一个开放的社会系统，主张组织结构和管理方式要服从总体战略目标，但他们并非固定不变、放之四海而皆准的唯一模式，而是根据该组织的特点，具有针对性、灵活性和适应性。

Henry L. Sisk 认为，组织是一个系统，它由各个子系统构成，且整个系统的能力依赖于每一个子系统的能力；同样，大系统的职能或能力的作用变化，要求子系统做出相应的变化。整个系统的输入可能来源于系统的外部或者系统内部的子系统，它的输出可能输向系统的外部或反馈给任何一个子系统。因此，组织结构及其职能依赖于组织所处的外部和内部的许多环境因素。这就要强调组织的生存价值、社会作用和性格特征，不能单纯用理性的利润指标来衡量企业经营的好坏，而要以人为组织的中心，考虑人们的需要与情感等社会心理因素。使每个人产生一种促归属感和向心力，并汇聚成群体动力，帮助组织克服困难，完成任务，增强组织对外部环境的适应能力。

医院的组织特征与医院质量之间关系发挥着重要作用。Jameson、Hannan、Flink（2004）研究了组织因素与医疗差错和患者安全之间的关系。在医院层面，38 个结构变量中有 20 个（53%）对与质量相关的组织过程有正向影响，而团队/单位层面的 9 个结构变量中有 9 个（100%）对组织过程有正向影响。其中 18 个研究关系中的 16 个（89%）显示出组织过程和质量结果之间的积极关联。

四、医疗服务组织理论的新发展

此外，近年来在医疗服务管理组织领域提出了微观系统（micro-systems）理论。美国医学研究所（IOM）著名的研究报告《人非圣贤孰能无过：建立更加安全的医疗保健体系》中的建议产生于一个四级战略，其中第四级是所有建议的最终目标，即通过在服务提供过程中实施安全诊疗,从而在医疗机构内部建立安全系统。由于大多数医疗服务是在临床微观系统层面上开展和完成的,正是在这个微观层面,诊疗质量、安全和其价值才会有真正的提高。研究者基于对美国 43 个微观系统的案例分析结果,提出了有效微观系统的特点,见表 3-1。

表 3-1　微观系统特征总结

特征	定义
信息整合	信息是关键,技术可能非常有帮助
测量	微观系统定期测量过程和结果,将数据反馈给提供者,根据数据做出改变
诊疗团队的相互依赖	由多学科团队提供保健。信息是关系的关键
更大系统的支持性	微观系统认为更大的组织是有帮助的
目标的一致性	整个微观系统的目标一体化
与社区的联系	微观系统是社区的资源,社区是微观系统的资源
投资于改进	为改进提供资源(培训、资金、时间)
角色和培训的一致性	希望卫生专业人员在教育和培训的上限工作

这八个特征被用来创建一个评估其微观系统运作的工具,并确定潜在的重点改进领域。研究认为,使用该评估工具成功地促进了微观系统或系统某一特征的完善和发展。

在临床微观系统层面提高其"意识"和"心态",将整个组织的特征与微观系统的特征分析相结合,提供了一种使结构、过程和结果之间的联系可视化的有力方法,并真正将理论知识通过微观系统付诸临床实践。临床管理者可以组织医护人员共同研究和改进病人服务工作,因为他们跨越学科和专业的界限,围绕着日常实践的实际单位的焦点,使用过程和系统的语言,而不是限制改进的传统的角色或学科的对话。在微观系统的层面上工作,有可能开发出可推广的方法,应用于整个宏观组织环境,以减少错误。微观系统是健康服务组织管理研究的一个新领域,尚需要进一步研究,从而为改善诊疗服务质量和患者安全做出贡献。

第二节　医疗质量与全员安全管理组织架构

医疗质量安全的组织架构,是质量管理体系(quality management system,QMS)的重要组成部分。质量管理体系是一个正式的体系,它记录了实现有效质量管理所需的结构、职责和程序,指导和控制一个组织的质量。质量体系是实施全面质量管理的组织结构、职责、程序、过程和资源等组成部分的集合。其中,组织结构可以被认为是"在组织的组成部分或部分之间建立的关系模式"。组织结构相对稳定或变化缓慢。组织结构包括正式组织和非正式组织,其中正式组织,指的是:①正式关系和职责的模式(组织结构图加上工作描述);②正式规则、经营政策、工作程序、控制程序、补偿安排以及管理层在正式关系的结构中以特定方式指导员工行为所采用的类似手段。非正式组织,指的是系统的那些方面,不是正式计划的,而是自发地从参与者的活动和互动中产生的。结构也可以被认为是质量体系的一部分。在 ISO 质量管理体系中,组织结构定义为职责、权限和人员之间的关系安排(ISO9000:2000)。组织成功的关键在于组织内部以及组织与环境之间的沟通。

一、质量管理组织在医院系统中的定位

医院管理是一套复杂的系统。美国现代医院管理模型将这个复杂系统归纳为三层,第一层是营造合理的组织文化和价值观,第二层是建立适当的组织架构和团队,第三层是应用具体的管理工具,即当医院管理者管理整个医院、一个科室或者推进一个项目的时候,可以从这三个层次分别考虑:如何营造出有利于管理项目推进的文化和价值观? 如何打造适当的组织架构和团队? 哪些工具可以协助项目推进,以及项目具体实施? 利用三个层次的综合考虑,医院管理者可以更加全面,立体的实施日常管理或项目管理工作。组织架构和团队位于第二层,建立适当的组织结构和团队指的是一个组织的主要决策部门、执行部门、监督部门、跨部门委员会的设立和重要岗位的制定。一些医院,尤其是大型学术中心,机构庞大,项目的推行需要全院不同部门的努力,进行决策、执行、监督、合作等。通过科学、合理地设立相关部门、明确岗位职责,为提升医院管理能力和水平提供组织保障。不仅全院范围内有一个明晰的组织架构,在重点项目的实施上,也应有一个清晰的分工。

二、内部医疗质量安全管理组织机构

(一)医院层面

医院组织结构是医院的骨架,是医院实现战略目标和构造核心竞争力的载体,是医院人力资源管理中的最基础部分,是医院完成承担的医疗保健任务、达到医院集体共同目标的组织保障。

医院质量安全管理组织不是一成不变的,医院战略目标、职能任务、等级规模、医院的发展阶段、医学科技、医疗市场、医院员工、医院领导人的个性特点和能力等,均会对医院的组织机构设置产生影响。对于医疗机构来讲,定位是战略管理的核心,基于定位才能设计出合理的组织机构。医院部门的设置,遵循组织原则和系统原理,以医疗为中心,从业务实际需要的角度出发,结合上级行政部门的安排,兼顾医院自身的技术力量和发展规划。同时,根据医疗质量安全管理内在规律和要求,不同医院在质量安全管理组织设置上也有共性特征。

卫生部医管司 2011 年《医院工作制度与人员岗位职责》中提出:医院要建立健全医疗质量保证体系,即建立院、科二级质量管理组织,职责明确,配备专(兼)职人员,负责质量管理工作。2011 年,卫生部发布《三级综合医院评审标准实施细则(2011 年版)》,对医院质量与安全管理体系的组织结构和功能进一步明确了相关要求。医院质量管理组织架构及职能分工体现决策、控制与执行三个层次。每层包含相应的组织机构和部门(图 3-1)。

(1)决策层:通常由医院领导和医院质量与安全管理委员会,及各专业委员会,如病案管理委员会、药事管理委员会、医院感染管理委员会、输血管理委员会等组成。

委员会的职能是负责质量管理过程中重大问题的决策,其中医院质量与安全管理委员会统一领导和协调各相关委员会,定期研讨本领域的质量相关问题,分工协作,共同推进医院质量管理与患者安全工作。由于患者服务源自医院内许多不同的科室和不同专业的医务人员,医院需要建立跨部门的合作机制,克服不同科室间存在的障碍和沟通问题,协调与整合本院的所有活动,纳入质量管理体系,使医疗服务更加高效。委员会制的建立使跨部门难

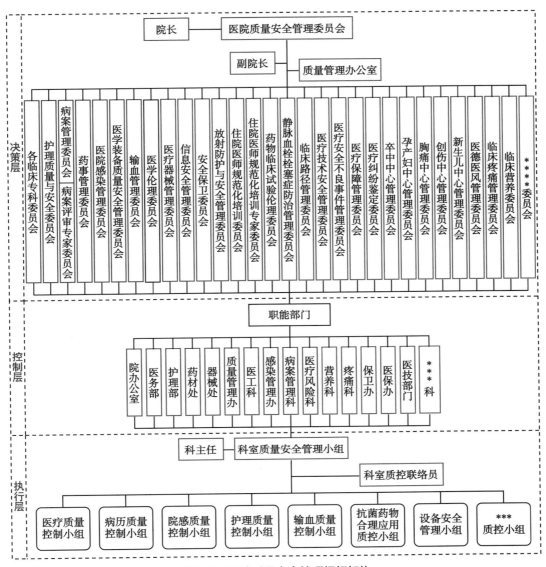

图 3-1　医院质量安全管理组织架构

以协调的质量问题得以研究和解决,可有效帮助医院消除质量管理的部门间真空地带。有助于各科室对质量目标达成共识,形成团队默契,制定合理的分工协作行动计划。

医院领导层承担质量改进和安全管理方面的责任,负责制定质量目标和政策,明确人员职责,对重点项目进行管理和监控,组织应用科学方法和工具实施改进,建设医院质量与安全文化。院长是第一负责人,副院长分工负责,各委员会各尽其责。

公司制医院,如美国的医院还设置了患者服务理事委员会、医疗事务委员会等相关委员会。其行政机构包括:董事会、首席执行官、首席运营官等。

(2)控制层:通常由医疗、护理、医技行政职能部门和质量管理部门组成。负责落实各相关委员会工作目标、制度等,组织管理正常医疗活动与医疗秩序,职能部门对重点部门、关键环节和薄弱环节进行定期检查与评估。

行政职能部门通常包括医务部、护理部、感染管理科、保卫部、总务处等，承担了医院质量与安全管理的大部分职责，包括宣贯标准、监督检查、实施奖惩等质控工作。在新的模式下，各行政职能部门需要更多地参与委员会的工作，以更好地获得医院领导层及其他部门的支持。同时更多地关注各科室的质量管理常态化工作。职能部门对科室的管理重点，是为科室质量管理提供必需的资源，协助其建立自我管理的机制，支持其完成各项改进，使其质量水平不断提升。

质量管理专职部门对全院质量与安全管理工作履行审核、评价、监督职能。承担质量内审的职责，按照各项法律法规、行业标准、医院实际情况，组织制定并不断完善各项制度，建立各部门日常工作所需要遵循的具体操作流程和执行标准。在制度和流程的关键环节设定监控指标，通过数据收集和分析，掌握医院基本和重点的质量信息。分析医院总体质量目标与实际情况之间的差距，向相关质量管理组织反馈，并通过追踪评价质量改进的效果，来发挥质量管理的监督作用。通常，专职质量管理部门是医院质量与安全管理委员会的日常事务性部门，扮演医院质量管理资源中心的角色，从第三方的角度，以患者为中心的视角，持续评价医院的医疗和服务质量，为委员会提供标准、监控数据，以及改进目标和方案的建议，并协助委员会各项决议的有效落实。

（3）执行层：由科室负责人、科室质量安全管理小组组成，临床、医技等科室主任全面负责本科室医疗质量管理工作。

科室各类质量安全管理小组主要是负责科室医疗质量的自我监控和环节质量控制。虽然各科室的工作标准和质控重点有所不同，但管理的模式应在统一模式下进行。科室层面的质量管理工作包括七方面内容：①明确小组成员的构成及其职责。在我国的医院，通常科主任为组长，小组由科主任、护士长及其他主要参与科室质量管理的人员组成。小组应有定期活动的记录。②结合医院质量与安全管理的总体计划，制订本科室年度质量管理与患者安全计划。③管理各种科室层面的规范性文件，包括制度流程、行政文件、诊疗规范、临床实践指南、临床路径等。④定期开展科室内质量与安全管理培训或组织科内成员参加医院培训。⑤定期或不定期进行质量与安全检查，对发现的质量缺陷、存在的问题和安全隐患有改进措施。⑥建立科室质量监控指标，定期收集数据，对指标趋势进行分析，从分析结果中，总结问题，采取改进措施。⑦结合科室质量改进目标，运用 PDCA 循环法或品管圈等方法，完成质量改进项目。

根据以上三个层次，医院可建立一个全员参与，由医院质控、职能科室、科室质控、科室质控员质控组成的四级医疗质控网络，制订质控目标，明确各个质控网络的工作职能及责任分工，各级组织定期开展监督检查，有效地进行自控和互控，实施环节和终末医疗质量全面监控，促进院领导、职能部门和业务科室之间管理上的互动，形成全员共参与、全院齐抓共管医疗质量的良好格局。

美国医院的质量管理是医院的核心工作之一，美国很多大型医院设立了首席质量官的职位。首席质量官全面负责医院的质量相关工作，直接向医院首席执行官和医院董事会汇报。首席质量官下辖的部门包括：质量管理部门、医院感染控制部门、医院合规部门、临床数据管理和数据分析部门以及临床风险管理部门。医院对于首席质量官和其下辖各部门的职责都有明确的划定。通过这些部门、岗位和委员会的设立，以及相应职能的确定，帮助医院管理者有效地管理医院或者医院内的部门。

（二）医院集团层面

近年来，医院集团化是医院发展的重要趋势。国外如美国的退伍军人健康局所属的医疗机构、凯撒医疗集团，国内如华润凤凰医疗集团，北京市医管中心对 22 家市属医院开展的管理，一定意义上也属于集团化管理。医院集团的质量安全管理组织体系，在单个医院层面之上，增加相关组织机构，与医院层面的机构按照能级原则开展质量安全管理。

医院集团董事会（理事会）层面：主要角色是开展集团的治理，其职责是监督和确保在整个医院集团采取必要行动以保证质量安全，为集团制订战略计划和绩效目标、质量安全的愿景和战略。在该层面，设立集团董事会（理事会）质量安全委员会，代表董事会（理事会）监督质量安全，保证质量改进策略实施，并向董事会报告。

医院集团层面：行政管理团队由集团 CEO（首席执行官）和董事领导，其职责是保障和监督各医院成员的运营、质量和安全，在整个医院集团实施质量计划和质量改进策略。集团首席执行官是医院集团质量和安全的责任人。同时设立医院集团质量安全委员会，代表集团行政管理团队管理集团范围内的质量安全。

在医院集团的架构下，单体医院的主要职责是组织提供安全高质量的诊疗服务，对服务的质量和安全有明确的角色、权力和责任。医院院长（负责人）是医院质量安全的责任人。在该层面，设立质量和安全执行委员会，代表管理执行团队开展质量和安全管理。

三、外部医疗质量安全管理组织机构

（一）国家、区域层面

2016 年，国家卫生计生委（国家卫生和计划生育委员会）发布的《医疗质量管理办法》明确，国家卫生计生委负责组织或者委托专业机构、行业组织制订医疗质量管理相关制度、规范、标准和指南，指导地方各级卫生计生行政部门和医疗机构开展医疗质量管理与控制工作。省级卫生计生行政部门根据本地区实际，制订行政区域医疗质量管理相关制度、规范和具体实施方案。县级以上地方卫生计生行政部门在职责范围内负责监督、指导医疗机构落实医疗质量管理有关规章制度。

国家卫生计生委建立国家医疗质量管理与控制体系，完善医疗质量控制与持续改进的制度和工作机制。各级卫生计生行政部门组建或者指定各级、各专业医疗质量控制组织落实医疗质量管理与控制的有关工作要求。

我国在国家层面和省、市层面分别设立专业质量控制组织，通常称为专科质控中心。国家级各专业质控组织在国家卫生计生委指导下，负责制订全国统一的质控指标、标准和质量管理要求，收集、分析医疗质量数据，定期发布质控信息。省级和地市级卫生计生行政部门也组建了相应级别、专业的质控组织，开展医疗质量管理与控制工作。截至目前，加上待建的，共有 41 个国家级专科质控中心，如依托北京协和医院设立了 11 个国家质控中心，包括国家呼吸内科质控中心、国家急诊专业质控中心、国家麻醉专业质控中心、国家病理专业质控中心、国家重症医学专业质控中心、国家病案管理专业质控中心、国家整形美容专业质控中心、国家超声诊断专业质控中心、国家核医学专业质控中心、国家放射影像专业质控中心、国家罕见病专业质控中心。

（二）第三方专业组织

在国外，质量认证组织的成立推动了医疗质量安全的提高。典型的如美国的联合委员会（Joint Committee），其调查重点是患者保健结果，并开发了跟踪工具，可以在患者在医院和其他医疗机构中通过系统监控患者的实际保健情况。2002 年，联合委员会设定了年度国家患者安全目标，以创造一个更安全、更具治疗性的医疗环境。联合委员会根据降低风险和确定新问题以供审查的调查结果更新 NPSG（http://www.jointcommission.org）。美国医疗保险和医疗补助服务中心（the Centers for Medicare & Medicaid Services，CMS）认可两个国家医院认证项目：联合委员会和 DNV/ 国家医疗机构综合认证（http://www DNV.com）。

1. **质量改进组织**　2002 年，同行评议组织（Peer Review Organization，PRO）的工作范围改为关注医疗环境，改名为质量改进组织（Quality Improvement Organization，QIO）。这些组织强调预防、早期检测和适当管理高成本和 / 或极有可能出现错误和不良后果的服务。最近，质量改进组织一直专注于为医院以外的医疗机构提供技术服务，如疗养院、医生办公室、家庭健康机构和健康计划。这些组织还协助实施安全措施和循证临床管理指南。美国的医疗保健改进研究所（Institute for Healthcare Improvement，IHI）是典型的质量改进组织，其使命是改善全世界的健康和医疗保健。IHI 于 1991 年正式成立，作为国家卫生保健质量改进示范项目的一部分，致力于重新设计将医疗保健纳入一个没有差错、浪费、延误和不可持续成本的系统，并实现健康和医疗保健的可持续变化，目前发展成为具有全球影响力的组织。IHI 一直通过改进科学来推动和维持全球健康和医疗保健方面的更好成果，在其所有改进工作中使用改进模型，该方法源于戴明的 PDCA 循环，通过使用"计划 - 执行 - 学习 - 行动（PDSA）"循环进行小型、快速循环的变化测试。首先确定明确的改进目标和测量计划，然后立即开始对会在短时间内带来改进的更改进行小规模测试。随着这些小测试在给定的上下文中得到完善和成功实施，开始扩大测试范围并扩大更改的规模。随着以可持续方式改进和实施变革的最佳途径出现，IHI 专家与合作伙伴一起进行测试和学习。其强调从小规模开始改进工作，并利用所有生成的学习来计划传播，然后再扩大规模。

2. **患者安全组织（PSO）**　作为 2005 年《患者安全和质量改进法案》的一部分，患者安全组织的创建，使医疗保健组织能够自愿保密地报告质量和患者安全信息，从而帮助医疗保健专业人员了解质量和患者安全问题，以防止将来发生类似问题。比较典型的例子包括美国急救医学研究所（Emergency Care Research Institute，ECRI）和安全用药实践研究所（ISMP）。这两个非营利组织均是被美国联邦政府认证的 PSO。ISMP 是唯一一家完全致力于防止用药错误的非营利组织，是确定医疗服务过程中基于系统的用药错误原因、传播经验教训和在实践中创造变革的全球领导者。ISMP 作为药物安全信息的金标准而广为人知并受到尊重。其实施的国家自愿从业者用药错误报告计划，发布包含全球医疗保健界阅读和信任的实时错误信息的时事通讯，并提供范围广泛的独特教育计划、工具和指南。ECRI 专注于患者安全、循证医学和健康技术决策解决方案，旨在提高医疗保健服务的安全、质量和成本效益，是全球唯一进行独立医疗器械评估的组织，被美国医疗保健研究和质量局指定为循证实践中心，受到全球医疗保健领导者和机构的尊重和信任。2020 年，ECRI 和 ISMP 宣布成立联合患者安全组织（PSO），从而创建了世界上最大的患者安全实体之一。试图通过整合各自的专业技术力量，最大限度地降低风险并提高患者诊疗的安全性和质量，预防用药错误，推动医疗实践和医药产品的变革。

第三节　医疗质量与全员安全管理人员

医疗质量与全员安全管理人员，是各个层级组织职能的具体执行者，其知识背景、心智模式、能力素质，对组织职能的发挥、医疗质量与全员安全的保证具有决定作用。在欧洲、澳大利亚等不同国家和地区的多个医院开展的研究表明，领导力与患者的诊疗结局密切相关。我国《医疗质量管理办法》《三级医院评审标准（2020年版）》，均对医院质量管理人员的职责、培训与考核提出明确要求。在国外，领导力是很多质量奖项和质量认证活动的重要标准。比如，马尔科姆·波多里奇国家质量奖（Malcolm Baldrige National Quality Award，MBNQA）将领导力作为七项卓越绩效医疗保健标准之一。根据Baldrige国家质量计划，组织的高级领导应该设定方向并明确以患者为中心的价值观和发展目标。领导者应制定战略、系统和方法，以实现卓越的医疗保健、刺激创新以及建立知识和能力。美国医学研究所（Institute of Medicine，IOM）概述了许多有关领导力和建立安全系统的行动，认为卫生保健组织应立即采取4项行动来大幅改善患者安全，其中第4项即是对建立跨学科团队、开展团队培训、提高团队管理水平提出建议。

一、质量安全管理的 IPO 模型

McGrath（1964）和Hackman和Morris（1975）将团队绩效通过"输入-过程-输出（IPO）"模型刻画，即由相关的输入、受输入影响的团队过程，和由此导致的结果组成，其中输入是指团队成员的特征和团队运作的环境（图3-2）。医疗服务团队的主要输入是组织和环境特征（例如患者状况、手术室设计）、团队（例如团队组成、团队气氛）和个人因素（例如身体状况、领导者的技能和经验）。流程最初被定义为团队成员将资源转化为产品的互动和人际交往行为。医疗服务团队的流程包含患者管理（例如麻醉水平管理）、认知和人际交往活动的技术方面，例如组建团队、执行计划任务或保持态势感知。输出是指团队效率，包括团队成员的绩效、满意度、态度和团队士气等。就医疗团队而言，患者安全是团队合作最明显的结果。团队会随着时间和环境而发展，从输出到输入和过程存在反馈循环，在给定时间，团队绩效是一种输出，同时也可能成为输入和后续绩效过程的一部分，从而又会对质量和安全产生影响。

IPO模型先前已被改编用于研究医疗团队，并作为检查手术室团队过程的框架。IPO模型是团队研究中使用的主要框架，为组织和整合有关医疗服务团队领导力的文献提供了有用的基础，并有助于对管理人员在质量安全中的作用有更加系统和透彻的了解。通过考虑哪些因素（输入）对管理活动（过程）有贡献从而对质量和安全（输出）产生影响。该图可以更清晰地使管理人员了解其在质量和安全方面应发挥什么作用。具体来说，①输入因素表明，某些组织因素应该与个人因素一起落实，以便使个人角色发挥作用，如标准化的质量测量指标、动机、教育和专业知识，以及与临床医生的良好关系等。②过程因素涵盖了管理人员参与或应该参与的与组织战略、文化和以数据为中心的相关领域，如推动改进文化、设定目标和提供对不良事件修正措施的反馈。③输出因素确定了对质量绩效具有积极或消极影响，或与质量绩效很少或没有关联的影响，如诊疗服务结果、实现目标和让他人参与质量活动。

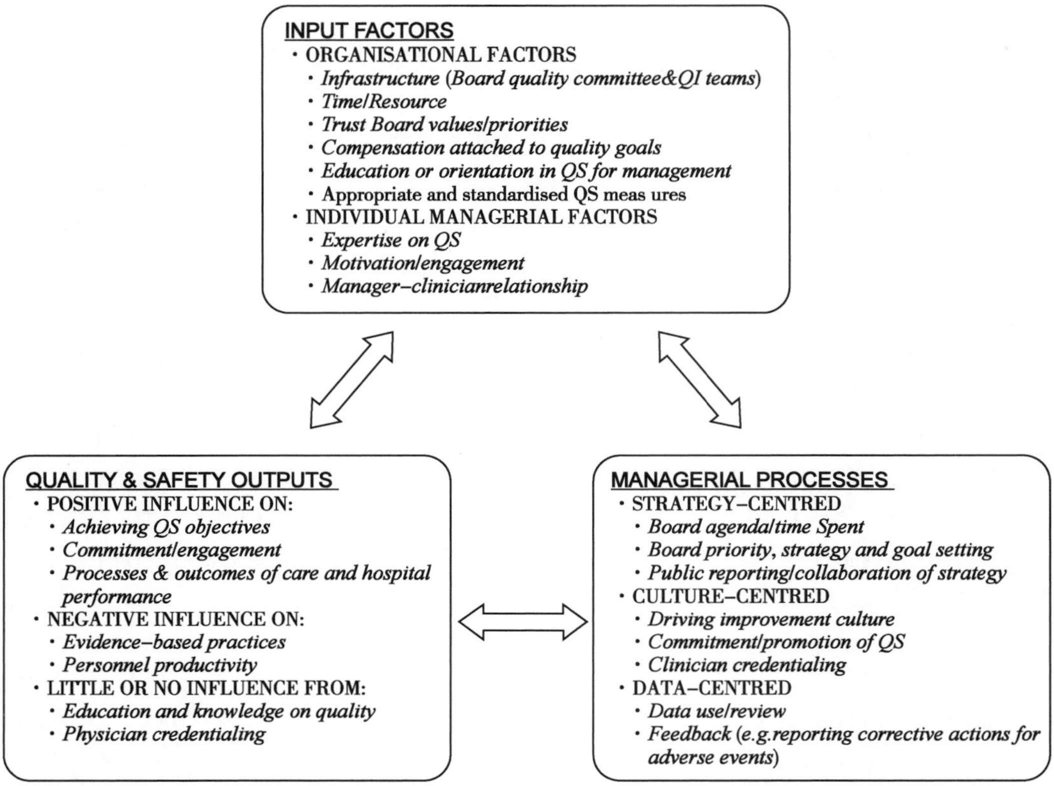

INPUT FACTORS
· ORGANISATIONAL FACTORS
  · *Infrastructure (Board quality committee&QI teams)*
  · *Time/Resource*
  · *Trust Board values/priorities*
  · *Compensation attached to quality goals*
  · *Education or orientation in QS for management*
  · Appropriate and standardised QS meas ures
· INDIVIDUAL MANAGERIAL FACTORS
  · *Expertise on QS*
  · *Motivation/engagement*
  · *Manager–clinicianrelationship*

QUALITY & SAFETY OUTPUTS
· POSITIVE INFLUENCE ON:
  · *Achieving QS objectives*
  · *Commitment/engagement*
  · *Processes & outcomes of care and hospital performance*
· NEGATIVE INFLUENCE ON:
  · *Evidence–based practices*
  · *Personnel productivity*
· LITTLE OR NO INFLUENCE FROM:
  · *Education and knowledge on quality*
  · *Physician credentialing*

MANAGERIAL PROCESSES
· STRATEGY–CENTRED
  · *Board agenda/time Spent*
  · *Board priority, strategy and goal setting*
  · *Public reporting/collaboration of strategy*
· CULTURE–CENTRED
  · *Driving improvement culture*
  · *Commitment/promotion of QS*
  · *Clinician credentialing*
· DATA–CENTRED
  · *Data use/review*
  · *Feedback (e.g.reporting corrective actions for adverse events)*

图 3-2　质量管理"输入－结构－输出"模型

二、质量安全管理人员的组成

1. **医院中的质量安全管理人员**　主要包括质量安全管理组织机构中的人员,包括:决策层的院长、首席执行官等,控制层的医务处主任、首席质量官及专职人员,以及执行层的科室质控小组成员、质量改进小组成员等。针对某项质量安全改进活动,医院可设立专项工作组,其中的质量管理相关成员可覆盖以上三个层次,比如某专科或专项工作品管圈的成员。

我国《医疗质量管理办法》明确,医疗机构医疗质量管理实行院、科两级责任制,其中医疗机构主要负责人是本机构医疗质量管理的第一责任人;临床科室以及药学、护理、医技等部门(以下称业务科室)主要负责人是本科室医疗质量管理的第一责任人。医疗机构应当成立医疗质量管理专门部门,负责本机构的医疗质量管理工作。二级以上的医院、妇幼保健院以及专科疾病防治机构的医疗质量管理委员会主任由医疗机构主要负责人担任,委员由医疗管理、质量控制、护理、医院感染管理、医学工程、信息、后勤等相关职能部门负责人以及相关临床、药学、医技等科室负责人组成,指定或者成立专门部门具体负责日常管理工作。

2. **其他部门人员**　质量管理需要多个部门一起配合才能完成。质量安全管理专职人员提高医院质量、降低患者风险、提高医院效率等方面的工作需要其他管理人员的配合与支持,包括信息管理、护理管理、运营管理等医院管理层。由于越来越多的社保机构和保险公司把医疗质量作为报销的因素,而且医疗质量部分占报销比例权重越来越大,这就使得医疗质量与医院的收入直接相关,医院的财务管理人员也自然成为医疗质量管理的参与者和支持者。医疗事故、医疗纠纷长时间的诉讼和陪审期给医院法务部门带来很大的工作量。由于医疗质量和患者风险造成的高额赔偿金给医院带来财务负担。这些都使医院总法务官为代表的医院法务部门更加重视和参与到提高医疗质量、降低患者风险的工作中,成为国内外医院质量安全管理的趋势。

三、质量安全对管理人员的能力要求

尽管领导和管理在安全和质量改进方面的重要性毋庸置疑,但目前可用于在全球范围内培训卫生保健领导者的资源非常有限。在此背景下,2014年,世界卫生组织(WHO)在回顾大量文献、参考相关模型框架、开展专家论证咨询的基础上,建立了患者安全与医疗质量领导能力框架(表3-2),确定了卫生保健组织的领导者所需的与提供安全和优质卫生服务相关的能力。该框架确定了卫生服务的组织领导和管理所需的能力和领域,认为应包括需要相互平衡的三个领域:

1. **个人特性**
2. **领导力的核心功能**　履行职能所需具备的知识和技能,如设定医疗机构的质量和安全愿景,建立/调整制度以实现质量和安全改进,提供有效的服务。
3. **执行能力**　与创建有利的环境、制度、流程和机制,并使人们能够提供以患者为中心的优质安全服务相关的能力。基于对有关政治和社会的知识和理解,应用证据和信息,考虑更为广泛的问题,如融资和绩效,进行决策,以提高医疗机构的质量和安全。

表3-2　WHO患者安全与医疗质量领导能力框架

领域	类别	内容*
个人特性	1. 展现领导风格、意识和适应性	● 展示适当的领导风格 ● 有意识和自我意识;知道如何确定自己的长处和短处 ● 识别并理解行为背后的动机(对建立安全文化至关重要) ● 适应不断变化的环境和趋势 ● 表现出同理心
	2. 具有职业操守	● 具有文化知识(包容性活动——平等) ● 展示公平和非歧视(包容性领导) ● 坚持并促进良好治理原则
	3. 是一个学习者	● 向其他组织和行业/高可靠性组织(high-reliability organizations,HRO)学习;整合并使用来自HRO和自己组织的知识和专业知识 ● 是工作场所的学习者
领导力的核心功能	4. 设定方向	● 具有战略思维和创新精神 ● 具有组织意识(organizational awareness) ● 基于证据优先制定解决风险/患者伤害、改善环境和安全文化的制度 ● 建立相关机制以满足与患者权利相关的法规要求 ● 制定相关制度以满足与尊重患者相关的道德要求; ● 理解和管理与患者权利相关的问题 ● 对组织透明度、问责机制(绩效、资源、政治、道德和社区)、员工职业行为和道德行为标准做出规定

续表

领域	类别	内容*
	5. 有效沟通并设置场景	• 是安全和质量改进的良好沟通者/倡导者 • 定义制定政策目标和服务改进战略 • 与供应商/员工联系并传递想法和意图 • 理解患者及其家人，与其接触并回应患者诉求 • 参与和管理外部利益相关者（卫生管理机构、政治人物、国际和国家协会、专家等）并做出适当回应 • 证明自己是一名有效的患者安全工作指导者
	6. 引领积极转型以建立和维持安全氛围	• 组织开展内外部合作 • 激励和授权个人和团队实施变革 • 授权员工畅所欲言并公开挑战；培养员工的承诺 • 培养同情关怀的观念 • 董事会/受托人的联系和发展 • 了解人为因素在改善卫生服务提供方面的重要性 • 了解卫生服务提供和卫生系统的复杂性 • 有效构建连续性的医疗服务
执行能力	7. 有效提供服务	• 带来质量和安全改进 • 为安全和质量改进而对管理进行改变 • 有效开展人力资源管理能力，以确保员工有能力实现安全和质量目标 • 推动有效团队建设（培训等） • 优先制订改进计划/机制以提供安全和优质服务，并实施监督 • 管理财务资源以改善质量安全的能力
	8. 具有政治和社会敏锐度	• 响应不断变化的个人和社区期望，表现出响应性、参与性和包容性 • 促进与国家卫生改革的协调 • 响应全球趋势 • 与媒体有效互动并适时与其互动
	9. 建立应对危机的体系和制度	• 财务准备 • 制订应急方案以应对灾害期间建筑、通信和患者数量与需求增加 • 制订应急方案以应对流行病的暴发
	10. 使用证据和信息来改进卫生服务及相关政策	• 了解测量、报告、评估风险，报告危害对持续学习和改进的重要性 • 鼓励对改善卫生服务质量安全开展研究 • 引领应用信息技术以提升绩效、质量和安全 • 利用互联网的信息 • 了解医疗质量安全的循证实践和解决方案（手术安全、医疗安全、血液安全、医疗设备安全等） • 对证据和创新进行平衡

*内容根据WHO基于患者安全与医疗质量领导能力框架制订的培训目标编写。

四、质量安全管理人员的领导力

领导力是保证质量安全的关键，几乎所有重大事件调查结果都广泛支持这一观点。任何安全管理体系的有效性取决于领导层的质量，因为它将塑造和影响其实施方式，而在缺乏领导的情况下，质量安全管理体系将会无法发挥作用。质量安全管理者的能力是与质量改进过程结果相关的最有效的组织特征。总的来说,大多数研究发现领导能力与质量改进努力呈正相关,无论专业群体是什么;而其中临床领导者在研究中显示了最一致的结果。当开发或实施新的质量改进计划时,领导能力通常集中于临床领导。

(一)领导力框架

关于质量安全与领导力的关系,不仅限于领导的一般措施,如参与或承诺质量改进活动,可纳入明确的领导力框架。英国国家卫生服务系统(NHS)2011年提出了一个领导力框架(NHS leadership framework),为医疗健康领域不同学科、角色或职能的员工提供了一致的领导力开发方法。一线临床医生和更广泛的员工必须具备领导知识、技能和行为,以推动服务的彻底重组和改进(图3-3)。该框架基于一个理念:领导力不限于担任指定领导角色的人,以及对所提供的组织、服务或护理的成功负有共同责任的人。领导行为可以来自组织中的任何人,作为一种模式,它强调所有员工都有责任展示适当的行为,寻求为领导过程做出贡献,并发展和增强同事的领导能力。

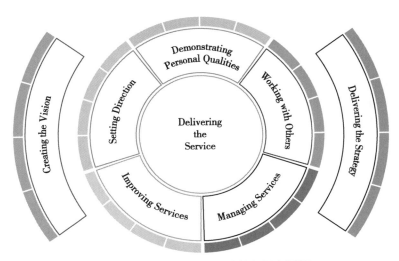

图3-3 英国国家卫生系统的领导力框架

领导力的7个维度,为质量安全管理人员开展日常工作提供了指引。这7个维度的具体内涵是:①展示个人品质,包括正直的品格、具有自我意识,强调自我发展和持续的个人发展;②与他人合作,发展人际网络和关系,鼓励参与和团队合作;③管理服务,对服务进行规划,对人员、资源和绩效进行管理;④改进服务,确保患者安全,鼓励创新,促进转型和严格评估服务;⑤确定方向,识别变化的背景,应用证据和知识;⑥创建愿景,为组织制定愿景,就愿景与相关人员开展沟通、施加影响,并在工作中体现愿景;⑦传递战略,制定、发展、实施组织战略。

(二)有效领导的特征

团队中的领导行为可以被定义为团队成员之间的一个流动过程,取决于独立的个人行为和团体行为之间的相互作用。领导有两个关键功能,即:①帮助团队完成任务;②保持团队成员的稳定和运作。第一个功能,即任务功能旨在完成工作,做出决定,适应变化,并实现目标;第二个功能,即维持功能包括营造积极的氛围和保持凝聚力等行为。以重症监护团队的领导行为为例，重症监护团队中最明显的以任务为导向的因素之一是明确的领导行为对结果产生积极的影响，它对有效的团队工作至关重要，因为它导致了明确的目标、更高层次的参与和有效地参与团队决策。为了有效地发挥医疗团队的领导功能，还应该对环境条件有一定的适应性。此外，研究结果还提到了领导力的团队开发功能，如支持、发展和鼓励领导行为。考虑到许多关于关系导向型领导的研究，这类领导行为有力地证明了其对危重病人团队绩效的重要性。在团队成员中保持积极的情绪，鼓励合作的组织环境，这些都是旨在提高团队成员积极性的因素。研究结果还表明，为提高团队绩效而提供反馈是一项重要领导职能。团队的有效性取决于精确和及时的绩效反馈。一方面，领导可以是一个权威的位置，例如当资深的团队成员被赋予全部权力时。另一方面，领导权可以在团队成员之间分享。这些研究发现提示，一些领导功能可以由一个团队成员来执行——通常是由最合适的人执行——而其他的领导功能可以由小组的所有成员分享。因此，在重症监护团队中，领导力既可以是一种权威地位（角色或经验），也可以是一种流动的功能，可以传递给不同的团队成员或由他们分享。这与最近的领导力研究结果相一致，即领导力是一个共享的社会过程，涉及人与人之间的关系，领导功能分布在不同的团队成员之间，即适应性领导，领导功能不仅可以根据情境需求进行调整，还可以根据团队成员的情况进行调整。有效的领导力不应该仅仅关注领导者的权力地位，而应该关注领导的关键职能。任何团队成员（如果有资格的话）都应该履行关键的领导职能，以确保采取适当的行动，而不是仅仅为了维护自己在组织中的优势地位而履行领导职能这种过时的观念。

（三）影响有效领导力的因素

影响有效领导行为的输入因素被认为主要分为三类：团队、环境和个人。前两个因素（团队和环境要求）都涉及领导者所处的环境。根据不同的外部因素，如病人的状况、标准化以及其他团队成员的经验和知识，不同的领导者参与程度以及相对于这些不同外部因素的不同领导模式似乎是最有效的。重症监护团队中领导者的有效性似乎在很大程度上取决于特定的情况，这又与一些将领导有效性描述为情景调节变量功能的理论有关。主要的假设是，不存在最好的领导方式，因为一种特定的行为在某种情况下可能是成功的，但在其他情况下却无效。这一假设在手术室的团队中也得到了验证。那些能够改变自己行为的领导者在使用时更加有效，例如，在关键情况下使用更多的指令性领导行为。一些研究也表明，手术室的情景变量，如高度标准化的情况或有能力的团队成员，使得领导者的指令性行为没有必要。因此，建议重症监护团队的领导者深入分析给定的情况，并相应地调整他们的领导行为，以提高团队绩效。影响重症监护团队领导行为有效性的第三个输入因素反映了处于领导地位的团队成员的个人能力。有许多个人变量会影响领导模式和有效性，如领导经验、技术知识、领导培训，以及个人喜好和成为领导者的能力。研究结果表明，人格倾向于在领导效能中发挥作用：领导者外向性、自觉性和经验开放性程度高与领导效能正相关，而神经质与效能负相关。

（四）领导力培训

尽管有些因素，如领导者的个性特征，似乎对改变有很大的阻力，但领导力培训可能是提高团队绩效的关键因素之一。领导力培训的主要目的是减少由于缺乏团队合作和／或沟通不畅而导致的错误。因此，领导力培训的重点不是人格，而是具体行为。尽管医疗团队和传统的基于协议的医疗课程（如高级心脏生命支持）都认识到了培训的必要性，但缺少有效的团队合作和沟通的具体要素的培训。因此，一些研究报告说缺乏团队管理和领导技能，因为医疗领域的个人通常没有接受过领导培训，即使观察到的大多数团队都有培训经验（如ALS）。尽管如此，一些作者还是报告了在医疗环境中进行类似航空的团队合作训练的经验。Cooper（2001）证明了领导力发展的培训课程和计划的有效性，导致了行为的明显改变和团队绩效的提高。同样，Risser及其同事报告说，医疗团队工作的改进可以大大改善急救护理的质量并减少相应的费用。尽管有这些积极的经验，研究结果也表明，仍然需要更多的领导技能培训。总之，领导力培训被认为是提高领导力有效性的一个关键因素。

（五）评估领导的有效性

对于医疗机构以及重症监护团队来说，了解他们的表现以及如何评估和影响团队表现是非常重要的。在上述回顾的研究中，领导行为是通过对领导行为的外部评级（如LBDQ、OTAS）、自我评估（如ORMAQ、访谈）或临床结果（如病症分类、住院时间）来衡量。还有一些报告研究团队绩效的测量。例如，Rall和Gaba（2005）建议分别测量技术和行为表现。除了主管人员的评分，还可将同行或下属对领导力的评价作为衡量领导力有效性的适当方法。对团队绩效的全面评估应由定量数据和定性评价相结合。然而，由于医疗团队的多学科性和临床情况的多变性，确定哪些结果指标是困难的。团队的有效性没有单一的的标准。判断一个团队的表现如何，总是要比简单地计算产出多得多。衡量关键医疗团队的表现意味着同时衡量患者诊疗服务的安全和效率。然而，界定团队绩效的主要特征仍然是一个关键的挑战。现存的一些评估领导力有效性的方法，如测量定量的财务关键特征，包括净利润等，从领导行为的后果方面评估领导绩效。定性因素也可以用来评估领导者的效能，如员工的满意度和福利。如何选择合适的绩效标准，取决于这些目标和评价者。考虑到这些关于领导者效率的不同概念，Yukl（2006）建议，在评估领导者效率时，应该考虑多种标准来处理这些复杂的问题和不同利益相关者的不同偏好。

五、医院管理者对质量安全的影响

医院管理者对质量安全效果的影响，目前意见不一。研究管理参与质量的结果或其感知的重要性的文章指出，医院管理者的角色有利于质量和安全绩效。高级管理人员的支持和参与被认为是与良好的全院质量结果和质量改进项目成功相关的主要因素之一。相反，有研究表明管理人员的参与（来自董事会、中层和一线）对质量和安全几乎没有、甚至产生负面影响。

一项研究表明，与质量的显著正相关的因素包括与报酬与质量挂钩、开展质量改进措施和设有董事会质量委员会。然而，在样本医院中对相关概念如质量行动的界定不一致。有一些证据表明，管理人员花费的时间和工作会影响质量和安全临床结果、流程和绩效。然而，由于实证研究较少，缺乏客观的结果测量指标和对实际情况的严格审查，该结论的可靠性被削弱。

对于患者安全来讲，病区管理者（ward manager）作为医院战略愿景与一线诊疗服务工作的纽带，其地位非常重要。研究表明，工作绩效高的病区管理者，其下属员工的离职率和缺勤率低，从而提高了患者满意度和某些患者安全指标，比如用药差错。而病区管理者对于自身的角色也认为非常重要。英国皇家护理学院（RCN）的一项调查显示，病理管理者认为自己很有潜力提高医疗质量。

第四节　医疗质量与全员安全管理制度

一、质量安全管理制度的定义

制度是指一个单位、团体、组织制定的要求所属全体成员共同遵守的办事规程或行动准则，是对某项具体工作、具体事项制定的必须遵守的行为规范，从而为完成任务或目标提供保证。制度通常包括以下三个层面的内容：

（1）政策：描述了该制度的目标、范围和主要功用。

（2）流程：描述了该制度的宏观过程，比如初诊、复诊患者的就诊流程。

（3）操作步骤或操作指南：描述了具体工作过程中应当遵循的规范。

管理制度制定的目的包括以下几方面：促进遵守规范的专业实践；促进遵守法律法规和认证要求（例如医保相关规定、JCI 认证等）；减少诊疗服务的变异性；使不同医疗机构医护人员的诊疗行为标准化；作为员工尤其是新员工的学习资源；减少对记忆的过度依赖，因为记忆偏差已被证明是人为错误或疏忽的主要来源。

医疗质量安全制度是要求医疗机构及其医务人员共同遵守的质量安全相关的规章或准则。医院质量安全管理制度是衡量质量安全效益的核心指标之一。2017 年发布的《国务院办公厅关于建立现代医院管理制度的指导意见》明确指出医院要健全医疗质量安全管理制度，应建立围绕质量安全组织的质量保证体系，围绕全员参与覆盖临床诊疗服务全过程的质量制度体系，围绕重点区域、重点环节、重点技术的质量控制体系，以及围绕合理检查、用药和治疗的考核体系等。

二、质量安全管理制度的内容

（一）医疗质量安全核心制度

医疗质量安全核心制度是指在诊疗活动中对保障医疗质量和患者安全发挥重要的基础性作用，医疗机构及其医务人员应当严格遵守的一系列制度。1982 年，国家卫生部《医院工作制度》是医疗质量安全核心制度的雏形。2008 年，国家卫生部《医院管理评价指南（2008 版）》提出 13 项医疗核心制度；2011 年国家卫生部《医院工作制度与人员岗位职责》变为 12 项，删除手术分级制度和临床用血审核制度，新增了技术准入制度；2014 年，国家卫计委《医疗质量管理办法（征求意见稿）》变为 17 项，新增手术安全核查制度、危急值报告制度、抗菌药物分级管理制度；2016 年，国家卫计委《医疗质量管理办法》，提出 18 项医疗质量安全核心制度，新增信息安全管理制度（医疗质量安全核心制度政策文件见表 3-3、演变历程见表 3-4）。现行的 18 项医疗质量安全核心制度，包括：首诊负责制度、三级查房制度、会诊制度、分级护理制度、值班和交接班制度、疑难病例讨论制度、急危重患者抢救制度、术前讨论制度、死亡病例讨论制度、查对制度、手术安全核查制度、手术分级管理制度、新技术和新项目准入制度、危急值报告制度、病历管理制度、抗菌药物分级管理制度、临床用血审核制度、信息安全管理制度。

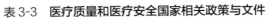

表 3-3　医疗质量和医疗安全国家相关政策与文件

年份	政策名称	发文单位	相关要点
1982 年	医院工作制度	卫生部	提出术前讨论、疑难病例讨论、死亡病例讨论等相关制度
2005 年	医院管理评价指南（试行）	卫生部	提出 13 项医疗质量安全核心制度
2008 年	2008 年"以病人为中心，以提高医疗质量为主题"的医院管理年活动方案	卫生部	提高医疗质量，保障医疗安全
2009 年	医疗质量控制中心管理办法（试行）	卫生部	落实 13 项医疗质量安全核心制度
2010 年	2010 年"医疗质量万里行"活动方案	卫生部	保证医疗安全，持续改进质量
2011 年	医院工作制度与人员岗位职责	卫生部医管司	提出 12 项医疗质量安全核心制度
2011 年	医院评审暂行办法	卫生部	保证医疗安全，持续改进质量
2011 年	三级综合医院评审标准实施细则（2011 年版）	卫生部医疗服务监管司	建立与执行医疗质量管理制度，重点是核心制度
2012 年	全国医疗卫生系统"三好一满意"活动 2012 年工作方案	卫生部办公厅	落实医疗质量安全核心制度；健全医疗质量管理和控制体系
2014 年	医疗质量管理办法（征求意见稿）	国家卫生计生委	提出 17 项医疗质量安全核心制度
2016 年	关于进一步做好维护医疗秩序工作的通知	国家卫生计生委	加强医疗质量安全管理，健全医疗质量控制与持续改进体系，完善医疗质量安全事件报告制度
2016 年	医疗质量管理办法	国家卫生计生委	提出 18 项医疗质量安全核心制度
2017 年	2017 年卫生计生工作要点	国家卫生计生委	提升医疗质量和服务水平，贯彻落实《医疗质量管理办法》
2020 年	《三级医院评审标准（2020 年版）》	国家卫生健康委	医院应当落实《医疗质量管理办法》《医疗质量安全核心制度要点》要求，
2021 年	关于印发 2021 年国家医疗质量安全改进目标的通知	国家卫生健康委办公厅	提出 10 项医疗质量安全改进目标
2021 年	关于推动公立医院高质量发展的意见	国务院办公厅	力争通过 5 年努力，公立医院发展方式从规模扩张转向提质增效，运行模式从粗放管理转向精细化管理，资源配置从注重物质要素转向更加注重人才技术要素
2021 年	关于印发公立医院高质量发展促进行动（2021—2025 年）的通知	国家卫生健康委、国家中医药管理局	打造一批医疗技术顶尖、医疗质量过硬、医疗服务高效、医院管理精细、满意度较高的公立医院，推动我国公立医院整体进入高质量发展阶段。
2022 年	关于印发 2022 年国家医疗质量安全改进目标的通知	国家卫生健康委办公厅	提出 10 项医疗质量安全改进目标

表 3-4　医疗质量安全核心制度演化进程

医院管理评价指南（2008 年）	医院工作制度与人员岗位职责（2011 年）	医疗质量管理办法（征求意见稿）（2014 年）	医疗质量管理办法（2016 年）
首诊负责制度	首诊负责制度	首诊负责制度	首诊负责制度
三级查房制度	三级查房制度	三级查房制度	三级查房制度
疑难病例讨论制度	分级护理制度	会诊制度	会诊制度
会诊制度	疑难病例讨论制度	分级护理制度	分级护理制度
手术分级制度	会诊制度	值班和交接班制度	值班和交接班制度
术前讨论制度	急危重患者抢救制度	疑难病例讨论制度	疑难病例讨论制度
死亡病例讨论制度	术前讨论制度	急危重患者抢救制度	急危重患者抢救制度
分级护理制度	死亡病例讨论制度	术前讨论制度	术前讨论制度
查对制度	查对制度	死亡病例讨论制度	死亡病例讨论制度
病历书写基本规范与管理制度	病历书写基本规范与管理制度	查对制度	查对制度
交接班制度	交接班制度	手术安全核查制度	手术安全核查制度
临床用血审核制度	技术准入制度	手术分级管理制度	手术分级管理制度
		新技术和新项目准入制度	新技术和新项目准入制度
		危急值报告制度	危急值报告制度
		病历管理制度	病历管理制度
		抗菌药物分级管理制度	抗菌药物分级管理制度
		临床用血审核制度	临床用血审核制度
			信息安全管理制度

（二）医务人员全员安全相关制度

国家卫生健康委、人力资源和社会保障部、财政部 2021 年印发了《关于建立保护关心爱护医务人员长效机制的指导意见》，就建立保护关心爱护医务人员长效机制提出六个方面意见。第五个方面是要求医院创造安全的执业环境，即健全完善各项安全保卫制度。为维护医院工作人员的职业安全，有用预防医院工作人员中出现职业危害，保护劳动者的康健，相关部门发布了系列医务人员职业安全防护制度，如国务院办公厅 2015 年印发了《国务院办公厅关于加强传染病防治人员安全防护的意见》、2018 年《中华人民共和国职业病防治法》进行了修正。

三、质量安全管理制度执行的依从性

为提高质量和患者安全制度的执行率，管理者可以采取一系列不同的执行方式，大致可分为两种截然不同的执行风格：催化式（基于对话和建议）和强制式（基于监控和惩罚威胁）。催化式执行风格基于这样的假设，即个人有动机遵守规则，但他们之所以无法这样做，是因为他们没有遵守的能力，或者他们不明白可以做什么来遵守规则。通过技术和财务支持、教育和其他诱因可以鼓励、动员人们对规则制度的遵守。强制式执行风格基的假设则是，个人不愿意遵守规则，必须通过对不遵守规则的人实施制裁来强迫他们遵守。从这个角度看，

个人遵守规则是因为他们害怕被发现违规的后果。相关研究认为，催化式风格与更高水平的个人动机和意愿有关，而强制方法则不然；这两种方法都不应该被过度使用；完全依靠动员说服的方法会冒着违反规则的风险，而完全强制性的方法可能会导致负面后果，例如个人会减少对监管的参与和隐瞒信息。

医院可以使用不同的方法来执行制度，而不同的执行方式将导致不同的结果。在荷兰一家大型学术医院的研究发现，尽管所有质量内审员都使用催化式执行方式，但并没有使所有病房管理者按照预期遵守这些制度。催化式执行有助于使有动机的病区管理者遵守制度，这种方式使他们理解制度的重要性，以及遵守制度有助于提高质量水平和患者安全；而对于没有动机的管理者则没有作用，他们认为只是因为认证组织要求遵守制度，而不是作为一种提高保健质量的手段，由于病房领导对认证的积极性不高，病房领导并不认为内部审核有用。这表明，制度执行方式的有效性不仅取决于执行行动本身，还取决于先前存在的遵守动机。这意味着没有一种"最佳"方法来实施制度。相反，最有效的方式取决于遵守规则和法规的意愿。另一项研究也表明，对同一制度，只有说服的方式与更高的遵守程度相关，这种效果完全是由情感承诺介导的。而强制性执行方式则，没有发现与遵守程度有直接或间接影响。

四、质量安全管理制度及执行情况评估工具

质量安全管理制度及执行进行有效且可靠的衡量，可以使管理者清楚质量管理体系中的缺陷，指引质量改进行动的执行，并对临床实践和患者服务结果质量产生影响。为衡量和评估医疗机构的质量制度及其执行情况，不少研究提出了一些测量工具。根据 2013 年 O. GROENE 等人对 18 篇该主题文献的综述，医院质量管理最常被评估的领域依次为：程序和流程管理（9/18）、人力资源管理、培训和发展（6/18）、领导承诺（6/18）、分析与监测（5/18）、结构和职责（5/18）和患者参与（5/18）。

以 C. Wagner 等人（1999）提出的量表为例。该量表将质量制度界定为与质量相关的组织结构、程序、过程和活动，从五个重点领域衡量：质量保证文件、患者参与、基于专业人员使用的制度过程控制、人力资源管理、通过质量改进程序改进流程。在每个重点领域内，分为四个发展阶段：定向和意识阶段、准备阶段、实验阶段和融入正常业务运营阶段（图3-4）。①定向和意识阶段（第 0 阶段），通过制度来保证质量和持续改进。在此阶段，专业人员主要负责质量保证。②准备阶段（第 1 阶段），组织为制度执行创造必要的条件，如管理和专业人员的质量管理方法教育，强调医疗过程质量制度的制定。③实验阶段（第 2 阶段），组织开发不同类型的质量改进项目和实验，目的是跨越相关障碍和界限。④融入正常业务运营阶段（第 3 阶段），最后，组织达到了整合和建立的阶段，质量改进不再是一项实验性活动，而是融入到正常的业务运营中。从理论上讲，如果一个组织至少开展了该阶段的一项质量改进活动和早期阶段的质量改进活动，则该组织已达到特定的发展阶段。

此外，O. GROENE 等人还提出了"质量改进策略响应评估方法"——成熟度指数（methods of assessing response to quality improvement strategies maturity index，MARQUIS MI），即基于医院质量管理者对质量改进制度依从性的自我评价。成熟度指数由 113 个项目组成，跨越七个领域：政策、规划和文件（20 个项目）；领导（36 项）；结构（19 项）；一般质量改进活动（8 项）；具体质量改进活动（20 项）；患者参与（6 项）；问责制（4 项）。

Focal areas / Stages	QA-documents	Patient involvement	Process control based on standards	Human Resources Management	QI-procedures
Stage 0: Orientation	● mission ● product description	● patient is not involved	standards for: ● specific treatment	● encouraging professional development	● using care plans ● peer review
Stage 1: Preparation stage	● quality policy ● institutional quality plan ● quality profiles	● discussions of results ● discussion of the targets achieved	standards for: ● patient education ● specific target groups ● unforeseen activities ● medical aids	● training staff ● training professionals ● participation during working hours ● management indicates activities	● complaints registration ● committees ● job assessment interviews
Stage 2: Implementation stage	● quality plan for some departments ● quality plan for all departments	sometimes involvement in: ● committees ● QI–projects ● Development of criteria/protocols	standards for: ● critical moments ● cooperation with other organisations	● management tests ● management monitors ● specific criteria for selection of new staff	● satisfaction research ● needs analysis
Stage 3: Establishment	● annual quality report ● quality manual	systematic involvement in: ● committees ● QI–projects ● development of criteria/protocols	standards for: ● routing patient	● systematic feedback ● priorities relating to quality policy ● training new staff	● management information system ● internal audit ● visitation

图 3-4 按重点领域分类的卫生质量体系发展阶段各项指标

为了促进医院质量管理者对质量改进制度的依从性，O. GROENE 等人（2011）从评估工具角度提出以下建议：①开发一种有效、可靠、可行的工具来评估质量改进制度的依从性。理想情况下，质量改进制度本身的评估将成为医院定期收集的业务指标范围的常规指标。②鉴于质量改进活动在全院开展，应探讨全院范围与科室具体质量改进活动之间的关系。考虑到部门层面的活动更接近结果，它可能检测到更强的相关性，并防止质量结果在院内差异的衰减。③在评估结果的同时，还应根据有效、安全和以患者为中心的循证标准评估临床过程。将过程的评估进一步分解为通用管理过程、目标管理过程和临床过程，可以支持质量改进活动的结果归因。④质量改进研究可能需要更好地解决潜在干扰所探索的相关性的因素。由于在大样本医院中评估所有必要信息（如医院结构特征、临床信息系统的实施、组织文化、患者安全文化、护患比、市场环境等）的可行性非常有限，质量改进研究应探索流行病学建模的最新进展，以评估未测量的混杂因素的影响。⑤对质量改进制度有效性的研究应该探索质量改进的关键方面和潜在维度，这些主要与质量和患者安全结果相关。

五、质量安全管理制度对质量与安全的影响

对澳大利亚 32 家医院急诊科质量管理体系的一项研究，详细考察了质量管理相关制度对医疗行为层面、文化和领导策略层面的指标和对患者服务结果的影响。采用质量管理制度指标（quality management systems index，QMSI）、质量管理遵从指标（quality management compliance index，QMCI）和临床质量实施指标（the clinical quality implementation index，CQII）3 个指标来测量医院急诊质量管理制度体系是否完善。其中，QMSI 是对医院质量的管理方面的测量，如制定和实施正式颁布的制度；QMCI 是对医院质量改进的管理方面的

测量，如监测患者和专业化意见；CQII 是对医院质量制度的实施和可持续性的测量，如卫生保健相关感染的防控制度。在医疗行为层面，通过专业知识和责任（specialized expertise and responsibility，SER）、循证路径组织（Evidence-based organization of pathways，EBOP）、患者安全策略（patient safety strategies，PSS）和临床分析（clinical review，CR）4 个方面测量医院质量管理活动相关制度是否落实。其中，SER 是对特定条件下临床责任如何分配的测量；EBOP 是对急诊流程是否促进循证照护规范的测量；PSS 是对临床实践指南的使用情况的测量；CR 是对急诊质量管理机制中审核和系统监控整合程度的评估。在文化和领导策略方面，通过团队合作氛围（team-work climate，TC）、安全氛围（safety climate，SC）和领导力（leadership，L）三个方面来衡量医院文化和领导能力相关制度是否健全。其中，TC 是对员工意识到协作质量的测量；SC 是对员工对患者安全承诺的测量；L 是对临床医生对急诊室医疗保健领导者的愿景、包容性和内外协作行为的认知的测量。在患者层面，通过紧急报告等待时间、从紧急报告到实际发出的持续时间衡量质量结果。研究发现，这些医院 QMSI 对 SER、EBOP 和 PSS 的影响呈正相关、QMSI 对 SC 和 L 的影响呈正相关、QMSI 对急诊绩效指标的影响呈正相关。

然而，O. Groene 等人的研究发现，只有少数工具明确将质量管理结构与结果联系起来，无论是感知的、事实的还是临床的。总的来说，这些研究的结果是这种联系很弱。归因于结果的质量管理制度的方法复杂性是公认的。它涉及 QMS 对特定质量改进活动的归因，这反过来又会改变临床活动并最终改变患者水平的结果。医院采用循证质量改进干预措施以及持续存在的质量和安全问题的明显差异，值得对这种联系进行进一步考察。

第五节　案　　例

一、约翰斯·霍普金斯医学院儿科联合委员会

约翰斯·霍普金斯医学院卫生系统下的儿科服务资源包括两个全方位服务的儿童医院、两个儿科社区医院和四个儿科急诊室。此外，约翰斯·霍普金斯医学院还包括多个地区的儿科专科诊所，以及多个初级保健站点。随着患者数量的激增、服务的扩展以及护理地点地理分布的增加，迫切需要一个机构来管理整个医学院儿科护理的质量和患者安全，并制定支持儿科质量的措施和计划。

为了应对跨专业领域的这一挑战，医学院制定了一个治理、领导和管理结构，以协调整个卫生系统中患者护理的质量和安全。约翰斯·霍普金斯医学院患者安全和质量委员会是医学院董事会的一个委员会，由所有医院和企业的代表组成，负责监督和制定战略目标。随后，医学院阿姆斯特朗患者安全与质量研究所将这些目标传达给整个组织，并提供运营支持以实现这些目标。

患者安全与质量研究所的目的是与患者及其亲人和其他人合作，以预防伤害，改善患者体验，并消除医疗资源的浪费。研究所的职责是确保在医学院任何卫生系统设施内提供的护理服务都在患者安全和质量委员会的监督下。监督和协调涉及确定首席质量官来管理安全和质量工作，并制订具体的治理、责任和流程方案。对于儿科联合委员会，安全与质量研究所选择了一位资深儿科医师作为儿科全系统的首席质量官。

儿科联合委员会召集整个医学院的儿科领导人委员会，以制定标准和改进目标，监控和改进整个儿科服务绩效。此外，儿科联合委员会作为一个平台，规划建议儿科质量和患者安全工作，然后将其提交给整个儿科质量委员会，以达成最终共识。儿科质量委员会代表两所大型儿童医院以及社区儿科医院。这种结构和多学科的代表性确保了观点的多样性和达成共识的能力，并支持持续的改进工作，包括大型儿童医院以及社区儿童医院。

儿科联合委员会嵌入约翰斯·霍普金斯医学院内部更大的层级问责结构中。在这种结构中，医学院患者安全和质量委员会制定目标和措施。反过来，该委员会进一步确定其目标和指标、制定标准、监控绩效，并向医学院患者安全和质量委员会报告。根据患者安全和质量委员会的总体重点，儿科联合委员会开展了五个领域的工作：①当地环境中的患者安全和风险；②质量、结果和外部报告的绩效衡量标准；③患者体验；④价值（定义为成本和质量之间的平衡）；⑤医疗公平。

儿科联合委员会采用了一种工作组结构，旨在跨越实体，将多个利益相关者聚集在一起，共同实施协作改进计划，同行相互支持和指导，分享最佳实践。这一结构推动了委员会会议议程，并协助四个儿科实体将安全、质量、患者体验和价值的重点向下传达给每个实体。每个实体都有自己的内部安全和质量基础设施和流程，使改进项目能够独立管理，以推动绩效提升，并将结果报告给当地医院董事会。儿科联合委员会确保在各实体之间协调工作，以透明地反映全系统儿科绩效目标和指标。

医学院实体的儿科领导通过儿科联合委员会向患者安全和质量委员会负责，反过来，这些领导者负责在其实体内传达目标，并确保一线团队拥有成功所需的资源。理事会对绩效仪表盘的所有权通过逐步升级的审查过程进一步实现了这一共同责任。在每月、每季度或更长的报告期内传达措施。如果一个实体在三个报告期内未能达到目标绩效水平，儿科联合委员会将协助该实体领导层向患者安全和质量委员会提交行动计划，并与患者安全与质量研究所协调以激活资源。其中包括对项目的深入评估，以及解决问题和达到目标绩效水平所需的分析、培训或项目管理方面的高级专业知识。

有了这种新的治理、管理和问责结构，医学院四个儿科实体现在按照绩效指标和目标进行了调整，拥有透明共享的通用报告和仪表盘，并有机会共享、探索和学习。儿科联合委员会通过集中资源平衡独立性和相互依存性，实现整合的效率和标准化目标，并分配资源，确保满足当地需求。

医学院实施的儿科联合委员会模式为不同儿科实体之间的协调工作提供了一个良好范本，确保横向同行学习和实体改进，以及纵向治理的中央监督。最重要的是，该模式有助于确定需要儿科专业知识的领域，并促进了医学院整个卫生系统资源的使用。儿科联合委员会的工作是提高每个不同实体在儿科质量和患者安全绩效方面的能力。从国家的角度来看，制订有意义的、适用于所有儿童医院的质量措施的努力，不仅将极大地促进我们在医学院的工作，也将极大地促进其他卫生系统的工作。

二、赫尔曼纪念儿童医院设计质量和安全组织结构

赫尔曼纪念儿童医院（Children's Memorial Hermann Hospital，CMHH）是一家四级护理、拥有 308 张床位的妇幼医院，已为得克萨斯州大休斯敦社区服务超过 25 年。它是一个包括 12 家医院的大型医院集团。2006 年，赫尔曼纪念健康系统（Memorial Hermann Health

System，MHHS）开始利用高可靠性原则来改进临床实践，确保患者及其家属获得最佳结果。组织工作的重点是调整结构、提高透明度、改进不良事件报告和文化。

质量和安全计划包含三个领域：①"临床卓越"；②"没有伤害"；③"拯救生命"。每个领域都与特定的度量和目标相关联，以指导组织各级的绩效。精益六西格玛、精益和稳健的过程改进方法用于标准化和调整方法，以提高所有实体的绩效。医院系统的规模要求各级有目的地协调质量和安全改进工作。医学院设立了一个副主席，负责所有关键的质量职位，以更好地协调学术和行政质量与安全倡议。

预期改进：第一步是利用微观系统对我们当前的状态进行全面评估，并创建一个从微观系统层面开始的框架，该框架与所有层面保持一致。一致的综合护理模式和流程将减少工作重复，增加可用资源，提高实现共同目标的能力。

目的：利用安全理事会框架，在第一年内将医院和医学院之间的安全基础设施提高50%，发展微观系统级安全理事会，其成员由医疗人员、护理管理人员和跨学科工作人员组成，并开展安全审查和协调改进工作。

为实现该目的，医院成立了质量和安全合作委员会，以建立临床结果的共同责任制，并制定新的改进框架。医院员工和医学院代表，包括质量副主席，与质量和安全团队成员一起设计质量和安全协作计划。协作小组每月召开一次会议，利用微观系统模型对当前状态进行全面评估。从儿科围手术期服务开始，采用稳健的过程改进工具和方法进行评估。质量和安全合作监督包括：

- 制订具有年度和长期目标的多年质量和安全战略计划
- 建立高质量、安全和透明的文化
- 创建一个旨在吸引一线员工的质量和安全基础设施，提供一个有凝聚力的协作环境
- 审查改进计划、战略目标和绩效指标
- 监控组织仪表盘
- 监督所有妇幼医院质量和安全委员会活动
- 每年根据需要对临床护理流程和结果、员工和客户满意度进行审查
- 确定当前绩效和预期绩效之间的差距，沟通、改进并将责任下放给跨学科领导团队
- 为项目开发和员工质量与安全教育分配资源
- 向董事会提交报告和建议

微观系统级安全委员会的成立始于儿科围手术期服务，并扩展到所有关键的微观系统。每个安全委员会都成立了一个跨学科小组，并从对当前状态的全面评估开始。评估包括：

- 所有关键流程的流程图
- 安全文化调查
- 数据收集和分析
- 对一致的计划进行优先排序和规划。

  微观系统安全委员会的职责包括：

- 制定一个正式流程，用于持续监控、评估和改善患者安全、临床护理的有效性，以及在单个微观系统内为患者及其家属提供服务
- 在校园一级协调参与患者及其家属护理和服务的所有学科改进工作
- 确保各级参与，包括负责患者及其家属护理和服务的员工和医生。

结果显示,在 6 个微观系统级单位中,有 3 个单位建立了安全委员会,实现了 50% 基础设施到位的目标,使医院和医学院人员建立了以患者安全和优质护理为重点的工作关系。在接下来的一年里,其余儿童部门都成立了职能安全委员会。所有委员会都遵守微观系统层面的质量和安全倡议,这些倡议与组织战略上保持一致。持续的评估、一致的倡议使医学院和医院团队之间形成了共同的愿景。

三、Cwm Taf Morgannwg 大学健康委员会质量治理和患者安全框架

Cwm Taf Morgannwg 大学健康委员会(Cwm Taf Morgannwg University Health Board,CTMUHB)为居住在 Bridgend、Merthyr Tydfil 和 Rhondda Cynon Taf 三个县行政区的 450 000 人提供初级、社区、医院和心理健康服务。

(一)质量战略和关键优先事项

随着 2019 年 4 月创建 CTMUHB 的界限变更,健康委员会更新了其使命、愿景和战略目标。

使命:共同建设更健康的社区。

愿景:在每个社区中,人们都能很好地开始生活和结束生活。

战略福祉目标:与社区和合作伙伴合作,减少不平等,促进福祉;提供高质量、循证和可获得的护理;确保所做的一切在经济、环境和社会方面的可持续性;与员工和合作伙伴共同创造一种学习和成长的文化。

委员会聚焦于服务质量。为确保质量在健康委员会的每一个部门都有重点,采取的措施方法包括质量规划、质量改进和质量控制。这些措施共同提供了质量保证。这三个组成部分构成了健康委员会质量和治理目标干预成熟度矩阵的关键部分,用于跟踪这三个领域的进展和改进。

为了支持《2020—2023 年综合中期计划》中概述的战略和质量目标的实现,计划在 2020 年为 2020—2023 年及以后制定明确的质量战略。将与当地居民、劳动者和所有关键利益相关者合作共同制作。

(二)质量文化、价值观和行为

一个组织的文化和全体员工对质量的承诺是质量绩效的关键决定因素。具有共同价值观和行为的优质文化是提供优质、个性化和有效护理的核心。有一个明确的价值观和行为框架,使组织能够有效地支持符合其组织文化的个人,为需要其护理和服务的人提供最佳结果,并在出现问题时发表意见。CTMUHB 认识到,各组织及其领导人通过自身对质量的关注,以及通过向组织提供所需的知识和技能,在培养质量文化方面发挥着关键作用。

CTMUHB 的三大主题是倾听并采取行动、相互尊重以及与每个人的团队合作。

通过同意价值观和行为,所有员工承诺提供高质量的护理,这将服务人群置于所有 CTMUHB 工作的核心。

(三)CTMUHB 操作模型 - 集成本地机构和系统集团

Cwm Taf Morgannwg 大学健康委员会在三个县行政区分别建立当地机构,同时在 CTMUHB 层面还有四个系统工作组,负责确保标准和规划的执行,这些标准和规划分别是关于怀孕前至 1 000 天、1 000 天至 25 年、成年和老年人。通过使用这种综合方法,从初级护理到专科护理的服务尽可能在家附近提供,从怀孕前到生命结束,从预防到综合护理,转向更具人口健康和福祉的方法。

　　该模式已被开发为临床领导和管理支持模式,加强了对整个健康委员会强大临床领导能力的承诺。该模型将质量、结果以及劳动力、房地产和财政资源的使用方式结合起来,从而将质量嵌入健康委员会的日常运作中。

　　运营模式的原则是:赋予人民权利、社区领导和参与、临床主导、以社区为中心的服务、学习和创新以持续改进质量、稳健和安全的决策。

　　无论 CTM 提供什么样的服务,整个组织都会有一致的标准,各地之间不会有差异。

(四) CTMUHB 内部的质量管理

质量治理的功能要素包括:

　　1. 质量规划　例如,通过综合中期计划,展示使用基于稳健数据分析的质量仪表盘,通过公众参与、患者体验,加深对人口健康、平等和多样性原则、劳动力发展和福利的理解。

　　2. 质量改进　例如,通过研究、实施特定标准,将学习、教育和培训嵌入质量改进文化,组织全国范围的学习和共享。

　　3. 质量控制和保证　例如,通过内部和外部审查(包括社区健康委员会和其他监管)产生的问题,进行改进。

　　4. 管理风险　例如,通过风险登记、感染预防和控制、去污、临床事件报告和调查管理问题,实施患者安全解决方案,评估、阐明风险。

　　根据国家质量和绩效指标,需要可靠的数据来证明质量成果。在过去一年中,已开发了一个质量仪表盘,每两个月更新一次,并提交给质量和安全委员会,直至董事会。

　　5. 组织机构保证　董事会(高管和独立成员)最终对健康委员会内的质量负责,确保组织目标的实现,组织治理和质量保证通过质量和安全(Q&S)委员会、董事会小组委员会和公开会议进行审查。问答委员会有一个年度工作计划,每两个月召开一次会议,由一名独立成员担任主席。委员会主席由临床执行官支持,任何执行官都可能被要求出席。

　　认识到质量是每个人的事,质量的执行领导权由四名临床主管、医务总监、护理总监、治疗总监和公共卫生总监共同承担。每位董事都有具体职责。

　　临床主管由公司团队提供支持,公司团队将向系统组提供协助,并由运营服务总监负责。

(李　林)

参 考 文 献

1. 张鹭鹭,王羽. 医院管理学 [M]. 2 版. 北京:人民卫生出版社,2014.

2. Őnday Ő. Classical organization theory: from generic management of Socrates to bureaucracy of Weber[J]. International Journal of Business and Management Review,2016,4(1): 87-105.

3. Ferdous J. Organization theories: From classical perspective[J]. International Journal of Business,Economics and Law,2016,9(2): 1-6.

4. Tuomi V. How to develop quality management system in a hospital[M]. [S.l.]: World Scientific Publishing Company,2010: 69-89.

5. Hearld LR,Alexander JA,Fraser I,et al. How do hospital organizational structure and processes affect quality of care? A critical review of research methods[J]. Medical Care Research and Review,2008,65(3): 259-299.

6. Mohr J J,Batalden P B. Improving safety on the front lines: the role of clinical microsystems[J]. BMJ Quality & Safety,2002,11(1): 45-50.

7. 刘宇. 美国医院管理 [M]. 北京:光明日报出版社,2016.

8. Kim D, Carlo JD, Katz B, et al. Highly dynamic quadruped locomotion via whole-body impulse control and model predictive control[DB/OL].（2019-09-14）[2022-05-25]. https://arxiv.org/abs/2110.02799.

9. Institute for Safe Medication Practices（ISMP）. ECRI and the Institute for Safe Medication Practices（ISMP）Launch New Patient Safety Organization[EB/OL].（2020-08-17）. [2021-12-06]. https://www.ismp.org/news/ecri-and-institute-safe-medication-practices-launch-new-patient-safety-organization#:~:text=Leaders%20of%20ECRI%20and%20its%20affiliate%2C%20the%20Institute，during%20the%20COVID-19%20pandemic%2C%20and%20into%20the%20future.

10. Clay-Williams R, Taylor N, Ting H P, et al. The relationships between quality management systems, safety culture and leadership and patient outcomes in Australian Emergency Departments[J]. International Journal for Quality in Health Care, 2020, 32（S1）: 43-51.

11. Parand A, Dopson S, Renz A, et al. The role of hospital managers in quality and patient safety: a systematic review[J]. BMJ open, 2014, 4（9）: e005055.

12. Leotsakos A, Petsanis K, Zhao H, et al. Leadership Competencies Framework on Patient Safety and Quality of Care（DRAFT）[J]. World Health Organization, Geneva, Switzerland, 2014: 2-3.

13. National Leadership councl. NHS Leadership Framework. [EB/OL].（2021-12-06）. [2021-12-06]. https://www.skillsdevelopmentnetwork.com/assets/documents/Library/NHSLeadershipFrameworkFlyer.pdf

14. Parand A, Dopson S, Renz A, et al. The role of hospital managers in quality and patient safety: a systematic review[J]. BMJ open, 2014, 4（9）: e005055.

15. Pinnock D. The role of the ward manager in promoting patient safety[J]. British Journal of Nursing, 2012, 21（19）: 1144-1149.

16. 张立平等. 军队医院管理学[M]. 4版. 北京: 人民军医出版社, 2016.

17. 张琨. 制度体系是医院管理的基础[EB/OL].（2019-11-07）[2021-12-06]. https://zhuanlan.zhihu.com/p/90723850. 国家卫生健康委员会. 关于印发医疗质量安全核心制度要点的通知[EB/OL].（2018-04-24）[2021-12-06]. http://www.gov.cn/xinwen/2018-04-24/content_5285473.htm

18. Mikkelsen MF, Jacobsen CB, Andersen LB. Managing employee motivation: Exploring the connections between managers' enforcement actions, employee perceptions, and employee intrinsic motivation[J]. International Public Management Journal, 2017, 20（2）: 183-205.

19. Weske U, Boselie P, Van Rensen E L J, et al. Using regulatory enforcement theory to explain compliance with quality and patient safety regulations: the case of internal audits[J]. BMC Health Services Research, 2018, 18（1）: 1-6.

20. Weske U, Boselie P, van Rensen E, et al. Physician compliance with quality and patient safety regulations: The role of perceived enforcement approaches and commitment[J]. Health Services Management Research, 2019, 32（2）: 103-112.

21. Groene O, Botje D, Suñol R, et al. A systematic review of instruments that assess the implementation of hospital quality management systems[J]. International journal for quality in health care, 2013, 25（5）: 525-541.

22. Wagner C, De Bakker D H, Groenewegen P P. A measuring instrument for evaluation of quality systems[J]. International Journal for Quality in Health Care, 1999, 11（2）: 119-130.

23. Groene O, Mora N, Thompson A, et al. Is the maturity of hospitals' quality improvement systems associated with measures of quality and patient safety?[J]. BMC Health Services Research, 2011, 11（1）: 1-11.

24. Rosen M, Mueller BU, Milstone AM, et al. Creating a pediatric joint council to promote patient safety and quality, governance, and accountability across Johns Hopkins Medicine[J]. The Joint Commission Journal on Quality and Patient Safety, 2017, 43（5）: 224-231.

第四章
医院风险与危机管理

学习风险、医疗风险、国内外医疗风险管理体系、危机管理概念与基本理论；了解医疗风险与危机管理的方法与工具，包括风险分析技术、风险应对策略和风险管理过程；了解医疗风险与危机管理的应急预案原则、内容和演练；阅读医院院感防范、疫情防控、药品安全、消防安全案例。

教学要点

第一节　医疗风险与危机管理的基本理论

一、风险的概念

风险（risk），即不确定性对目标的影响。其中，不确定性（uncertainty），是指对事件、其后果或可能性的认识或了解方面的信息的缺乏或不完整的状态。目标（goal）可以体现在不同方面（如财务、健康安全及环境目标）和不同的层次（如战略、组织范围、项目、产品和过程）。影响（effect），是指与期待之间的偏差，影响既可以是积极的，也可以是消极的。

风险通常以潜在事件、后果、其发生的可能性，或它们的组合来描述。事件（event），即某种特定情况的发生。事件可能是确定的，也可能是不确定的；可能是单一的，也可能是系列的。事件可能是明显的，也可能是模糊的；其影响可能是正面的，也可能是负面的。在给定时间内，事件发生的概率可以估算，确定的事件是可预知的，而不确定的事件是不可预知的，但依旧有可能发生。后果（consequence），即某一事件的结果，某一事件可能会产生不止一种后果，后果既可以是正面的也可以是负面的，然而，从安全方面来看，其往往都是负面的。可能性（probability），即某一事件发生的机会。在描述风险时，常用"频率"而非"概率"一词。概率，即度量某一随机事件发生可能性大小的实数，其值介于 0 与 1 之间，可用来指代在一段相当长的时间内，某一事件将要发生的频率，或者这一事件发生的可信程度。对于高可信度来说，其值接近于"1"。有关可能性的程度可以用不同的等级来表示，如极不可能 / 不大可能 / 可能 / 很可能 / 几乎确定；或者难以置信 / 不可能 / 可能性极小 / 偶尔 / 有可能 / 经常；等等。如"台风几乎确定使会议延期"，或"消防监管不力可能导致火灾"等，都是对风险的描述形式。

与风险相对应的概念是安全（safety）。安全是一种状态，即"没有危险"，受到保护，不受到各种类型的故障、损坏、错误、意外、伤害或是其他不情愿事件的影响，影响类型包括身体、社会、灵性、财务、政治、情感、职业、心理及教育等方面。同时，安全也可以定义为可以控制特定已被识别的危害，使风险在一定可接受的水准以下（并非将风险完全杜绝），因此可以减少一些造成健康或经济损失的可能性。安全可以包括对人或对所有物的保护。

二、风险的分类

风险可分为外部风险和内部风险。组织的外部风险来自组织的外部环境，包括外部环境本身和外部环境的变化对组织的影响。外部环境的影响是各方各面的，包括自然环境、社会政治环境、市场环境、法律法规、竞争对手、供应链、技术革新、灾害等。组织的内部风险来源于组织的决策和经营活动。组织决策的风险一方面表现在与外界环境不相互适应，另一方面表现在组织本身的经营活动中。经营活动中的风险来自组织的各个流程。

根据 PESTLEO 分析法，风险可分为政治（political）风险、经济 / 金融 / 市场 / 商贸（economic）风险、社会（society）风险、技术 / 运营 / 基础设施（technological）风险、法律与行业监管（legal）风险、环境（environmental）风险和组织、管理和人员因素（organizational）风险。

按照功能性，风险可分为：

1. 自然灾害风险　包括重大疫情，地质灾害，恶劣气候，海洋灾害，虫灾等其他灾害。

2. 行业竞争风险　包括行业准入标准降低 / 提高，同行业恶性竞争，替代产品 / 服务出现，竞争对手实力增强，商标、专利或专有技术被仿造等。

3. 政策法规风险　包括相关法律法规缺失，相关法律法规存在漏洞，相关法律法规进行调整，相关产业政策调整等。

4. 制度与流程风险　包括制度 / 流程缺失，制度 / 流程无法操作，制度 / 流程设计不合理，制度 / 流程不被执行或执行缺乏监督，考核指标缺失 / 不合理等。

5. 人员及能力风险　包括人员配备不足，人员技能不足，人员工作疏忽 / 责任心不强 / 态度不积极 / 舞弊，人员激励不够，培训缺乏或不满足要求等。

6. 基础保障风险　包括资金短缺 / 资产配置不合理，设备落后 / 陈旧 / 维护不及时，信息系统与需求不匹配，物资耗材匮乏 / 质量不达标等。

三、常见的临床风险

（一）医疗风险

医疗风险是医疗实践中客观存在的一种具有不确定性、损害性事件。狭义上，医疗风险发生在医疗机构内部；广义上，包括医护资源配置不当、医疗机构及其医务人员与患者之间的纠纷，以及各种医疗意外、并发症、不可知疾病等。

1. 医疗风险的来源　医疗风险来自医疗过程中存在的三个不确定性（图 4-1）。

（1）患者与医生的距离：优质的医护资源具有稀缺性，人类社会正在从患者拜访医生迈入以居民为中心构建基本保健服务体系（health service）的时代，以实践医护服务的可及性。

（2）诊断治疗的安全性：受到认知能力、技术措施、管理水平、医生素质等多种因素的影响，医疗安全性是一个不断突破和提高的过程。

（3）医疗成本和支付能力的差距：医药科技和人力资本是昂贵的，普遍高于人们的支付能力。由此决定这里是一个不完全的市场，需要国家和政府介入，创造有管理的市场，实现供需平衡。

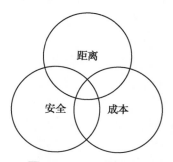

图 4-1　医疗风险来源

2. 医疗风险的主要特征

（1）社会属性：人人都可能遇到医疗风险，甚至出现因病致残致贫的严重后果。医疗消费涉及人的健康权，需要坚持社会公平原则的制度安排，不断增加的医疗成本引起全社会的关注。1952年，国际劳工组织通过的《社会保障最低标准公约》将工伤和医疗纳入社会风险范畴，并提出最低保障的原则和标准。2009年，美国总统奥巴马在医学年会的讲话中提到："不要再犯错误，医疗费用正威胁着我们的经济发展，这对每个家庭和企业来说都是一个越来越重的负担，对联邦预算来说是一个定时炸弹。"

（2）技术属性：疾病可能威胁人的健康甚至生命，其救治是否及时、诊断是否准确、治疗方案是否有效均具有不确定性。患者对自己疾病状况的感知和医生的认知是个复杂的、不断循证的过程。

（3）经济属性：医疗成本和健康损害导致的经济损失具有不确定性。一方面，医药成本和医护服务价格显示其是奢侈品；另一方面，基本医护服务属于民生保障范围。如何解决这个问题属于卫生经济学和公共政策的研究范畴，成为领域内一门重要的课程。

3. 导致医疗风险的主要原因

（1）医护资源不足、分布不合理和医护体系出现结构性问题：导致医护服务可及性差，即看病难。

（2）疾患变异先于医学发展：医学只能基于变异后的疾患进行循证研究，无法做到诊断治疗尽善尽美，医疗风险贯穿诊断、治疗、康复的全过程，无法完全杜绝错失，对医患关系产生负面影响。

（3）医药研发和生产成本高、医护人工成本高：即便是带薪群体也无法全额承担医疗费用，即看病贵。

（二）常见的临床风险

出现在医院的临床风险涉及诊疗、药物、设备、协调、人员、沟通等一系列内容，常见的临床风险如下：

1. **患者辨识风险**　诊疗中患者身份弄错、身体患病部位弄错等。
2. **差错风险**　丢失、弄错标本，影像拍摄部位弄错，配错血，错报等。
3. **手术风险**　手术部位错误，摘除器官错误，患者体内遗留器械等。
4. **麻醉风险**　麻醉方式、部位、剂量错误；麻醉过程中未认真观察等。
5. **协调风险**　危重患者出科检查，手术后患者转入重症监护室等。
6. **医疗处置风险**　诊疗技术操作不当等。
7. **管路风险**　管道滑脱、自拔等。
8. **药物风险**　医嘱、处方、调剂不当等。
9. **设备风险**　故障导致损伤、调校不准等。
10. **院内感染风险**　医疗废物处置不当、抗生素过度使用等。
11. **患者安全风险**　跌倒、意外损伤等。
12. **医患沟通风险**　未告知或信息失真等。

四、风险管理体系

1895年，美国学者Haynes在其经济学著作中首先提出风险的理念。1916年，法国管理学大师亨尼•法约尔（Henni Fayol）把风险管理思想引入企业管理。1950年后，风险管理的研究和方法日趋完善，在多国广泛应用。1970年后，风险管理从企业管理领域逐步扩大到公共卫生等领域。

（一）美国医疗风险管理体系

美国医学研究所（Institute of Medicine，IOM）于1999年10月30日报告披露了美国每年死于可预防的医疗差错人数要远超过工伤、交通事故和艾滋病的死亡人数，其中一半以上可预防。该报告引起了美国社会及政府的高度重视。政府通过增加财政投入、成立专门机构、全社会共同协作，建立了一套较完整的医疗风险监管机制，降低了医疗差错的发生率。

1. 成立患者安全中心　美国政府在2001年度财政预算中拨付2亿美元建立"质量提高和患者安全中心"，旨在提高医疗质量和保障患者安全。中心建立医疗差错研究基金；联合各类医疗机构举办质量论坛；开展全国性医疗质量提高活动；每年发布各州患者安全情况报告，并将研究改进结果付诸实践；加强患者安全教育和交流活动。

2. 建立全国性医疗差错报告系统　美国的差错报告系统由授权和志愿两种差错报告系统结合而成。前者为政府收集导致死亡和严重伤害的不良事件信息，并在全国范围内公布；后者不在全国强制执行，主要确定潜在差错，并特别考虑到相应的法律责任，制定相应法律、法规保护其合法权益．同时采取相应改进措施促进形成非惩罚性、安全的医疗报告环境。

3. 制定医疗安全执行及评价标准和体系　建立患者安全测量指标及实践准则，为数据收集系统化奠定基础；提高卫生保健组织及专业人员准入标准；建立有效医疗和护理操作规范标准；开展患者安全研究，制定医疗安全评价标准等以形成完整的评价体系。

4. 安全使用药物和医疗设备　为用药安全，相关组织通力合作．规范药物和医疗设备的安全使用。一方面，卫生保健相关组织承诺并执行不安全用药的零容忍政策，以防范用药错误；另一方面，政府支持食品药品管理局加大对上市前后药物的监管力度，以改进和加强药瓶包装和标签设计标准的管理。

5. 贯彻执行安全系统　在医疗机构内部制订公开、严格、不断改进的患者安全治疗方案，并用透明和非惩罚性措施报告和分析医疗差错，执行有效的医疗护理操作规范，提高患者的医疗安全。

6. 加强安全教育和提高医疗差错意识　联邦协作机构发起了整合医疗信息运动，医疗保险管理局开展患者安全、医疗差错等方面的研究。教育医务人员和患者充分认识医疗差错，提高差错防范意识。

7. 应用决策系统和信息技术　投资信息技术是提高卫生保健质量最有效的方法。政府把加强信息技术作为提高卫生保健质量的主要部分，并在预算上支持卫生保健信息技术。美国卫生行政部门启动了包括药物自动录入系统在内的计算机医药记录方案，加强应用信息技术，并开展"健康信息技术学者"和"科技信息指导教育改革"两个项目，加强医务人员计算机能力的培养。

8. 故障模式影响分析法　美国医疗机构联合评审委员会于2001年7月1日首先提出在医疗机构风险评估中应用失效模式与影响分析（failure mode and effect analysis，FMEA），要求每家评审合格的医院以医疗机构联合评审委员会定期公布的最频繁发生的警戒事件信息为基础，每年至少进行一次前瞻性风险评估。FMEA的引入使医疗机构在降低给药风险，加强医院软件设备过程漏洞探测等方面取得了显著成效。

（二）新西兰医疗风险管理体系

1. 不断更新相关法案 自 1990 年起，新西兰政府就重视医疗保健并采取有力措施防范医疗风险，于 1996 年 7 月、2001 年 3 月、2004 年 9 月、2005 年 5 月相继出台了各种相应法案，并不断补充和更新。

2. 严格把关医疗行业 针对医疗行业中存在的潜在因素采取严格措施。严格卫生行业准入制度；设专职卫生保健人员对医疗操作和流程规范严格把关；严格加强卫生保健人员教育；严格卫生资源的有效利用。

3. 建立法律支持环境 新西兰政府努力从立法角度建立法律支持环境，使医患双方了解医疗差错的实况。法律赋予患者十项权利，并强制医生履行告知义务；法律鼓励公开医疗差错事件及其后期处理；着力营造有效保护患者、支持医生的医疗环境，赋予健康与残疾委员会（Health and Disability Commission，HDC）灵活受理和公正处理医疗诉讼的职权。

4. 改革医疗诉讼体系 新西兰将原有的诉讼程序分为短期和长期两大方案。前者主要是直接、迅速地解决需及时调查和鉴定的医疗事件；后者主要由 HDC 针对不完善的医疗诉讼体系，为医疗诉讼提供所有诉讼索赔程序的指导和帮助。

（三）英国医疗风险管理体系

1. 成立国家患者安全中心 2001 年 8 月，英国政府宣布成立国家患者安全中心，旨在找出国民卫生服务体系的管理漏洞；促进医院和卫生保健服务形成公开、公正的医疗大环境；鼓励医生和其他工作人员报告不良事件和近似差错；主动与他人分享工作经验，从差错中吸取教训；以此保障患者安全，提高医疗质量。

2. 建立国家不良事件和近似差错分析处理系统 建立全国性（集中）和地方性（分散）相结合的报告系统，确保所有不良事件的经验教训等得以传播。

3. 选择主要领域采取针对性措施 政府专家组认为，风险管理体系不仅应从宏观角度整体把握，更重要的是首先以主要高危领域示范，采取针对性措施，提出预期目标以降低医疗风险：确定在鞘内注射、妇产科和助产科保健、药物差错、精神疾病患者自杀四个高危领域进行示范，采取措施提高患者安全。

4. 加强患者安全研究

（四）我国医疗风险管理体系

1987 年，国务院制定《医疗事故处理办法》，推动了我国医疗安全与风险管理的制度化和规范化建设。2002 年《医疗事故处理条例》出台。2006 年，中国医院协会对我国患者安全存在的问题进行分析，首次颁布了《患者安全目标》，之后每年修订 1 次。2007 年，北京举办"国际医院交流与合作论坛"，我国医院管理者意识到不良事件频发已成为世界性问题。随后《医院投诉管理办法（试行）》《中华人民共和国侵权责任法》等应运而生。近年来，国家卫生健康委员会加强了对医疗机构风险管理的监管，相继出台了《医疗质量管理办法》等多部质量法规，对医疗风险管理提出了更具体的要求。2018 年，国家卫生健康委员会办公厅发布《关于进一步加强患者安全管理工作的通知》，将规避医疗风险、保障患者安全放在了突出位置。2019 年，世界卫生组织（World Health Organization，WHO）的《患者安全：全球患者安全行动》要求将患者安全作为卫生管理部门政策和规划中的一项优先事项。

1. 建立医疗风险管理专职机构 西方许多国家已经建立起完善的患者安全和质量管理的专业机构，有关医疗风险管理和患者安全的研究项目也十分广泛，我国各类医疗机构及相关研究统一由各级卫生健康委员会负责监管。随着卫生系统不断完善，医疗风险管理也不断地转向专业化、系统化。医疗风险管理的质量和效率不断提升；对于医疗事故处理的监管力度不断加强，医疗不良事件上报管理逐步完善。

2. 建立医疗风险管理的制度与相关法律法规 我国于 2002 年颁布《医疗事故处理条例》，2009 年颁布《中华人民共和国侵权责任法》，明确了医疗损害责任的相关规定。2020 年，全国人民代表大会通过了《中华人民共和国民法典》，其中第七编第六章是《医疗损害责任》，对于医疗事故的定责、处理、判定及赔偿做出了司法解释，提供法律依据。此外，为提高我国医疗纠纷和医疗事故处理上的管理水平，原国家卫生部已将医疗风险管理专业指标引入医疗机构评价体系，并于 2008 年颁布的《医院管理评价指南》中加入医疗风险管理方面指标，以进行全程医疗质量安全管理。同时还出台措施：①积极建立国家医疗风险预警系统。②对医疗风险进行相关信息的收集、汇总、分析，以指导医务人员及时采取处置措施，保障医疗安全。③积极推动医疗责任保险，强化保险行业与卫生部门的合作。

3. 建立医疗安全事件上报系统 我国的医疗安全事件上报系统起步较早，于 20 世纪 50 年代即构建了第一套上报系统——法定传染病报告系统，后相继构建了一系列医疗安全不良事件报告系统。与西方国家所采用的高度信息化、运行机制成熟完善的医疗安全事件上报系统相比，我国事故正由惩罚性转为非惩罚性，与西方国家所采用的医疗安全事件上报系统相比，我国各地区的相关系统起步比较晚，大部分在 2007 年之后，但进步比较快，大多借鉴了西方国家的做法，鼓励自愿申报，强调非惩罚性。

医疗风险的有效管理，必须从风险源识别与定性、完善风险监控手段 / 法规、确定适当的风险减少措施等方面，开展主动的而非补救性的、系统的而非零碎的工作。否则，难以达到医疗风险有效管理的目标。

五、危机管理

（一）危机

危机（crisis）一词来源于希腊语，原始含义是游离于生死之间的状态。现代汉语中，危机一词有两种意思：一是指潜伏的祸根，如危机四伏；二是指严重困难或生死成败的紧要关头，如经济危机。美国前总统肯尼迪认为，汉语中的"危机"一词由两层意思组成，前一字表示"危险"，后一字表示"机遇"。

不同学科由于角度不同对危机的含义有不同定义。危机管理理论认为，危机是事物的一种不稳定状态，在危机到来时，当务之急是要实行一种决定性的变革；企业管理学认为，危机是一种决策形势，在此形势下，企业的利益受到威胁，任何拖延均可能会失控而导致巨大损失；组织行为学认为，危机是组织明显难以维持现状的一种状态。

对于什么是危机，我国学术界讨论得不多，大多借用国外学者对危机的定义，其中普遍倾向于采用美国著名学者罗森塔尔（Rosenthal）认为危机是对一个社会系统的基本价值观和行为准则架构产生严重威胁，并且在时间压力和不确定性极高的情况下必须对其做出关键决策的事件。

（二）危机管理

危机管理（crisis management），即通过危机监测、危机预警、危机决策和危机处理等环节，科学化、系统化地处理危机的活动。

危机管理这一概念是美国学者于 20 世纪 60 年代提出的。作为一门学科，它是决策学的一个重要分支，首先被用于外交和国际政治领域。危机管理具有不确定性、应急性和预防性三大特征。

在发达国家，危机管理的研究由来已久，已经摸索出一系列有效的应对模式。比如美国模式（强总统、大协调）、俄国模式（大总统、大安全）、韩国模式（小核心、小范围）、日本模式（强内阁、大安全）等。综观世界各国的危机管理模式，虽然存在一些差异，但都涵盖了以下共同点：有一整套安全的法律法规体系；有一个权力很大、以政府首脑为核心的中枢指挥系统，组成危机管理体制；有一套严格高效的情报收集和分析即信息管理系统；政府对待危机的客观、积极态度；社会民众对待危机的心理承受能力以及对政府的信任程度。我国的危机管理研究起步较晚，与西方现代危机管理理论相比，尚未形成完整的理论体系。

第二节　医疗风险与危机管理的方法与工具

根据国际标准化组织（International Organization for Standardization, ISO），风险管理（risk management）的通识定义为"协调各项活动以指挥一个组织去处理和应对风险"；而基于实践的定义是"系统地应用管理策略、管理规范和惯例沟通与协商、创建环境以及识别、分析、评估、处置、监控和检查风险的活动"。

一、风险分析与评估方法

风险评估是风险管理中的重要一环。风险评估又包括风险识别、风险分析和风险评价三个过程。

风险评估的方法很多，比如头脑风暴、检查表、风险矩阵、领结分析法和瑞士奶酪模型等，以下介绍几种常用的风险评估方法。

（一）风险矩阵法

风险矩阵法是一种能够把危险发生的可能性和伤害的严重程度综合评估风险大小的定性的风险评估分析方法。它是一种风险可视化的工具，从风险带来的后果和风险发生的可能性两个维度绘制矩阵图，对风险进行展示和排序。矩阵图由行和列构成，图中的空白区域就是矩阵（图 4-2）。

风险矩阵法表现形式直观，操作简便，不仅便于分析人员使用，而且便于决策者参考，因此得到了广泛的应用。

（二）领结（BOW-TIE）分析法

领结分析模型也称蝴蝶结模型，它是一种集事故树、事件树相结合的综合风险评价技术，将潜在原因、直接原因、主事件、直接后果、最终后果之间的关联以领结的形状绘制出来。这种方法将原因（左侧）和后果（右侧）的分析相结合，对具有安全风险的事件（称为顶事件，领结的中心）进行详细分析（图 4-3）。

BOW-TIE 分析法可用于风险评估、风险管理和风险沟通，旨在更好地说明特定风险的状况，帮助人们了解风险与组织事件的相互关系。BOW-TIE 分析法的优势在于其简单易用，具有高度可视化、允许在管理过程中进行处理的特点。

可能性	确定发生	5	5（中）	10（高）	15（很高）	20（很高）	25（很高）
	经常发生	4	4（中）	8（高）	12（高）	16（很高）	20（很高）
	可能发生	3	3（低）	6（中）	9（高）	12（高）	15（很高）
	极少发生	2	2（低）	4（中）	6（中）	8（高）	10（高）
	基本不发生	1	1（低）	2（低）	3（低）	4（中）	5（中）
风险管理矩阵			1	2	3	4	5
			较小	中等	严重	很严重	危急
			后果				

图 4-2　风险矩阵图

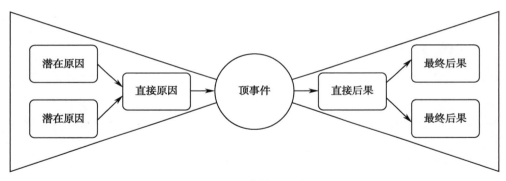

图 4-3　领结分析法

（三）瑞士奶酪模型

瑞士奶酪模型又名 Reason 模型，是英国曼彻斯特大学教授 James Reason 于 1990 年在其著名的心理学专著 *Human Error* 中提出的。该模型认为，组织活动中发生的事故与环境影响、不安全的监督、不安全行为的前兆、不安全的操作行为四个层面的因素有关，每个层面代表一重防御体系，层面上所存在的空洞代表防御体系中存在的漏洞，这些空洞的位置、大小不是固定不变的，不安全因素就像一个不间断的光源，每个层面上的空洞同时处于一条直线上时，危险就会像光源一样瞬间穿过所有漏洞，导致事故发生。这四个层面的因素叠在一起，犹如有孔的奶酪被叠放在一起，所以被称为"瑞士奶酪模型"（图 4-4）。

例如，具体到医疗卫生领域，当医院的管理体系漏洞（质量目标、制度、流程、教育、培训、资质等），医护人员的不安全行为（诊断、治疗、预防失误或设备工具失灵等），医院管理体系的防御机制失灵（三查七对、三级查房、应急管理等）以及促发因素（沟通不畅、疲劳、嘈杂环境、记忆混乱、忽视等）同时发生时，医疗风险的"光源"即穿过上述漏洞，可能导致严重的患者安全事故。

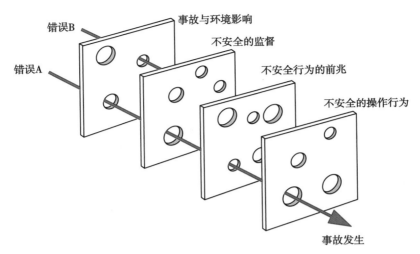

图4-4　瑞士奶酪模型

　　除以上方法以外，常用的风险分析技术还有德尔菲法、情景分析、预先危险分析等。表4-1简单列举了各种常用分析技术的特征。

表4-1　常用风险分析技术的特征

风险评估方法/技术	说明	影响因素			能否提供定量结果
		资源与能力	不确定性的性质与程度	复杂性	
头脑风暴法及结构化访谈	收集各种观点和评价，并在团队内进行评级。该法可由提示，一对一以及一对多的访谈技术所激发	低	低	低	否
德尔菲法	综合各类专家观点，并促其一致。观点有利于支持风险源及影响的识别，可能性与后果分析以及风险评价，需要独立分析和专家投票	中	中	中	否
情景分析	在想象和推测的基础上，对可能发生的未来情景加以描述。可以通过正式或非正式的、定性或定量的手段进行情景分析	中	高	中	否
检查表	一种简单的风险识别技术，提供了一系列典型的需要考虑的不确定性因素。使用者可参考以前的风险清单、规定或标准	低	低	低	否
预先危险分析	一种简单的归纳分析方法，其目标是识别风险以及可能危害特定活动，设备或系统的危险性情况及事项	低	高	中	否
失效模式和效应分析	一种识别失效模式、机制及其影响的技术。分为几类：设计（或产品）类，用于部件及产品；系统类；过程类，用于加工及组装过程；还有服务类及软件类	中	中	中	是

续表

风险评估方法/技术	说明	影响因素			能否提供定量结果
		资源与能力	不确定性的性质与程度	复杂性	
危险与可操作性分析	综合性的风险识别过程,用于明确可能偏离预期绩效的偏差,并可评估偏离的危害度。它使用一种基于引导词的系统	中	高	高	否
危害分析与关键控制点	一种系统的、前瞻性及预防性的技术,通过测量并监控那些应处于规定限值内的具体特征来确保产品质量,可靠性以及过程的安全性	中	中	中	否
结构化假设分析	一种激发团队识别风险的技术,通常在引导式研讨班上使用,并可用于风险分析及评价	中	中	任何	否
风险矩阵	将后果分级与发生可能性相结合	中	中	中	是
人因可靠性分析	主要关注系统绩效中人为因素的作用,可用于评价人为错误对系统的影响	中	中	中	是
以可靠性为中心的维修	基于可靠性分析方法实现维修策略优化。其目标是在满足安全性、环境技术要求和使用工作要求的同时,获得产品的最小维修资源消耗,用户可据此找出系统组成中对性能影响最大的零部件及其维修工作方式	中	中	中	是
压力测试	在极端情景下(最不利的情形下),评估系统运行的有效性,发现问题,制定改进措施	中	中	中	是
保护层分析法	也称作障碍分析,可以对控制措施及其效果进行评价	中	中	中	是
业务影响分析	分析重要风险如何影响组织运营及风险管理的方式	中	中	中	否
潜在通路技术	用于识别设计错误的技术。潜在通路是指能够导致非期望的功能或抑制期望功能的状态,这些不良状态的特点具有随意性,在最严格的标准化系统检查中也不一定检测到	中	中	中	否
风险指数	有效划分风险等级的工具	中	低	中	是
故障树分析	始于不良事项(顶事件)的分析并确定该事件可能发生的所有方式,以逻辑树形图的形式进行展示。建立起故障树后,应考虑如何减轻或消除潜在的风险源	高	高	中	是
事件树分析	运用归纳推理方法将各类初始事件的可能性转化成可能发生的结果	中	中	中	是
因果分析	综合运用故障树分析和事件树分析,并允许时间延误。初始事件的原因和后果都要予以考虑	高	中	高	是

续表

风险评估方法/技术	说明	影响因素			能否提供定量结果
		资源与能力	不确定性的性质与程度	复杂性	
根本原因分析	对发生的单项损失进行分析，以理解造成损失的原因以及如何改进系统或过程以避免未来出现类似的损失。分析应考虑发生损失时可使用的风险控制方法以及怎样改进风险控制方法	中	低	中	否
决策树分析	对于决策问题的细节提供了一种清楚的图解说明	高	中	中	是
领结分析法（BOW-TIE）	一种简单的图形描述方式，分析了风险从危险发展到后果的各类路径，并可审核风险控制措施。可将其视为分析事项起因（由领结图的结代表）的故障树和分析后果的事件树这两种方法的结合体	中	高	中	是
层次分析法	定性与定量分析相结合，合适于多目标，多层次，多因素的复杂系统的决策	中	任何	任何	是
在险值法	基于统计分析基础上的风险度量技术，可有效描述资产组合的整体市场风险状况	中	低	高	是
均值-方差模型	平衡收益和风险，可应用于投资和资产组合选择	中	低	中	是
资本资产定价模型	清晰地阐明了资本市场中风险与收益的关系	高	低	高	是
FN曲线（频率噪声曲线）	曲线通过区域块来表示风险，并可进行风险比较，可用于系统或过程设计以及现有的系统的管理	高	中	中	是
马尔科夫分析法	通常用于对那些存在多种状态（包括各种降级使用状态）的可维修复杂系统进行分析	高	低	高	是
蒙特卡罗模拟法	用于确定系统内的综合变化，该变化产生于多个输入数据的变化，每个输入数据都有确定的分布，且与输出结果有明确关系。该方法用于那些可将不同输入数据之间相互作用计算确定的具体模型。根据输入数据所代表的不确定性的特征，输入数据可以基于各种分析类型，风险评估中常用的是三角分布或贝塔分布	高	低	高	是
贝叶斯分析	一种统计程序，利用先验分布数据来评估结果的可能性，其推断的准确程度依赖于先验分布的准确性。贝叶斯信念网通过捕捉那些能产生一定结果的各种输入数据之间的概率关系来对原因及效果进行模拟	高	低	高	是

二、应对风险的 4T 策略

4T 策略是一种较为传统的风险应对法则，根据组织的风险承受能力和技术手段的考虑，对可接受的风险采取容忍（tolerate），对不可接受的风险采取处理（treat）、转移（transfer）或终止（terminate），简称 4T。

1. **终止（terminate）** 这种手段主要针对发生的可能性较高，并且一旦发生，后果十分严重的风险，即"难以容忍""务必消除"的风险。终止风险的目的是降低损失，通常有两种方式，第一，可以通过停止相关活动或流程来消除；第二，可以通过工程改造等手段，彻底根除组织存在的有害因素及其风险。

2. **处理（treat）** 这种手段主要针对发生的可能性一般，后果也一般的风险。这类风险往往容易遭到人们的忽视，调查显示，80% 的事故都由此类风险导致，因此，必须认真处理这类风险。处理风险是一种损失控制手段，处理应当采用系统性方法。

3. **容忍（tolerate）** 这种手段主要针对发生的可能性较低，一旦发生，其后果也较为轻微的风险，即"可容忍""可接受"的风险。需要注意的是，可容忍的风险并不等同组织可以忽视的风险，其同样需要管理，只是它并非现阶段组织优先处理的风险，长期来看，可容忍的风险仍需组织予以足够关注。

4. **转移（transfer）** 这种手段主要针对发生的可能性很低，但一旦发生，后果非常严重的风险。组织往往选择将这种风险通过相关方法，向其他个体或组织转移，最常见的转移方法就是保险。例如，火灾、爆炸等风险，其发生的可能性较低，但一旦发生，可能给组织带来巨大的损失；为减少或降低风险，组织可以就财产进行保险，当事故发生时，风险将一定限度地向保险公司转移。

需注意，开展风险评估和应对时，应针对关键风险（key risk）予以格外关注，20% 的关键风险往往导致 80% 的潜在影响和损失。

三、风险与危机管理方法的选择

在风险评估和分析的基础上，根据不同的风险类型、组织状况和决策背景，管理者可选择不同的风险与危机管理方法。选择风险管理方法时，需要对以下因素进行考量。

1. **法规、标准和规则** 为风险管理的基础。

2. **良好实践** 有些行业具有太大的多样性或发展太快，或组织希望高于现状运行，故尚无相关法规、标准和规则，因此，风险管理者求助于国内外同行已经采用的良好实践，来决定选取合适的风险处置措施。

3. **定性风险分析** 系统地利用专家的判断，获得风险范围和等级的估计，以及适当处置措施的建议。

4. **定量风险分析** 使用定量风险评估方法对风险进行系统分析，为选择风险处置的决策提供依据。

5. **以价值观为基础的决策** 对存在涉及严重不确定性，或具有重大影响的评估，无法使用以上技术时，需基于组织或社会价值观为基础而进行的决策。

在不同的决策场景中，对上述因素的侧重点亦有不同。表 4-2 简单对比了各种背景下，各种因素的优先级和权重比。

表4-2　不同决策背景下风险管理方法的选择

决策背景 ＼ 风险管理办法	法规、标准和规则	良好实践	定性风险分析（如专家评判、风险分析）	定量风险分析（如可靠性分析、定量风险评估、成本收益分析）	以价值观为基础的决策
容易理解/改变	+++				
较为复杂决策	+	++	+++	++	+
独特的挑战			+	++	+++

因素的优先级：普通：+　重要：++　非常重要：+++

四、风险管理的过程

（一）风险管理的原则

为了风险管理有效，组织宜在各个层次遵循以下原则：

1. **风险管理创造和保护价值**　风险管理有助于目标明确的实现和绩效的改进。例如，在人员的健康安全、治安、法律法符合性、公众接受性、环境保护、产品质量、项目管理、运营效率、治理和声誉方面。

2. **风险管理是整合在所有组织过程中的部分**　风险管理不是与组织的主要活动和过程分开的孤立活动。风险管理是管理职责的部分和整合在所有组织过程中的部分，包括战略规划、所有项目、变更管理过程。

3. **风险管理支持决策**　风险管理可以帮助决策者做出明智的选择、优先的措施和辨别行动方向。

4. **风险管理明晰解决不确定问题**　风险管理明确地阐述不确定性、不确定性的性质，以及如何加以解决。

5. **风险管理具备系统、结构化和及时性**　系统、及时和结构化的风险管理方法有助于提高效率和取得一致、可衡量和可靠的结果。

6. **风险管理基于最可用的信息**　风险管理过程的输入基于信息源，如历史数据、经验、利益相关方的反馈、观察、预测和专家判断。然而，决策者宜告诫自身和考虑，数据或所使用模型的局限性，或者专家之间分歧的可能性。

7. **风险管理是量体裁衣的**　风险管理是与组织的外部和内部状况及风险状况相匹配的。

8. **风险管理考虑人文因素**　风险管理认识到可以促进或阻碍组织目标实现的内部和外部人员的能力、观念和意图。

9. **风险管理是透明和包容的**　利益相关方，尤其是组织各层面的决策者适当、及时地参与，确保了风险管理保持相关和先进性。参与过程也允许利益相关方适当地发表意见，并将其观点考虑到风险准则的确定中。

10. **风险管理是动态、迭代和应对变化的**　风险管理持续察觉和响应变化。由于外部和内部事件发生，状况和知识在改变，风险的监测和评审在进行，新的风险出现，一些风险在改变，而另一些风险消失了。

11. **风险管理实现组织的持续改进**　组织宜制订和实施战略，协同组织的其他方面共同改进风险管理的成熟度。

（二）风险管理的框架

风险管理的成功取决于提供将风险管理嵌入整个组织所有层次的基础和安排的管理框架的有效性。框架有助于通过在组织不同层次和特定状况内应用风险管理过程,有效地管理风险。框架确保从风险管理过程取得的风险信息充分地被报告,以及作为决策和所有相关组织层次责任的基础。

图 4-5 描述了风险管理框架的必要要素和其以迭代的方式相互作用的 PDCA(plan-do-check-act)模型。

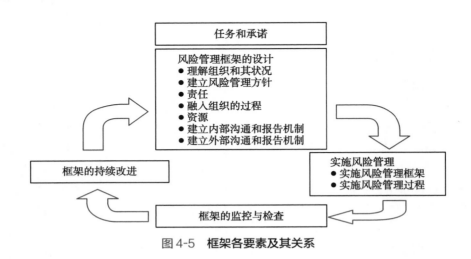

图 4-5 **框架各要素及其关系**

本框架目的不是规定一个管理体系,而是有助于组织将风险管理整合到它的整个管理体系中。因此,组织宜使框架的要素适用于其特定的需求。

如果组织现存的管理实践和过程包含风险管理要素,或者如果组织已经针对特定的风险或状况采纳了一个正式的风险管理过程,那么对原有的这些实践和过程宜针对本标准进行评审和评价,以确定它们的充分性和有效性。

（三）风险管理过程

风险管理过程应当整合进管理过程、嵌入文化与实践之中,同时针对组织的经营过程进行制定。图 4-6 展示了风险管理过程。

1. 沟通与协商 在风险管理过程中,每个阶段与利益相关方进行沟通与咨询,有助于改善各阶段效果。沟通和协商计划应在早期制定,针对与风险本身、风险成因、风险后果,以及处理风险的措施等相关问题。沟通和协商宜提供真实的、相关的、准确的、便于理解的交流信息,同时宜考虑到个人诚实因素。

2. 创建环境 对组织本身、组织目标和外部环境的建设。

3. 风险评估

（1）风险识别:发现并描述风险或不确定事件的来源。此步骤的目的是产生一个基于哪些可能产生、增强、阻碍、加快或推迟目标实现的事件的风险的综合表格。综合识别是非常重要的,因为此阶段没有识别的风险将不会包含在进一步的分析中。图 4-7 展示了风险识别和信息收集的过程。

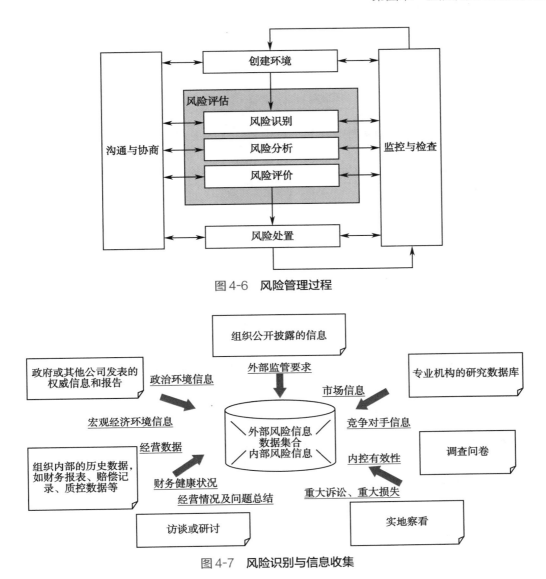

图 4-6　风险管理过程

图 4-7　风险识别与信息收集

（2）风险分析：判定风险等级，包括不确定事件发生的概率和后果。风险分析为风险评定和确定风险是否需要处理以及最适合的风险处理策略和方法，提供了输入。风险分析也可以为必须做出选择及选择涉及不同类型和程度的风险的决策，提供输入。

（3）风险评价：将分析结果与标准进行对比，确定是否要采取应对措施并辅助决策。决策宜遵循法律法规，并考虑更为宽泛的风险含义，包括风险获益组织外的团体对风险的容忍性。

4. **风险处置**　风险干预，以减少或避免风险。风险处置包括选择一种或几种修正风险的方案，以及实施这些方案。一旦方案得到实施，风险处置即提供或改进了控制措施。

5. **监控与检查**　风险管理过程中，对所有要素进行持续的核查，促进改善。监控与检查应当是风险管理过程的计划部分，包含常规监控与检查（定期或不定期），其职责应明确界定。监控与检查的结果宜予以记录及内外部的适当报告，也可用作风险管理框架评审的输入；结果可融入组织整体绩效管理、测量和报告活动。事实上，风险管理的全过程都应与组织的管理体系紧密融合，如图 4-8 所示。

83

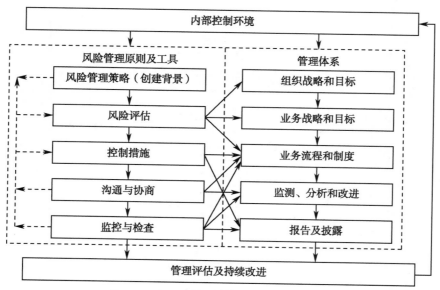

图 4-8　风险管理体系与管理体系的关系

第三节　医疗风险与危机管理的应急预案

一、应急预案制定的原则与方法

应急预案是应急机制建设中基本要素之一,是提高应急处置能力的重要保障。医院应急预案是针对医院内可能发生突发事件的预防和准备、监测与预警、处置与救援、恢复与重建,以及应急管理的组织、指挥、保障等内容而制定的工作计划或方案。国务院于 2006 年发布了《国家突发公共事件总体应急预案》,其中提出应急预案需要遵守"以人为本,减少危害;居安思危,预防为主;统一领导,分级负责;依法规范,加强管理;快速反应,协同应对;依靠科技,提高素质"六项基本原则。近年来,随着我国突发事件应急"一案三制"(应急预案和应急管理体制、机制、法制)逐步完善,结合医院突发事件的特征和分类,可归纳为以下原则。

(一)系统建设,整体管理

医院应急管理范围主要分为医院公共卫生事件、灾害性事件、社会治安等各种突发性事件,医院可设置应急管理委员会负责医院应急预案的制定和更新,针对突发事件和紧急事态中可能遇到的人员伤害和健康威胁问题进行准备与建设,并且根据应急管理相关程序和制度对医院各类突发事件进行管理,提高处置突发事件的能力,预防和最大程度地减少突发事件及其造成的损害,维护医院的安全和稳定。同时,强调将应急事件作为一个完整的系统进行管理,建立联动协同机制,如预警、处置与恢复相结合、救治、物资与安保相结合等。

(二)统一领导,分工合作

强调层级管理,各相关部门管理权利和责任必须明晰,管理职责要界定,指挥顺位要提前确认,以保证应急状况下有效处置和快速控制。在医院内,构建以职能与机构为基础的组织架构是管理体系的重要组成部分,明确以院长办公室作为全院应急管理的统筹部门,负责突发事件发生时的统一组织，协调和处置和组织各相关职能部门制定应急预案，设置完整的应急体系，包括指挥决策系统、信息管理系统、物资保障系统、咨询培训系统、预防处置系统、风险预警系统等。建立行之有效的工作团队，包括领导小组、指挥组、信息联络组、流调小组、医疗救治组、专家组、疫情信息组、消毒和隔离组、后勤保障组、人员疏散组、安保维稳组、宣传组等。

（三）常态运行，快速响应

强调应急管理的平战结合，通过管理系统的联动和协作，规范工作流程、物资供应、信息安全等，形成各部门日常管理和应急处置相对应和相协调的常规运行状态。同时，在常态化运行的基础上，提高对突发事件和紧急事态的监测与预警，快速从常态化运行转向应急状态并迅速开展行动。

应急预案方案的制定一般分为6个步骤，分别为组建编制队伍、风险识别、开展危险与应急能力分析、预案编制、预案评审与发布以及预案的实施。

（1）组建编制队伍：预案从编制、维护到实施需要医院各部门的广泛参与，在预案实际编制过程中一般会由院长办公室按照职责分管要求制定相应突发事件应急预案，但是在编制过程或者完成后，要求征集各部门的意见。

（2）风险识别：一般由院长办公室牵头组织医院各相关部门根据部门职能和相关法律法规要求识别可能发生的突发事件和风险。

（3）开展危险与应急能力分析：主要从法律法规和应急能力两个维度展开，一方面要求与现有国家法律法规、地方政府法规保持一致，例如《中华人民共和国传染病防治法》和《中华人民共和国突发事件应对法》，另一方面针对各类紧急情况，确认现有的综合响应能力，为此需要考虑每一潜在应急情况从发生、发展到结束所需要的各类应急响应资源，包括人力、物力、财力等。

（4）预案编制：根据医疗风险和应急响应能力现状，按照法律法规和医院职责分管要求制定相应突发事件应急预案，确定具体的工作目标和阶段性工作时间表、各部门任务清单、确定预案总体和各章节的结构，人员任务分配等。

（5）预案评审与发布：预案经医院各级管理人员、应急管理委员会、应急响应人员充分讨论、修订、评审，最终经应急管理委员会批准后发布实施。

（6）预案实施：预案经批准后实施生效，预案的实施不仅指在紧急情况中实施，还需将预案融入医院的整体活动，包括预案的培训、演练等。

二、应急预案的主要内容

医院应急预案可根据国务院办公厅发布的《国务院有关部门和单位制定和修订突发公共事件应急预案框架指南》进行编制。应急预案主要内容应包括：

（1）总则：说明编制预案的目的、工作原则、制定依据、适用范围等。

（2）应急组织体系的职责及成员：明确各组织机构的职责、权利和义务，以突发事故应急响应全过程为主线，明确事故发生、报警、响应、结束、善后处理处置等环节的主管部门与协作部门；以应急准备及保障机构为支线，明确各参与部门的职责。可分为领导小组、指挥组、信息联络组、流调小组、医疗救治组、专家组、疫情信息组、消毒和隔离组、后勤保障组、人员疏散组、安保维稳组、宣传组等。

（3）医院突发事件应急处理流程：包括信息日常监测，预警预防行动，预警支持系统，预警级别及发布（建议分为四级预警），报告，应急反应，突发事件应急反应的终止等。

（4）医院突发事件的分类应急处理措施：可针对医院感染的流行或暴发，医疗废物伤害、流失、泄漏、扩散和意外事故等分类应急处理，包括分级响应程序（原则上按一般、较大、重大、特别重大四级启动相应预案），信息共享和处理，通信，指挥和协调，紧急处置，应急人员的安全防护，群众的安全防护，社会力量动员与参与，事故调查分析、检测与后果评估，新闻报道，应急结束等11个要素。

（5）善后工作：包括善后处置、效果评价、奖励、征用物资和劳务的补偿、社会救助、保险、事故调查报告和经验教训总结及改进建议。

（6）保障措施：包括通信与信息保障，应急支援与装备保障，技术储备与保障，宣传、培训和演习，监督检查等。

（7）附则：包括有关术语、定义，预案管理与更新，国际沟通与协作，奖励与责任，制定与解释部门，预案实施或生效时间等。

（8）附录：包括相关的应急预案、预案总体目录、分预案目录、各种规范化格式文本，相关机构和人员通讯录等。

三、应急预案的演练与完善

应急预案的演练是应急管理中不可或缺的有一个环节。应急演练是指医院各部门针对特定的突发事件假想情景，按照应急预案所规定的职责和程序，在特定的时间和地域，模拟应急响应任务的实践活动。一次完整的应急演练活动要包括计划、准备、实施、评估总结和改进等五个阶段，通过开展应急演练，可以达到检验预案、完善准备、锻炼队伍、磨合机制、科普宣教等目的。应急演练需要遵守结合实际、合理定位，着眼实战、讲求实效，精心组织、确保安全，统筹规划、厉行节约等原则，保证应急演练有效进行下去。目前常见的应急演练主要有三种，分别为检验性演练、示范性演练和研究型演练。

（1）检验性演练：主要是指为了检验应急预案的可行性及应急准备的充分性而组织的演练。

（2）示范性演练：主要是指为了向参观、学习人员提供示范，为普及宣传应急知识而组织的观摩性演练。

（3）研究型演练：主要是为了研究突发事件应急处置的有效方法，试验应急技术、设施和设备，探索存在问题的解决方案等而组织的演练。不同演练组织形式、内容及目的的交叉组合，可以形成多种多样的演练方式。

第四节　案　　例

一、院感风险案例

2017年1月，浙江省卫生健康委员会接到某家医院报告一位技术人员在某次技术操作中严重违反规程，该次操作涉及的治疗者可能存在感染艾滋病病毒风险，随即迅速展开一系列调查和处置工作。

浙江省卫生健康委员会迅速成立调查处置领导小组及专家工作组，立即组织有关单位和专家开展调查和处置工作，紧急对涉及的全部治疗者进行血液筛查，并启动相关责任人调查追责工作。经查，此次传染源为一名治疗者在治疗过程中因个人原因在医院外感染艾滋病病毒，浙江省中医院一名技术人员违反"一人一管一抛弃"操作规程，在操作中重复使用吸管造成交叉污染，导致部分治疗者感染艾滋病病毒，造成重大医疗事故。经疾控机构检测，确诊5例。此次事件善后工作，一方面全力做好感染者治疗、关怀等工作，根据感染者具体情况采取了规范化治疗和相应的干预措施，并全力做好感染者的关怀和赔偿等后续工作；另一方面，在全省范围内开展医疗安全大排查，认真检查和严格规范医疗操作管理，坚决防止类似事件发生。此次事件对医院相关责任人进行严肃处理，直接责任人以涉嫌医疗事故罪被采取刑事强制措施。

二、疫情防控风险案例

2021年5月，六安市某医院因对首例确诊发热病例有多次接诊行为，均未及时进行预检分诊、隔离处置、核酸检测等管控措施，造成疫情扩散的严重后果。严重违反疫情防控规定严重违反疫情防控规定，医院被要求停业整顿。

疫情防控中应严格按照早发现、早报告、早隔离、早治疗。按照"加强领导、密切配合、依靠科学、依法防治、群防群控、果断处置"的防控工作方针，以对人民健康高度负责的精神，周密安排，严密防范，狠抓落实。在发现疫情时应立即启动应急预案，①立即进行疫情上报。②凡由来院就诊的传染病患者均实行报告制度，各科医生要认真填写"传染病患者就诊登记表"，每日早8时前报医务科，无传染病患者就诊零报告。疫情专干每日早8时前将传染病患者报告至疾控中心，无传染病患者电话零报告。③各科室认真详细做好就诊患者的各种登记和记录，严格执行各项操作及防护常规。④严格遵守首诊负责制，不允许推诿和随意转诊患者。⑤遇有疑似或确诊的疫情患者要快速启动隔离防护措施，对患者接触过的物品及区域进行彻底消毒。⑥医务人员在诊治传染病患者之前必须做好自身防护。⑦医务人员的工作由各部门全权负责（医务科负责抢救治疗患者、护理部负责静脉输液及消毒防护、总务科负责后勤及卫生材料保障、保卫科负责安全保卫及污物处理）。⑧严格控制院内感染，应将疑似患者置于独立的隔离区内观察，并严格消毒地面、物品表面、患者的排泄物，患者及医务人员均要戴口罩，医务人员要穿防护服并要随时做好手部的清洁及消毒。

三、药品安全事件

2012年，上海某医院误将抗肿瘤药物阿糖胞苷作为抗病毒药物阿糖腺苷注射到10名患儿身上，大多数幼儿在注射"阿糖胞苷"后的两三天内相继出现了上吐下泻、发高烧的症状，部分幼儿的身上还出现了白色脂肪粒或红疹以及大便出血等情况。针对此类突发事件处理完毕后，各相关责任部门就事件的发生时间、地点、事件原因、事故抢救处理情况、采取的应急措施、需有关部门和单位协调等有关事相，写出书面总结报告。认真总结经验，吸取教训，并引以为鉴，制定并完善相应的措施，以避免类似事件的发生。

四、消防事件

2019年10月，安徽省涡阳县店集镇中心卫生院发生火灾事故，共造成5人死亡，5人受伤，直接经济损失 502.85 万元。安徽省应急管理厅立即成立了较大火灾事故调查组全面负责事故调查工作，同时邀请省监察委派员参加，并选派了消防、给排水、建筑管理、电气工程等相关专业领域专家参与事故调查工作。据安徽省应急管理厅公布的调查报告显示，起火直接原因是当班护士点燃蚊香，用输液瓶挂钩固定在病历夹推车把手上，并使用装有可燃物的纸箱接住蚊香灰，人离开后，蚊香引燃周围可燃材料引发火灾。间接原因为医院在消防方面的重大漏洞和违规。

此次事件应急救援及善后处置情况如下：

10 月 9 日 2 时 7 分，亳州市消防支队涡阳大队接到报警，称涡阳县店集镇卫生院发生火灾。接警后，涡阳大队指战员赶赴事故现场参加救援，同时向消防支队全勤指挥部报告。省消防总队、亳州市支队及时响应，分别派出指挥人员赶赴现场指导救援。涡阳县卫生健康委员会接到县消防大队电话报警后，立即组织相关人员赶赴火灾现场，安排县中医院做好接收受伤人员的救治工作，通知相关科室医护人员做好抢救准备。2 时 50 分许，县 110 指挥中心向县政府总值班室电话报告了火灾事故情况。接到事故报告后，县委、县政府主要负责同志组织县应急、公安、消防、卫健等部门负责人赶赴事故现场，组织开展现场应急处置工作。涡阳县委县政府成立了"10•9 火灾应急处置工作组"，下设善后安抚组、配合调查组、新闻发布组、信访维稳组五个组，组织指挥现场救援。事故发生后，省委、省政府主要领导就事故处置专门作出批示，亳州市政府主要负责人赶赴现场指导救援，布置善后处置工作，省应急管理厅负责人也第一时间赶到现场指导抢险搜救工作。现场指挥部成立善后工作组，组织对死、伤者家属的安抚及维护社会稳定工作。

（于广军）

参 考 文 献

1. 唐静，陈洪，王智勇，等. 当前国内医院医疗风险管理的思考 [J]. 重庆医学，2021，50（7）：5.
2. 于伯洋，许苹，徐铮，等. 国内外医疗风险管理比较及启示 [J]. 解放军医院管理杂志，2015，22，175（11）：1097-1100.

第五章
医疗质量与安全管理工具

第一节　医疗质量与安全管理工具的基本理论与历史沿革

质量管理工具是质量和安全管理的重要手段和技术,随着质量管理理念的演变和发展在逐步更新和迭代。随着市场竞争激烈,顾客关注产品安全可靠、经济美观和耐用,人们发现质量管理体系是整体运营体系中的一个子系统,需要运用系统分析的观点分析质量问题。十九世纪六十年代,PDCA 循环、全面质量管理(TQM)、品管圈(QCC)、全公司质量管理(CWQC)等工具被设计和应用,通过开展这些群众性质量管理活动,提高了企业产品竞争力。随着科学技术的飞速发展和经济水平的不断提高,顾客的需求特征从量化、规模化转变为异质化和个性化,他们对产品的质量、样式等提出了更高的要求,而质量保证的重点转向设计和生产何种产品。因此,设计开发阶段的质量管理活动受到重点关注,从而出现了质量功能展开(QFD)。针对创新性问题,之后又出现了课题研究型品管圈(QCC)、六西格玛设计(DFSS)、试验设计(DOE)、失效模式与影响分析(FMEA)、发明性问题解决理论(TRIZ)等。大部分的管理工具早期产生并应用于企业界和工业界,后期逐步被推广到医疗行业,成为医疗质量与安全管理的重要技术。

医疗质量管理工具的选择和科学运用是医疗质量管理的重要措施和实践手段,推动着医疗质量提升、医院管理水平的提高。《三级综合医院评审标准(2011 版)》明确要求医院质量管理人员应结合全面质量管理原理,通过适宜的质量管理改进方法及质量管理工具开展持续质量改进工作,并做好效果评价工作,规定医院至少运用1~2 种质量管理方法及工具,鼓励医院科学有效地运用质量管理工具以提高医疗质量。2016 年国家卫计委发布的《医疗质量管理办法》中也明确提出,医疗机构应当熟练运用 PDCA 循环、品管圈等质量管理工具开展医疗质量管理与自我评价。

(一)基本概念

2016 年,国家卫生和计划生育委员会发布的《医疗质量管理办法》中明确定义了关于医疗质量、医疗质量管理、医疗质量管理工具等相关概念。

1. **医疗质量**　医疗质量指在现有医疗技术水平及能力、条件下,医疗机构及其医务人员在临床诊断及治疗过程中,按照职业道德及诊疗规范要求,给予患者医疗照顾的程度。

2. **医疗质量管理**　质量管理是组织为使产品和服务质量能满足质量要求,达到顾客满意而开展的策划、组织、实施、检查、监督及改进等有关活动的总和。医疗质量管理是指按照医疗质量形成的规律和有关法律、法规要求,运用现代科学管理方法,对医疗服务要素、过程和结果进行管理与控制,以实现医疗质量系统改进、持续改进的过程。

3. 医疗质量管理工具 医疗质量管理工具是指为实现医疗质量管理目标和持续改进所采用的措施、方法和手段。医院质量管理工具具体如下:品管圈、PDCA 循环、临床路径、平衡计分卡、全面质量管理、失效模式与效应分析、6S 管理、六西格玛管理、追踪方法学、根本原因分析。

(二)医疗质量与安全管理工具的特点

1. 科学性 运用医疗质量管理工具需要通过指标牵引,遵循固定流程和步骤,运用科学统计工具及各种品管手法发现问题、分析问题和解决问题,并通过数据分析评价改善效果,标准化有效措施以维持改善效果。

2. 系统性 医疗质量管理是一个系统性的过程,涉及医疗机构内的各个环节。医疗质量管理工具的应用需要寻找系统层面的漏洞和问题,通过综合运用多种方法和手段分析原因和措施改进逐步完善医疗质量与安全管理系统。

3. 学习性 医疗质量管理是一个持续改进的过程,需要持续不断地应用医疗质量管理工具进行改进和完善。同时,还需要通过不断学习,应用新工具和新方法持续改进,以提高医疗服务的质量和安全性。

4. 以患者为中心 医疗质量管理的核心是以患者为中心,从患者的需求和体验出发,运用医疗质量管理工具进行改进和完善,从而为患者持续提供安全、有效、及时、合理和人性化的医疗服务。

(三)医疗质量管理工具的分类

1. 以问题解决类型分类,可以将医疗质量管理工具分为解析型问题解决工具(如根本原因分析法、6S 管理等)、设计型问题解决工具(临床路径、医疗失效模式与效应分析等)和组合型问题解决工具(品管圈、精益管理、六西格玛等)。

2. 以工具用途分类,根据滚球理论可以将医疗质量管理工具分为牵引力量类工具(如品管圈、精益管理等)和刹车力量类工具(如追踪方法学、根本原因分析等)。

3. 以事件发生环节分类,可以将医疗质量管理工具分为事前预防工具(如医疗失效模式与效应分析、灾害性脆弱分析等)、事中改进工具(品管圈、精益管理、六西格玛等)和事后改进工具(根本原因分析法等)。

(四)医疗质量与安全管理工具的作用

1. 持续提升患者安全目标管理 随着医疗行业发展和工作推进,医疗质量安全情况每年都会出现一定程度的变化,特别是国家医疗质量安全目标发布后,行业针对性地开展改进工作,其中离不开医疗质量管理工具的应用。坚持人民至上,生命至上,推动多部门、多学科协同工作,充分调动相关管理人员和医务人员的积极性,共同培育全员关注、全员参与的医疗质量安全行业理念与文化。

2. 切实夯实医疗质量安全基础 守住医疗质量安全的底线,就是守住高质量发展的生命线。抓住医疗质量安全的每一个要素,建立健全质量改进体系,始终看齐最高标准、最高要求,才能真正让人民群众安心放心看病。医疗质量与安全管理是一项长期性的工作任务,关系到每一名患者的健康和生命。每一名医务人员都应该把安全、质量贯穿于整个医疗活动的始终,应用医疗质量管理工具不断进行质量持续改进。

3. 形成全员参与的质量持续改进文化　通过坚持广泛动员的理念,将持续改进纳入管理的全过程。通过教育引导、媒体传播和氛围营造,让医务人员深刻认识到医疗质量管理工具为他们提供了一个参与管理的平台,让每个人都成为医院质量管理的主体。按照"知行合一"的理念,让医务人员深刻认知到开展医疗质量管理工具对医院、对科室、对个人的意义与作用,从而巩固医疗质量管理工具长远发展的根基,让医疗质量管理工具成为医务人员内化于心、外化于行的自觉实践,从而形成浓厚的高质量发展文化氛围。

第二节　组合型解决工具

一、品管圈

（一）品管圈基本概念

品管圈的英文全称是 quality control circle(QCC),也叫 QC 小组。关于品管圈的定义有很多,也较为相似。日本科学技术联盟给品管圈的定义为:"QCC 是由同一现场的人员,自动自发地进行质量管理活动而组成的小组,此小组是全公司质量管理活动的一环,在自我启发及相互启发的原则下,活用各种统计手法,以全员参加的方式,持续不断地对工作现场进行改善与管理"。中国台湾财团法人医院评鉴暨医疗品质策进会(以下简称为"医策会")将医品圈(healthcare quality improvement circle, HQIC)定义为:"集合医疗卫生机构基层人员工作性质相似者,以 5~12 人组成一圈,选定品质改善的主题,圈员自我启发与相互启发,脑力激荡、团队合作创佳绩,降低成本,提升品质"。

刘庭芳教授给品管圈的定义为:"由在相同、相近或有互补性质工作场所的人们自动自发组成数人一圈的活动团队,通过全体合作、集思广益,按照一定的活动程序,活用科学统计工具及品管手法,来解决工作现场、管理、文化等方面所发生的问题及课题"。刘庭芳教授扩展了品管圈原有的定义,结合医疗行业的特殊性,将品管圈活动扩展到跨部门、跨机构和跨区域,进一步提高了品管圈的应用范围与场景。

品管圈活动可以培养员工积极改善的意识以及解决问题的能力,强化员工对团体归属感及工作成就感,促使组织政策目标能有效达成并持续落实,引导员工参与质量经营促进管理水平提高,协助组织训练员工以及发掘人才。

（二）品管圈的起源与发展

20 世纪 50 年代,品管圈思想在美国的戴明(Deming)教授的统计方法学课程和朱兰(Juran)教授的质量管理课程中初现雏形。20 世纪 60 年代,日本品质管理大师石川馨博士将品管圈思想引入日本的工业制造业,正式创建了品管圈活动,石川馨博士也被誉为 QCC 之父。基于工业届品管圈取得的良好效果,医疗界逐步认识到品质管理工具的适用性,开始在医疗领域开展品管圈,从而把品管圈活动推入到一个新的阶段。

1966 年,中国台湾地区开始引入品管圈活动,多家企业相继开展活动。随着品管圈的推行,其热潮从产业界延伸至医疗服务业,医疗机构纷纷开始引入及推进品管圈活动。中国台湾医策会通过医品圈竞赛活动带动台湾医疗界不断改善医疗环境,以品质提升创造医疗价值,为台湾居民打造更优质的就医环境与健康照护。

1993 年，我国有少数医院尝试将品管圈应用于护理部和药剂科。2001 年之后，许多医疗机构开始逐步推行品管圈管理模式以提升医疗服务质量。2005 年，在时任海南省医院协会会长、清华大学继续教育学院医药卫生研究中心学术主任刘庭芳教授的建议下，海南省率先在全省二级以上医疗机构开展品管圈活动，全省推广运用取得明显成效。2008 年，海南省卫生行政部门将品管圈开展情况纳入到全省医院评审标准。2009 年，海南省医院协会在海口举办了国内首次（仅有海南省医务人员参加）医院品管圈大赛。2011 年，国家卫生行政部门将"应用现代管理方法和工具改进医疗质量"列入到医院评审标准。2016 年，国家卫生计生委发布《医疗质量管理办法》，通过顶层设计，进一步建立完善医疗质量管理长效机制，品管圈等质量管理工具被收录其中，成为全国医院实现医疗质量管理目标和持续改进的重要工具。

基于海南省品管圈活动取得的突出成果，2010 年，刘庭芳教授受国家卫生计生委的委托，开展《品管圈在我国医院适宜性应用研究》课题，此课题研究产出了丰富成果，包括 55 万字的《中国医院品管圈操作手册》及 30 篇学术论文、系列培训教材。在 5 年的探索中，刘庭芳教授带领团队进行持续追踪和控制，对工具实践操作层面进行了系统性研究，从"主题选定""真因验证""对策拟定"和"标准化"四个关键步骤中出现的误区入手，提出相应规范与标准，引导了该工具的健康、良好、有序发展，推动了品管圈活动在我国医疗机构的应用。2013 年，在国家卫生和计划生育委员会医政医管局的指导下，由清华大学主办，清华大学医院管理研究院、中国医院院长杂志社共同承办的"首届全国医院品管圈大赛"成功举办，该大赛通过多种形式展示了医院品管圈活动的开展过程及效果。同年，在卫生行政部门的指导下，刘庭芳教授发起成立"中国医院品管圈联盟"，开始负责统筹我国 QCC 相关活动的计划、组织、培训、研究、推广及国际交流与合作，引领全国医院品管圈理论与实证研究，并不断推陈出新、创新发展。2017 年 2 月，中国医院品管圈联盟正式更名为中国医院品质管理联盟，意味着联盟从单一的品管圈转向多维品质管理工具综合推进的新阶段。截至 2021 年 12 月，全国医院品管圈（多维工具）大赛已成功举办九届，从多学科、多专业、多层次视角将品管圈应用于实践，并不断向医疗纵深领域推进，涵盖护理、医疗、医技、行政、后勤等部门，显著增强了质量管理工具的影响力，使更多的医院体会到质量管理工具对医疗质量持续增进的功效，已成为我国推进医疗质量改进的重要力量。2017 年，中国与国际医疗品质协会合作启动暨全国医疗质量改进活动获奖案例报告会成功举办。同年 10 月，在英国伦敦举办的第 34 届国际医疗品质大会上，刘庭芳教授作为中国医院品质管理联盟主席率领 5 个优秀圈组参会，并作学术报告，介绍以 QCC 为代表的中国医疗质量改进活动的进展。同时，国际医疗品质协会官方网站正式公布，刘庭芳教授入选国际医疗品质协会全球百名权威专家库成员。2018 年，"首届国际医院品管圈大赛暨医疗安全与质量管理高峰论坛"在海南博鳌举办，标志着我国医疗机构品管圈活动逐步走向世界，受到国际关注，成为受众广、效果佳、应用普遍度高的管理工具之一。2019 年 4 月，刘庭芳教授当选 IAQS（国际医疗质量与安全科学院）院士。2019 年 10 月，第 36 届国际医疗品质大会在南非首都开普敦召开，全球首届医疗品质提升大赛（the First International Quality Improvement Competition）同期举办，山东大学齐鲁医院课题研究型品管圈"肺福之言圈"——《基于 ERAS 肺癌患者气道管理 360 模式构建》获得了第一名的殊荣，也是大赛唯一的一等奖。2020 年，"中国医院品质管理高峰论坛暨第八届全国医院品管圈大赛"在北京顺利举行。2021 年，品管圈被引入中国疾病控制中心系统。

（三）品管圈的分类与 QC STORY 判定

医院品管圈通常被划分为问题解决型和课题研究型品管圈（图 5-1）。问题解决型和课题研究型品管圈在思维方式、推进方法等诸多方面均有所区别，适用范围也自然有所差异。问题解决型品管圈是品管圈的最初形态，主要针对既有的、延续的工作中现状与标准出现的差距，以既有的工作方法为前提予以解决，在实施中追寻原因，对现状工作做出部分改进。问题解决型品管圈通常解决的是问题点层面的问题，课题研究型通常解决的是体系或者系统层面的问题。课题研究型品管圈是建立在成熟的品管理念和新七大手法基础上的改善活动。主要是针对新的、无既往经验的工作，在新的期望与目标产生后，员工不以既有的工作方法为前提，而是运用新的思维方式与品管手法，通过探讨对策、手段，创造出新的工作方法达成新的期望值，最终实现"新规业务（操作）的应对""现状突破""预测防止"和"魅力性品质的创造"。

问题解决型和课题研究型品管圈并无孰优孰劣之分，在实际应用过程中根据具体适用情况进行选择，具体可以根据 QC STORY 判定表进行筛选（表 5-1）。

表 5-1 品管圈活动类型判定表

课题研究型	关系程度	问题解决型
1. 无既往工作经验，欲顺利完成首次面临的工作（新规业务的应对）		1. 欲解决原来已在实施的工作中所发现的问题
2. 欲大幅度突破现状（现况突破）		2. 欲维持、提升现况水准
3. 欲挑战魅力性质量，魅力性水平（魅力性质量的创造）		3. 欲保障质量现状、当前水平
4. 欲提前解决可预见的课题		4. 欲防止再发生已出现的问题
5. 通过新方案、新对策、新想法的探究与实施可达成目标		5. 探究问题的真因，通过消除或解决真因，可获得问题的解决
判定结果	合计分数	判定结果

注：关系程度三段评价：大 = 5；中 = 3；小 = 1。

（四）品管圈的步骤与流程

品管圈活动的基本步骤一般都是按照 PDCA 循环进行，具体将品管圈活动划分为四个阶段和十大步骤，成功地将理念、行动与管理方法融为一体。其中四个阶段和十大步骤之间关系密切，共通联动，不可分割；在实际应用中，课题研究型品管圈和问题解决型品管圈的流程中主要在课题明确化、目标设定和最适方策研究三个步骤有所不同，其他的步骤两种类型基本相似（图 5-1）。

1. 团队组建与圈文化建设

（1）圈成员构成：品管圈的圈成员一般由工作性质相同或相关的工作人员组成，组圈人数一般以 5～12 人为宜，包含辅导员 1 名，圈长 1 名，圈员若干名。如果改善主题涉及多个部门与科室时，圈成员可以包含多岗位、跨部门的成员；在组圈完成后，需要通过品管圈成员基本信息表进行展示，以关心圈的圈成员为例，介绍圈成员的相关信息（表 5-2）。

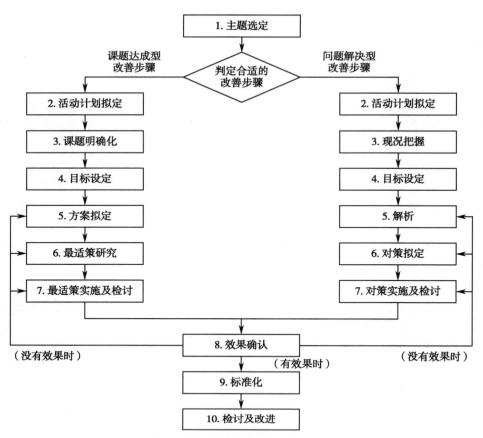

图 5-1　课题研究型与问题解决型品管圈活动步骤对照

表 5-2　关心圈的圈成员信息表

姓名	圈内职务	性别	职称	学历	科室	工作年限
陈*	辅导员	女	主任医师	博士研究生	心血管内科	30
胡*	圈长	女	护师	硕士研究生	心血管内科	
王*	圈员	女	主管护师	硕士研究生	心血管内科	6
姚*	圈员	女	医师	博士研究生	心血管内科	14
李*	圈员	女	主管护师	本科	心血管内科	12
彭*	圈员	男	主任医师	博士研究生	心血管内科	7
刘*	圈员	女	主治医师	硕士研究生	康复科	7
刘*	圈员	男	护师	本科	心导管室	6
张*	圈员	女	工程师	硕士研究生	信息科	7
赵*	圈员	男	副教授	博士研究生	心血管内科	6
陈*	圈员	女	讲师	博士研究生	心血管内科	8
王*	圈员	女	主管护师	硕士研究生	心血管内科	6

（2）圈名与圈徽：圈名与圈徽是品管圈活动的圈文化体现，也是品管圈活动的必备要素，圈名及圈徽之间要有关联性。圈名和圈徽的产生方式主要包括头脑风暴法和投票法。通常还需要说明圈名与圈徽的意义。以关心圈为例，紧握的双手代表医患携手相牵、全心陪伴，生命之树代表关心病人、关爱心脏、关注健康（图5-2，彩图见文末）。

2. 问题解决型品管圈活动步骤　问题解决型品管圈侧重解决实际工作中的问题点，主要通过PDCA四个阶段、十大步骤和七大手法展开（图5-3）。

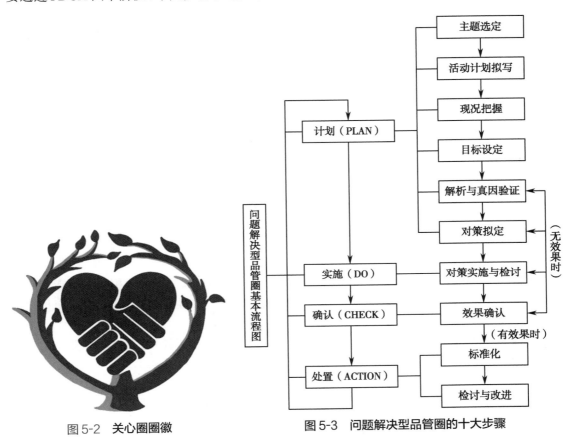

图5-2　关心圈圈徽　　　　图5-3　问题解决型品管圈的十大步骤

（1）主题选定："主题选定"是指品管圈圈员通过头脑风暴法、投票法、排序法、评价法等多种方法，从多个备选主题中选定一个合适的改善主题，并对选定的主题进行类型判定，说明定义、衡量指标、计算公式，以及选题的背景和理由。主题通常指一个可衡量的具体问题点，常见备选主题包括品质、效率、成本和安全四个类别，比如手术部位感染率、患者等候时间、设备故障次数、不安全事件发生率等问题。在主题选定过程中，常用的评价指标包括可行性、重要性、迫切性、圈能力和上级政策等。主题的选定还可以采用权重评价法，权重评价法是在评价法的基础上，增加了评价指标权重分配和分数换算的步骤。该方法考虑了不同的机构或部门对各评价指标的重视程度有所不同，更适合备选主题之间总分差距比较小的情况。

以关心圈为例，圈成员首先确定了四项备选主题，接着通过权重评价法，将重要性、可行性、迫切性和圈能力进行权重分配，圈员根据评分表对每个备选主题进行打分，经过分数加总和换算，最终关心圈确定的品管圈主题为提高经股动脉行心脏介入手术患者早期活动完成率（表5-3）。

表5-3 关心圈的主题选定表

主题评价题目	迫切性 23%	重要性 25%	可行性 22%	圈能力 30%	总分	顺序	选定
降低冠状动脉介入术后患者造影剂肾病发生率	8.82	12.2	7.92	7.82	36.76	2	
经导管主动脉瓣植入术患者早期心脏康复方案构建	8.22	12.2	6.6	7.36	34.98	4	
提高肺动脉高压患者心肺功能	10.29	10.98	8.36	6.44	36.07	3	
提高经股动脉行心脏介入手术患者早期活动完成率	11.27	9.15	8.8	9.2	38.42	1	★

评价标准	分数	重要性	迫切性	可行性	圈能力
	1	一般	半年以后再说	一般	0%～50%
	3	比较重要	下次解决	比较可行	51%～75%
	5	非常重要	尽快解决	非常科学	76%～100%

备注：（优5分，良3分，差1分，全部成员参与选题过程）

确定品管圈主题之后，需要对主题中的相关名词进行解释，可查阅相关文献或参考书目，需注明出处，并对主题中的"衡量指标"的计算公式进行说明。以关心圈为例，具体名词定义与衡量指标如下：

心脏介入手术是指经过穿刺体表血管，在数字减影的连续投照下，通过特定的心脏导管操作技术对心脏疾病进行确诊和治疗的方法。

经股动脉穿刺是心脏介入手术经典路径，利用微创技术在影像学方法的引导下，经股动脉穿刺将导管送到病变部位，通过特定的心脏导管操作技术对心脏病进行确诊和治疗的方法。

早期活动是指术后6小时内患者能完成自主翻身及主被动关节活动。

计算公式：早期活动完成率 $= \dfrac{\text{完成早期活动的人数}}{\text{经股动脉心脏介入手术总人数}} \times 100\%$

最后，还要说明选题背景与理由，选题背景与理由应详实具体、贴合实际，阐明该主题对不同机构、人群的效益与价值。实际应用中，可从以下几方面进行说明：①国内外相关领域的文献综述；②政策、规范或指南中对本主题相关的要求；③本主题对实际应用的重要性；④国内外或同等级医院关于本主题的现状等。

（2）计划拟定：计划拟定阶段通常采用甘特图展示品管圈活动的实施计划。甘特图（Gantt chart），又称甘梯图、横道图或条状图，是由亨利·甘特（Henry Laurence Gantt）于1910年提出并以他的名字来命名的管理图表。它通过条状图来显示项目、进度和其他时间相关的进展情况。其中，横轴表示时间，纵轴表示活动（项目），线条表示在整个期间上计划和实际的活动完成情况。甘特图可以直观地表明工作计划中各"事件"之间在时间上的相互关系，并强调时间和成本在计划和控制中的重要性。

品管圈活动在甘特图的基础上设计了完整的活动计划。具体包括：十大步骤、时间分配、活动地点、使用的品管工具及每个阶段的负责人。在甘特图绘制中，"-----"表示计划线，"＿＿＿"表示实施线。在具体实施过程中，计划线与实施线可以不同步，但需在甘特图中对未按照计划部分进行的具体原因及后期时间进度调整进行说明。同时，需要标明PDCA四个阶段的占比，并建议按一定的比例进行时间分配。通常按照品管圈活动十大步骤的时间顺序，制定相应的活动计划内容。在一个完整的PDCA循环中，Plan占活动总时间的30%左右；Do占活动总时间的40%；Check占活动总时间的20%左右；Action占活动总时间的10%左右，详见案例关心圈的甘特图（图5-4）。

活动阶段	时间	×年1月				×年2月				×年3月					×年4月				×年5月				×年6月				×年7月					责任人	地点	方法
	项目/周	1	2	3	4	1	2	3	4	1	2	3	4	5	1	2	3	4	1	2	3	4	1	2	3	4	1	2	3	4	5			
组建品质团队																																包*	医生办公室	讨论法
主题选定			P 33.3%																													胡*	医生办公室	权重法评价法
活动计划拟定																																王*	病房	甘特图
现状把握																																陈*	医生办公室	查险表柏拉图流程图
目标设定																																王*	医生办公室	公式计算法
解析与对策拟定										D 43.3%																						胡*	病房	鱼骨图查检表
对策实施															C 13.4%																	李*	病房	PDCA
效果确认																																王*	病房	柏拉图雷达图
标准化																																胡*	医生办公室	流程图标准书
检讨与改进															A 10.0%																	胡*	医生办公室	小组讨论

图5-4 关心圈甘特图

（3）现况把握：现状把握阶段最主要的目的就是掌握事实，了解问题的现状与严重程度，找到改善重点，为设定目标提供依据。具体包括充分掌握现行工作内容、三现原则、问题收集记录和明确改善重点等内容，其表现形式主要包括流程图、查检表及柏拉图。

1）流程图：以图形显示产品或服务流程中所有的步骤及发生的次序。可用来了解现有的作业流程，指出流程中是否有不必要、不均衡或不合理的问题。在此阶段，圈员通过各种形式的小组讨论，对现行工作的内容和过程运用流程图进行归纳和总结，并在流程图中圈选出本期活动的改善重点或查检重点。以关心圈为例，圈员在明确主题后，共同参与绘制了流程图（图5-5）。

2）查检表：查检表是现况调查的数据记录表，用来记录和分析事实。它将有关项目和预定收集的数据进行系统汇总，制成图形或表格，必

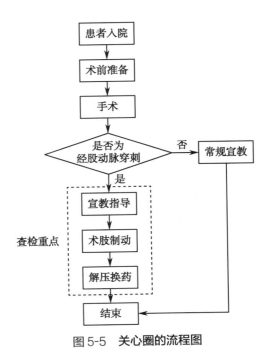

图5-5 关心圈的流程图

要时记上检查记号，并加以统计整理。查检表通常包含"5W2H"七要素：What，事件名称；When，查检时间；Where，查检地点；Who，查检人员；Why，查检项目；How，查检方式；How Much，查检样本量。

查检表通常有四种类型：记录用查检表、点查用查检表、调查用查检表和流程程序查检表。①记录用查检表将数据分成若干个项目，以符号、画记或数字记录，作为分析问题、掌握事实及改善重点的根据。多用于调查不良项目、错误类别、缺点位置等情形（表5-4）。记录用查检表在实际应用中还涉及层别法的应用。层别是指利用数据中共同有的特征，将各项数据或数据进行分层别类。②点查用查检表是指把要确认的各种事项全部列出来而制成的表格，多用于确认操作执行、设备仪器养护的实施状况，督查工作过程，防止工作中的疏忽或遗漏。③调查用查检表是根据调查目的进行问卷设计，通过调查问卷收集数据和统计分析，明确改善重点。④流程程序查检表是指对时间数据进行查检，需要明确流程环节以及每个环节的标准时间，多用于流程优化和改造。

查检表的应用遵循"三现"原则，即到现场、针对现状、做现实观察。查检方式可采用抽查或全查，样本量越大越好。收集数据和查检力求简单，容易执行。查检项目要随时检讨，加入必要项目，删除不必要项目。为了保证查检基准的一致性，还需要提前对查检人员进行培训。

表5-4　查检表（记录用查检表样表）

项目	××年×月										合计
	1日	2日	3日	4日	5日	6日	7日	8日	9日	10日	
合计											

查检目的：

查检负责人：

查检时间：

要检地点：

查检方式：

样本数量：

3）柏拉图：又叫做帕累托图，它是将质量改进项目按照从最重要到最不重要顺序排列（数据从大到小排列）的双纵轴图形，是根据所收集的数据，按照不良原因、错误类别等不同区分标准，以寻求占最大比率之原因或错误的一种图形。柏拉图根据查检表结果制作，由一个横坐标、两个纵坐标，几个按照高低顺序排列的矩形和一条累计百分比折线组成。其中，横坐标表示分类项目；左纵坐标表示发生次数或频次，最大值为发生次数或频次的总和；右纵坐标表示发生率，最高刻度为100%。左右两边最高刻度在同一水平线上。

在品管圈的应用中，柏拉图可找出造成主要错误（80%）的主要因素（20%），区分主要与次要的项目，重点把握关键少数特性。柏拉图可用作问题改善前、中、后的比较分析，确认改善对策的效果。以关心圈为例，展示其绘制的改善前柏拉图（图5-6）。

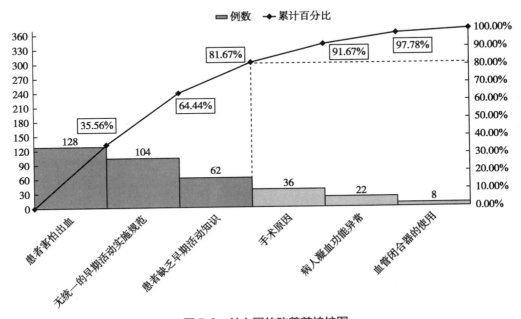

图5-6 关心圈的改善前柏拉图

（4）目标设定：对主题改善提出的具体定量指标。目标要具有一定的挑战性，但同时要在力所能及的范围内。目标值要具体化和数据化，且要有依据，不可盲目进行目标设定。

通常依据政策要求、医院或科室的战略及计划、领导指示设定目标。还可以应用同侪比较或标杆学习法，依据参考文献或其他医院的标准值设定目标。同时，可以通过公式法根据现状把握时查检的现况值，结合改善重点和圈能力进行目标设定。

降低类主题的目标值计算公式：

目标值 = 现况值 − 改善值 = 现况值 −（现况值 × 改善重点 × 圈能力）

提高类主题的目标值计算公式：

目标值 = 现况值 + 改善值 = 现况值 +（标准值 − 现况值）× 改善重点 × 圈能力

现况值：现状把握阶段利用查检表及衡量指标计算所得到的数值。

改善重点：根据柏拉图所示，由80/20法则所确定的，累计百分比接近80%的重点项目所对应的百分数。

圈能力：用一个具体的百分比数值来表示全体圈员完成目标的实际改善能力。全体圈员根据自己的工作经验，结合实际情况对自身的主题改善能力进行评价，由高到低按最高5分，最低1分赋分，最终计算总分与满分的比值即为圈员主题改善能力数值。另外，还可以根据全体圈员的工作年资、学历、主题改善能力值和品管圈经验值计算圈能力。

（5）解析：对目标设定过程中柏拉图确定的改善重点进行原因分析和真因验证，通过鱼骨图（特性要因图）或系统图分析问题发生的原因，再根据原因的重要性应用投票法或评价法选定要因，之后运用查检表、柏拉图等通过现场现物进行真因验证。因此，解析阶段包括原因分析、要因选定和真因验证三个步骤。

1）原因分析：通常通过鱼骨图进行展示，鱼头代表主要问题（改善重点），鱼骨图上的大骨、中骨、小骨分别代表大原因、中原因和小原因。绘制大骨与中骨，以60°为原则，把原因写在各骨的末端，以方便整理阅读。大原因通常代表是一个具体方向，比如：人、物、法、环；中原因通常代表的是一个概念、想法，比如：医生、患者；小原因通常代表的是具体事件。鱼骨图至少要有4根大骨、3根中骨及2根小骨，即一个标准的鱼骨图就会有24个小原因。在不同大因下的小原因可以有因果关联关系、可以重复，末端原因通常产生在小骨层面，但并非所有的小原因都是末端原因。实际上，一张鱼骨图只能解决一个主要改善问题，现况把握阶段确定了几个改善重点，那么就需要制作几张鱼骨图。

2）要因选定：通常根据鱼骨图上的所有原因制定要因评价表，采用评价法让每一个圈员对每一个末端原因按照重要程度进行打分（重要5分、一般3分、不重要1分），计算总分或者平均分后，将分值高于满分80%的原因确定为要因。要因选定之后要完成要因确认，主要确认以下三点：明确所选要因是否为末端原因；要因之间是否有因果关系；要因是否可控或可改善。因此，不同于原因分析阶段，所选要因需为末端原因，彼此之间不能有因果关系，且必须可控或可改善，不符合要求的要因需予以排除。

3）真因验证：真因验证则是根据圈选出的要因，设计查检表，坚持"三现原则"，即到现场、针对现状、做现实观察。真因验证一般应用数据进行验证，以提高其可信度。真因验证可以进行整体验证，即对现场收集到的数据进行汇总分析，利用柏拉图检验其是否符合80/20法则；也可以进行逐一验证，把不合格的要因剔除，找到导致问题发生的真因。以关心圈为例，下面是其解析和真因验证过程（图5-7、表5-5、图5-8）。最终，根据80/20法则，关心圈选定真因为：无早期活动分层干预方案，缺乏客观的出血风险评估工具、宣教方式单一，患者知识接受度低。

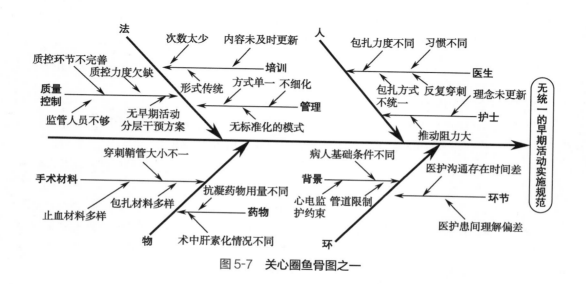

图5-7 关心圈鱼骨图之一

表5-5 关心圈要因评价表之一

改善重点	大因	中因	小因	圈员打分										总分
				A	B	C	D	E	F	G	H	I	J	
无统一的早期活动实施规范	人	医生	包扎力度不同	3	3	3	3	3	3	1	3	3	3	28
			习惯不同	3	3	1	1	3	3	3	3	3	3	26
			包扎方式不统一	3	3	1	3	3	3	3	3	3	3	28
			反复穿刺	3	3	5	3	3	3	3	5	3	3	34
		护士	理念未更新	3	3	3	3	1	3	3	5	3	3	28
			推动阻力大	3	3	3	3	3	3	1	3	3	3	28
	法	培训	次数少	3	3	1	1	5	3	3	3	3	3	28
			内容未更新	1	1	1	3	3	3	3	3	3	1	22
			形式传统	3	3	3	1	1	3	1	1	1	1	18
		管理	方式单一	3	3	5	3	1	3	1	3	3	1	26
			不细化	3	3	5	3	3	3	1	3	3	3	28
			无标准化模式	3	3	3	3	3	3	1	3	3	3	28
		质量控制	环节不完善	3	3	1	1	3	3	1	1	1	1	18
			力度欠缺	3	3	3	3	1	1	3	3	3	1	26
			监管人员不够	3	3	5	3	3	3	1	3	3	3	28
			无早期活动分层干预方案	**5**	**5**	**5**	**3**	**3**	**3**	**5**	**5**	**5**	**5**	**44**
	料	手术材料	鞘管大小选择不一	3	3	3	3	3	1	1	1	3	3	24
			包扎材料多样	1	1	5	3	3	3	3	1	1	1	22
			止血材料多样	3	3	3	3	3	1	1	1	1	1	20
		药物	抗凝药物用量不同	3	3	3	3	3	1	3	3	3	3	28
			肝素化情况不同	3	3	3	3	3	1	1	1	1	1	20
	环	背景	病人基础条件不同	1	1	1	1	1	1	1	1	1	1	12
			心电监护限制	1	1	1	1	3	1	1	3	3	3	18
			管道约束	3	3	5	3	3	3	1	1	1	1	26
		环节	医护沟通存在时间差	3	3	5	5	3	3	1	1	1	1	28
			医护患间理解偏差	3	1	1	1	1	1	1	1	1	3	14

（6）对策拟定：具体流程——①对策拟定与分析。针对真因运用头脑风暴、文献查阅等方法，逐一制定确切、有效且可行的对策。②对策评价与筛选。全体圈员针对每一项对策，从可行性、迫切性、经济性、圈能力等维度入手，按照"531"原则进行评分，按80/20法则进行对策的评价与筛选。③对策整合与排序。将对策进行整合与排序，如所选择的对策存在相似，可以对有共性的对策进行合并，组合成对策群组，但需要加以说明。④对策实施计划制定。拟定对策实施的顺序及时间，并进行圈员的工作分配。

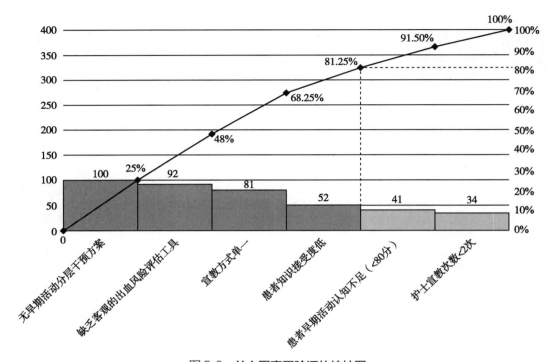

图 5-8　关心圈真因验证的柏拉图

所拟定的对策要符合以下要求：对策应为长期有效的对策，而非应急临时对策。针对真因拟定改善对策，避免拟定的对策治标不治本。所拟定对策要有可操作性。对策拟定后，需获得上级核准后方可实施，对策实施前，还应进行风险评估。针对不同真因所确定的相似对策，可合并形成对策群组来实施。整合后的对策群组数量以 3～5 个为宜。对策拟定过程中，还可以参考文献和同行经验等。在对策拟定和制定改善建议的过程中，圈组应完善对策拟定的流程，综合运用多种方法拟定对策；制定标准的对策实施计划表；并建立品管圈的圈外参与机制，让圈外的相关人员参与到对策拟定的过程中，构建开放的对策评价体系（图 5-9）。

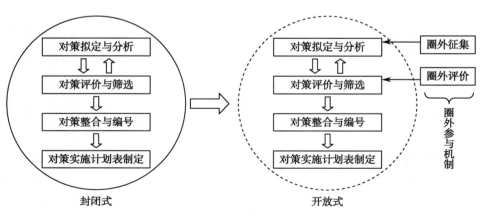

图 5-9　对策拟定环节的圈外参与机制

以关心圈为例，下面是其针对真因进行对策拟定的过程（表 5-6）。

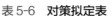

表 5-6　对策拟定表

What	Why	How	Who	决策				判定	When	Where	对策整合
主题	真因	对策判定	负责人	可行性	经济性	效益性	总分		时间	地点	
提高经股动脉行心脏介入手术患者早期活动完成率	无早期活动分层干预方案	1. 循证,收集早期活动相关证据指南	王×	38	42	40	120	√	×.3.15	办公室	对策二
		2. 依据证据指南制定早期活动方案	王×	38	37	45	120	√	×.3.15	办公室	对策二
		3. 采用专家函询法完善活动方案	王×	42	38	41	121	√	×.3.15	办公室	对策二
		4. 验证早期活动方案效果	王×	42	41	40	123	√	×.3.15	办公室	对策二
		5. 持续改进活动方案	王×	30	33	35	98	×	×.3.15	办公室	
	缺乏客观的出血风险评估工具	1. 文献筛查制动时间影响因素	胡×	44	42	46	132	√	×.4.20	办公室	对策一
		2. 收集处理数据	胡×	40	38	42	120	√	×.4.20	办公室	对策一
		3. 构建个性化风险预测模型	胡×	39	40	44	123	√	×.4.20	办公室	对策一
		4. 根据风险预测模型进行风险分层	胡×	46	40	42	128	√	×.4.20	办公室	对策一
		5. 进行模型验证	胡×	38	36	34	108	×	×.4.20	病房	
	宣教方式单一	1. 构建智能辅助宣教系统	陈×	46	40	42	128	√	×.5.10	办公室	对策三
		2. 制作宣传单	陈×	35	36	33	104	×	×.5.10	办公室	
		3. 绘制宣传栏	陈×	37	32	32	101	×	×.5.10	病房	
	患者知识接受度低	1. 利用信息化手段实施指导	陈×	40	42	44	126	√	×.6.01	病房	对策三
		2. 实时提醒活动学习	陈×	38	40	44	122	√	×.6.01	病房	对策三
		3. 建立监督反馈机制	陈×	40	38	42	120	√	×.6.01	办公室	对策三

注:10 人评分,总共 150 分,根据 80/20 原则,120 分以上为有效对策

（7）对策实施：针对上一阶段确定的对策，实施具体的措施或对策方案。在实施过程中，应实时分析对策的实施进展和效果，如未达到预期，可及时修正对策，推动对策全面落实。每项对策实施后，需进行效果确认及检讨，此过程尽可能以客观数据表示。

整个对策实施与检讨的过程可以运用 PDCA 循环来记录。其中，P——对策内容：说明改善前的具体问题与现况（what），并说明打算如何改善这些问题（how）。D——对策实施：说明对策执行负责人（who）、执行日期（when）和执行地点（where），通过图文并茂的形式详细介绍对策实施的详细过程。C——效果确认：通过具体数据及其图表说明对策实施结果和效果，此阶段的效果确认是确认所对应的每个对策是否有效。A——对策处置：如果此项对策实施后的效果良好，而且一直持续有效果，则可以将该项对策列入标准化，但并非每一个对策都要列入标准化，有些对策虽然有效，只需要继续实施即可。当对策实施的效果不好时，则需再次进行对策拟定，以保证最终的改善有效果。

对策实施效果的衡量尽可能以数据和图标表示。数据要有客观性，避免只收集对自己有利的数据。数据要有时效性，近期数据更能反映改善的真实情况。一旦发现对策方案无效，立即停止，并重新拟定或修正对策。对于改善效果相互独立的对策，可以同时实施，并详细记录实施过程与结果。对于改善效果有共性的对策，实施时间不可重叠，以免对策评价时无法判断对策实施的效果。实施的顺序也很重要，应按照从易到难的原则和见效长短来安排对策实施的顺序。以关心圈为例，下面是其对策之一实施的记录（表5-7）。

表5-7　对策实施记录表

对策名称	构建基于机器学习的预测模型，实现出血风险精准评估
真因	缺乏客观的出血评估工具

改善前：缺乏客观的出血评估工具 对策内容： 1．文献筛查制动时间影响因素 2．收集处理数据 3．构建个性化风险预测模型 4．根据风险预测模型进行风险分层	对策实施： Who 负责人：王× When 实施时间：×.4.20—×.5.10 Where 实施地点：病房及导管室 How（改善方法与对策实施）： ×.4.20—4.24：查询国内外近5年经股动脉心脏介入术后出血风险的影响因素，进行数据预处理。 ×.4.25—4.30：筛选高危风险因素，将923名患者的相关因素纳入模型，运用随机森林构建模型。 ×.5.01—5.05：通过机器学习的方式训练模型，建立评估最优模型，最终形成风险预测模型。 ×.5.06—5.10：根据风险预测模型进行风险分层。
P	D
C	A
对策处置： 1．对策确认为有效，并继续实施。 2．验证不同机器学习模型效果，持续完善	对策效果确认，对策执行情形，对问题点改善效果： 患者出血风险评估准确率从64.50%提升到了92.43%。 出血风险评估准确率

（8）效果确认：对策全部实施后，应及时进行效果确认，运用多种评估方法对改善前后的效果进行科学评价。如实施效果未达预期，应做适当调整，根据实际情况重新解析并拟定

新对策或追加其他对策，以推动预期效果的实现。实施效果可通过有形成果、无形成果和附加成果等形式来展示。

1）有形成果：可以用数据形式来表现、能直接计算效益值的成果。其表现形式包括：改善前后柏拉图对比、改善前后柱状图对比、改善前后流程图对比、目标达成率和进步率等。改善后再次查检，并将改善前后的查检结果进行比较，展示对策实施效果。通过改善前后柏拉图可展示改善前后的整体效果对比，改善后柏拉图需要将左纵轴的最大值修改为改善前柏拉图左纵轴的最大值，改善后柏拉图的右纵轴最大值也需要相应修改。通过部分指标柱状图的变化表示改善幅度或效果。如果实施了流程优化措施，通过改善前后的流程图比较，分析流程优化效果。通过目标值和改善前后的数值计算目标达标率与进步率，合适的目标达成率为100%±10%，当目标达成率高于150%或者低于80%时，应增加相关说明。目标达标率和进步率的计算公式如下：

目标达成率=（改善后−改善前）/（目标值−改善前）×100%

目标进步率=（改善后−改善前）/改善前×100%

2）无形成果：无形成果是评价圈员对团队能力和组织氛围的感受，在品管圈活动的前后，全体圈员分别填写无形成果调查表，求取总分或者平均值，并绘制雷达图。雷达图也叫蜘蛛图，是由中心点画出数条代表分类项目的雷达状直线，以长度代表数量的大小。雷达图是专门用来进行多指标体系比较分析的专业图表，可以直观显示指标的实际值与参照值的偏离程度。通过改善前后无形成果的比较，可以看出圈员在品管圈活动中的成长。

3）附加成果：品管圈活动过程中产生的附加效益和成果，包括经济效益、社会效益、课题论文、学术著作、专利、成果奖励、软件开发等。以关心圈为例，其改善后的有形成果、无形成果和附加成果如下所示（图5-10、图5-11、表5-8、图5-12）。

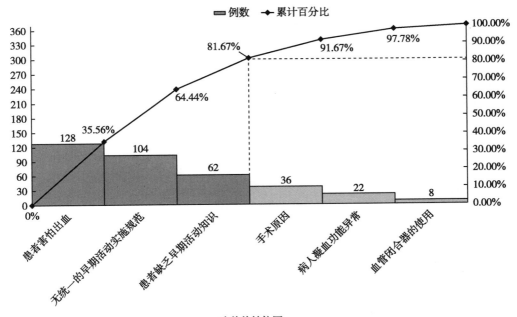

改善前柏拉图

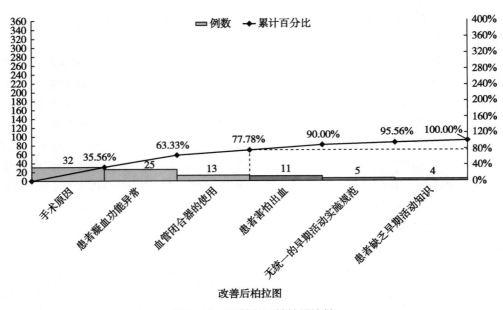

改善后柏拉图

图 5-10　改善前后柏拉图比较

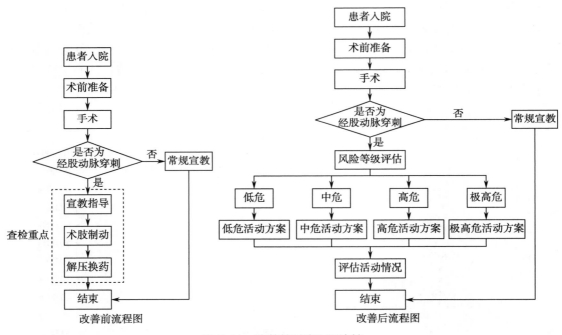

改善前流程图　　　　　改善后流程图

图 5-11　改善前后流程图比较

（9）标准化：标准化是在医院现况基础上，将材料、设备、工作、服务等的说明、操作程序、作业方法、管理经验等，按照标准方式（规格、标准、规定），以书面形式保存和发布，并进行有组织性的运用（贯彻标准为主要内容）。标准是标准化活动的成果，标准化的效能和目的都要通过制定和实施标准来体现，所以制定各类标准，组织实施标准和对标准的实施进行监督，构成了标准化的基本任务和主要活动内容。在品管圈活动中，标准化是指在对策实施与

表 5-8　无形成果调查表

项目	改善前		改善后		活动成长
	总分	平均分	总分	平均分	
责任感	50	3.6	64	4.6	1
团队凝聚力	38	2.7	63	4.5	1.8
个人自信心	44	3.1	65	4.6	1.5
交流沟通力	45	3.2	62	4.4	1.2
发现问题能力	40	2.9	60	4.3	1.4
组织协调能力	38	2.7	56	4	1.3
QCC 手法运用	29	2.1	58	4.1	2

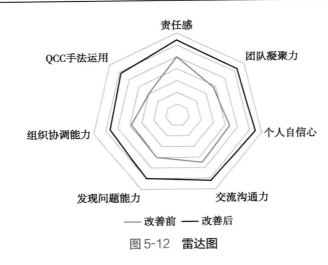

图 5-12　雷达图

检讨中,把有效的对策形成规定、制度、流程或标准作业书的过程(表 5-9)。为使对策效果能长期稳定地维持,标准化是品管圈改善历程的重要步骤。标准化不是一个孤立的事物,而是一个活动过程,通过制定标准,贯彻标准,进而修订标准,再实施标准,如此反复循环,实现了标准化水平的螺旋式上升。因此,标准应在需要时及时修订,在实践中不断改进与完善。

(10)检讨与改进:在品管圈活动结束后,把改善过程做全盘性的反省和评价,讨论整个活动过程中存在的优点和不足。同时,需要明确本次品管圈活动中残留的问题或新发生的问题,可以利用柏拉图,根据 80/20 法则,将剩余 20% 非重点改善项目作为后继残留需要改善的问题,这是 QCC 活动不可缺少的一个环节,是质量持续改正的保证。另外,还需要说明效果维持情况,定期检查追踪标准化措施的保持情况,定期核查是否维持了预期的效果。效果维持情况通常用推移图来展示。项目结束后可以将活动内容整理成为书面报告,报告需获得全体圈员的共识,并在尽可能大的范围内分享,以增强圈员的成就感及对 QCC 活动的认同感,提高员工参与的积极性。最后,根据持续改进的理念,需要介绍下一期主题选定,继续根据主题选定表中的备选主题排序,初步明确下一期活动的改善主题,并简要说明定义、衡量指标、选题背景及理由。以关心圈为例,下表展示了其活动检讨与改进相关内容和效果维持情况(表 5-10、图 5-13)。

表 5-9　标准化作业书

类别：□流程改善 　　　□提升质量 　　　□临床路径 　　　□其他	作业名称：	编号：
		主办部门：

一、目的：

二、适用范围：

三、说明：

（一）作业流程

（二）作业内容

四、注意事项：

五、附则：

（一）实施时间：

（二）修订依据：

修订次数：			
修订日期：	核定	审核	责任人
制定日期：			

表 5-10　关心圈活动检讨表

活动项目	优点	缺点或今后努力方向
主题选定	以临床患者实际需求为导向，选出亟待解决的问题	争取跨学科的合作，解决更多提升护理质量的问题
活动计划拟定	合理分配时间和人员，节假日安排合理	措施时间适当延长，根据临床实际动态调整
现状把握	判定方式清晰，自制了认知调查表，资料搜集准确	观察角度可以更多样，观察时间适当延长
目标设定	运用科学的方法分析和计算，目标切合实际	通过多个环节改善目标
解析	正确运用 QC 手法，对问题进行多维度的剖析	加强对 QC 手法的学习和正确运用
对策拟定	针对问题，结合专家建议，制定针对性的对策	吸取不同层次人的建议，增加创新性和实用性
对策实施	对策细化，能按照计划正确实施	进一步扩大应用与推广，增加受众面积
效果确认	定期评估反馈追踪，确认改善效果	现有效果需继续保持，加强有效政策的实施
标准化	落实培训、督查措施，工作流程标准化	提高管理质量，保障措施的落实
残留问题	探索更多智能化系统的功能，或进一步加强智能系统与 HIS 系统的融合，使临床工作更便捷有效	

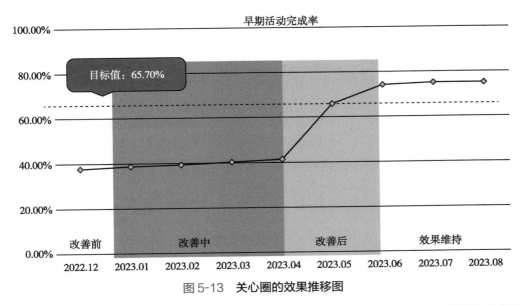

图 5-13　关心圈的效果推移图

3. **课题研究型品管圈活动步骤**　由于课题研究型品管圈与问题解决型品管圈的部分步骤基本相同（图 5-14），本节重点介绍主题选定、课题明确化、目标设定、方策拟定以及最适方策追究这几个步骤，其余步骤如计划拟定、最适方策实施与检讨、效果确认、标准化和检讨与改进请参考问题解决型品管圈。

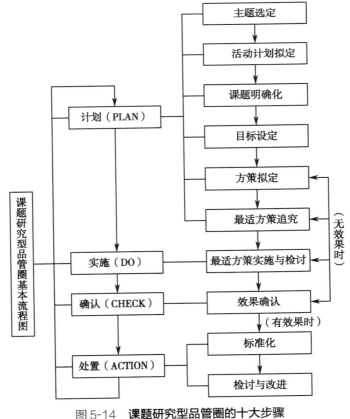

图 5-14　**课题研究型品管圈的十大步骤**

（1）主题选定：课题研究型品管圈的主题会涉及系统层面的优化或改造，所以圈成员通常由跨岗位、跨科室、跨部门，甚至是跨机构或跨区域的人员组成，包含与主题相关的各层次人员。圈员运用头脑风暴法确定主题或由上级指定主题方向，围绕新模式的研制、设计，以及新技术、新方法、新服务项目等方面，通过对现有工作场所的全方位分析及评估后，提出合理的解决方案。对备选主题进行评价及可行性分析，评价方法参照问题解决型活动步骤。

主题选定后，利用 QC-STORY 判定表对品管圈的类型进行判定，根据判定结果确定改善活动类型为课题研究型还是问题解决型。课题研究型品管圈主题还需要做课题查新，选择的主题可通过课题查新来明确项目的创新性，同时通过查新收集相关资料及信息。之后，还需要对主题相关的背景、涉及的相关概念与选题理由的说明。

本书以肺福之言圈为例，说明课题研究型品管圈主题选定的过程（表 5-11、表 5-12）。

表 5-11　肺福之言圈主题选定表

序号	主题评价题目	提案人	评价项目					总分	顺序	选定
			重要性 31%	迫切性 18%	圈能力 25%	上级重视度 12%	达成性 14%			
1	肺癌患者 MDT（多学科诊疗）营养管理模式的构建	朱×	14.88	6.84	12	4.8	5.88	44.4	4	
2	基于 ERAS（加速康复外科）肺癌患者气道管理 360 模式构建	吴×	21.7	12.24	13.5	6	8.68	62.12	1	★
3	基于 ERAS 胸外医护协同创新疼痛管理模式的构建	高×	16.74	6.12	9	5.04	3.92	40.82	5	
4	构建食管癌手术患者医院-社区-家庭三元联动延续护理模式	岳×	19.22	8.64	11.5	5.28	7	51.64	2	
5	食管癌患者加速康复临床路径的构建	姚×	19.22	7.92	11.5	5.28	6.44	50.36	3	
评价说明	分/人	重要性	迫切性		圈能力		上级重视度		达成性	
	1	不重要	半年以后再说		完全委外		不符合		不能达成	
	3	重要	下次解决		需要协助		基本符合		部分达成	
	5	非常重要	尽快解决		可自行改善		完全符合		能够达成	

查阅国内外文献数据库，计算机检索 PubMed、EMbase、中国生物医学文献服务系统、万方、知网、医脉通等数据库，共检索文献 79 篇，中文 49 篇，英文 30 篇，剔除不符合文献，最终共剩余文献 25 篇，中文 21 篇，英文 4 篇。

主题释义：ERAS 是指在围手术期采用一系列有循证医学证据的优化措施，减少患者的应激反应和术后并发症，以达到快速康复的目的。围手术期气道管理指术前、术中、术后对气道进行管理，术前开展风险评估、药物治疗、戒烟/锻炼，术中注意麻醉方式、手术操作、体液平衡，术后开展疼痛管理、术后监护、药物治疗等。

表 5-12　品管圈活动类型判定表

课题研究型	关系程度		问题解决型
1. 无既往工作经验，欲顺利完成首次面临的工作（新规业务的应对）	34	16	1. 欲解决原来已在实施的工作中所发现的问题
2. 欲大幅度突破现状（现况突破）	42	20	2. 欲维持、提升现况水准
3. 欲挑战魅力性质量，魅力性水平（魅力性质量的创造）	36	18	3. 欲保障质量现状、当前水平
4. 欲提前解决可预见的课题	32	14	4. 欲防止再发生已出现的问题
5. 通过新方案、新对策、新想法的探究与实施可达成目标	40	14	5. 探究问题的真因，通过消除或解决真因，可获得问题的解决
判定结果	合计分数		判定结果
√	184	82	

注：关系程度三段评价：大＝5；中＝3；小＝1。

选题背景：肺癌是我国发病率和死亡率最高的恶性肿瘤，外科手术是治疗肺癌的最重要手段，肺部并发症发生率 12%～40%，是患者死亡主要原因。气道管理是减少肺部并发症的最关键措施，其中，ERAS 是围手术期管理的重要理念，围手术期气道管理是 ERAS 的核心环节。目前，美国形成气道并发症及分级评估共识，而国内尚缺乏多学科协作气道管理模式。

选题理由：患者层面，缩短住院时间促进患者康复；科室层面，共建多科协作，提升服务水平；医院层面，优化服务体系，树立医院品牌。

（2）课题明确化：课题明确化是课题研究型品管圈所特有的步骤。这一步骤主要包含模式构建、现况把握、攻坚点挖掘、攻坚点整合等阶段。项目把握阶段实际上是对课题做出全面、细致调查和分析，通常采用的方法有：5W1H、4M（人、机、料、法）、传统品管手法（包括查检表、柏拉图、系统图等）、VOC（顾客声音）等。

模式构建：根据选定的主题的相关研究内容，及预期达到的目的，设计并绘制主题模式构成图，以肺福之言圈为例，详见图 5-15。

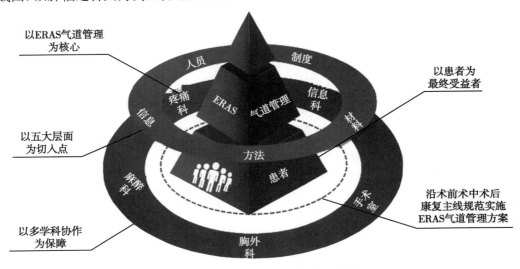

图 5-15　肺福之言圈模式构成示意图

现状调查：采用课题研究型项目调查表对课题做出全面、细致的调查和汇总，围绕主题，依据模式图的分层分别从人员、设备、资金、信息、制度等方面进行全面的调查，以肺福之言圈为例，详见表5-13。

表5-13　肺福之言圈的现况调查表（部分）

主题	住院阶段	项目	调查对象和目的	调查时间	调查地点	调查方法	调查团队	调查结果
基于ERAS肺癌患者气道管理360模式构建	术前	人员	气道管理实施人员	201×.×.—×.×	胸外一区	访谈、现场查看	吴×岳×	主要由护理人员负责实施
			医护人员ERAS气道管理认知水平	201×.×.—×.×	胸外一区	对15名医生及25名护士进行书面考核		理论考核平均分：76分
			患者气道相关知识掌握情况	201×.×.—×.×	胸外一区	对232名术前肺癌患者进行问卷调查		患者气道相关知识掌握平均分：66分
		制度	气道管理方案	201×.×.—×.×	胸外一区	现场调查	高×姚×	护士进行深呼吸及有效咳嗽宣教
			气道管理保障措施	201×.×.—×.×	胸外一区	访谈、现场调查		无专职质控人员，缺乏有效监管
			镇痛方案	201×.×.—×.×	胸外一区	访谈、现场查检		无术前预防性镇痛方案
		材料	宣教材料种类	201×.×.—×.×	胸外一区	实地查看	朱×张×	纸质版和多媒体2种宣教材料
		方法	患者接受宣教途径	201×.×.—×.×	胸外一区	访谈、现场调查	张×曲×	口头、文字、多媒体3种宣教方式
		信息	医护间信息传递途径	201×.×.—×.×	胸外一区	访谈	陈×李×	面对面、电话2种沟通方式
			医护-患间信息传递途径	201×.×.—×.×	胸外一区	访谈、现场调查		面对面1种沟通方式

攻坚点挖掘：根据现状把握的相关内容，运用头脑风暴、标杆法、文献综述法等，逐一进行期望水准、望差值的明确，并挖掘出攻坚点。针对挖掘的攻坚点，从上级方针、圈的优势、克服能力三个维度进行5，3，1评分，依80/20法则选定攻坚点，以肺福之言圈为例（表5-14、表5-15）。

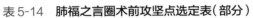

表 5-14 肺福之言圈术前攻坚点选定表（部分）

主题	住院阶段	项目	调查项目	现状水平	期望水平	望差值	候选攻坚点	消除望差的可能性	病人期望	圈员能力	总分	选定
基于ERAS肺癌患者气道管理360模式构建	术前	人员	气道管理实施人员	主要由护理人员负责实施	实现多学科气道管理	100%	建立气道管理MDT团队	62	60	64	186	√
			医护人员ERAS气道管理认知水平	理论考核平均分：76分	90分	14分	提高医护人员ERAS气道管理认知水平	68	64	58	190	√
			患者气道相关知识掌握情况	掌握平均分：66分	90分	24分	提高患者气道相关知识掌握率	68	60	60	188	√
		制度	气道管理方案	护士进行深呼吸及有效咳嗽宣教	气道管理方案标准化	100%	优化术前气道管理方案	66	52	58	176	√
			气道管理保障措施	无专职质控人员，缺乏有效监管	保障措施健全	100%	完善气道管理保障方案	62	50	66	178	√
			镇痛方案	无术前预防性镇痛方案	实现术前预防性镇痛	100%	制定术前预防性镇痛方案	62	58	54	174	√
		材料	宣教材料种类	纸质版和多媒体2种	4种	2种	增加宣教材料种类	62	62	56	180	√
		方法	患者接受宣教途径	口头、文字、多媒体三种宣教方式	4种	1种	拓宽健康宣教渠道	62	62	60	184	√
		信息	医护间信息传递途径	面对面、电话2种沟通方式	3种	1种	增加便捷的信息交流途径	68	56	68	192	√
			医护-患间信息传递途径	面对面1种沟通方式	2种	1种	增加医护-患间沟信息交流渠道	60	54	62	176	√

备注：三段评价：强：5分；中：3分；弱：1分，圈人数14人，根据80/20原则，总分168分以上判定为攻坚点

表 5-15 肺福之言圈攻坚点整合表

主题	掌握项目		期望水平	攻坚点
基于ERAS肺癌患者气道管理360模式构建	人员	气道管理实施人员	实现 ERAS 多学科气道管理	1. 提高医护人员 ERAS气道管理认知水平
		医护人员 ERAS 气道管理认知水平及技能掌握程度	理论考核平均分：90 分；操作考核平均分：95 分	
		患者气道相关知识掌握情况	平均分：90 分	
		手术医师及麻醉医师	固定手术团队及专职麻醉医师	
		患者咽喉部不适发生情况	患者术后咽喉部不适的发生率降至 30%	
		患者术后肺部并发症发生情况	患者术后肺部感染及肺不张发生率分别降至 5%、3.5%	
	制度	围术期气道管理方案	围术期气道管理方案标准化	2. 构建气道管理保障方案
		围术期气道管理保障措施	气道管理保障措施健全	
		围术期镇痛方案	预防性、多模式、个体化镇痛	
	材料	宣教材料	4 种	3. 提高气道管理优化材料使用率
		胸腔引流管	使用 16Fr 胸腔引流管	
	方法	患者接受宣教途径	4 种	4. 提高气道管理总达标率
		手术方式	单操作孔胸腔镜手术占比 100%	
		麻醉方式	喉罩无创麻醉	
		平均手术时间	1.3h	
		胸腔引流管留置时间	48h	
		术后首次下地时间	10h	
		术后平均住院日	5 天	
	信息	医护间信息传递途径	3 种	5. 增加医 - 护 - 患间信息沟通渠道
		医护 - 患间信息传递途径	2 种	

（3）目标设定：依据从期望水平中明确目标的三个要素，即什么（目标项目）、多少（目标值）、到何时（达成日期）。与问题解决型活动不同，课题研究型活动的目标设定并没有计算公式量化，通常采用的方法有标杆分析法（BMK）、同侪调查法等。目标以 3～5 项为宜，针对每一项设定的目标值，应说明设定依据及过程，并可对目标值进行预实验或可行性分析。以肺福之言圈为例，本圈设置了降低术后肺部感染发生率、降低术后肺不张发生率、缩短胸腔引流管留置时间、缩短术后首次下地时间等目标（图 5-16）。

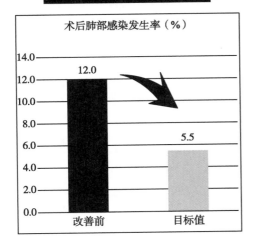

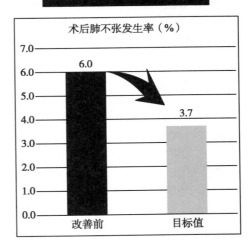

标杆　参考文献：1.夏燕,常淑文,叶敬霆,等.快速康复外科在肺癌手术患者中应用效果的meta分析[J].
中国肺癌杂志,2016,19(12):827-836.
　　　2.王峻峰,倪斌,马海涛.快速康复外科在老年肺癌胸腔镜手术中的应用研究[J].腹腔
镜外科杂志,2015,20(08):581-585.

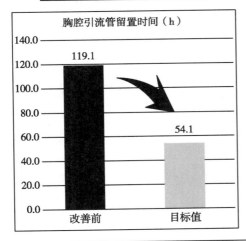

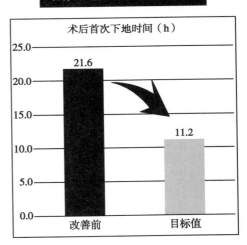

标杆　参考文献：1.王毅,杨彦辉,罗雷,等.单孔胸腔镜肺癌根治术后胸腔引流管的选择[J].
中华肿瘤防治杂志,2017(18):1310-1314.
　　　2.李畅,马海涛,何靖康,等.单操作孔肺叶切除术治疗周围型肺癌的临床研究[J].
中国肺癌杂志,2013,16(9):487-491

图 5-16　肺福之言圈的目标值设定（部分）

（4）方策拟定：根据挖掘的攻坚点，运用头脑风暴、文献参考，参照标杆医院等方法，分别进行一次展开、二次展开提出相应的方策。依照攻坚点逐项的评价，最后确定方案，具体通过对每一项方策从可行性、经济性、效益性三个维度进行 5，3，1 评分，依 80/20 法则选定方案及对策。以肺福之言圈为例，详见表 5-16。

表 5-16 肺福之言方策拟定表

课题	调查项目	攻坚点	方策一次展开	方策二次展开	评价项目					选定
					可行性	经济性	急迫性	可能性	总分	
基于ERAS肺癌患者气道管理360模式构建	人员	1. 提高医护人员ERAS气道管理认知水平	加强医护人员ERAS相关知识的培训和考核	1.1 构建气道管理MDT团队	70	62	62	42	236	√
				1.2 建立ERAS培训宣教知识库	68	54	52	52	226	√
				1.3 多样化培训及考核	58	58	54	60	230	√
				1.4 引入"情景模拟式"培训方法	58	44	48	34	184	×
	制度	2. 构建气道管理保障方案	制定各种评估流程及方案	2.1 制定气道风险因素评估流程	62	54	54	56	226	√
				2.2 制定肺功能筛查流程及康复方案	66	60	58	54	238	√
				2.3 制定术后早期活动计划和流程	68	66	56	46	236	√
				2.4 制定围术期疼痛评估干预流程	64	56	50	60	230	√
				2.5 制定气道管理保障措施	62	66	60	62	250	√
	材料	3. 提高气道管理优化材料使用率	宣传、推广、应用气道管理优化材料	3.1 制作气道管理宣教知识展板	68	68	54	58	248	√
				3.2 优化胸腔引流管的管理	66	58	54	58	236	√
				3.3 制定奖惩方案	50	54	48	50	202	×
	方法	4. 提高气道管理总达标率	构建"六点一线一面"气道管理方案	4.1 全面有效镇痛	68	64	58	42	232	√
				4.2 实施气道风险评估及气道准备措施	60	58	54	58	230	√
				4.3 优化手术方式,缩短手术时间	66	58	60	50	234	√
				4.4 优化麻醉方式,降低气道创伤	58	58	56	58	230	√
				4.5 实施"六步协助排痰法"	58	62	58	50	228	√
				4.6 实施科学早期下地活动	68	68	60	66	262	√
	信息	5. 增加医-护-患间信息沟通渠道	构建信息化宣教体系	5.1 建立健康管理云平台	66	66	58	42	232	√
				5.2 建立健康管理手机APP系统	68	64	66	58	256	√
				5.3 建立健康管理手机微信公众号	66	68	58	62	254	√

备注:1.三段评价:强:5分;中:3分;弱:1分,圈人数14人,根据80/20原则,总分大于224分为执行对策

（5）最适方策追究：最适方策探究主要分为障碍与副作用判定、方策群组整合、得失表判定、PDPC 推演四个步骤。

障碍与副作用判定：障碍的预测及事前防范对策的探讨，需要探讨有无对策实施上的障碍及副作用影响，若预测到有阻碍及副作用影响，即探讨其回避方案或事前防止方案。

方策群组整合：将最终筛选的对策，根据其相关性整合为若干个方策群组，以避免重复，提高实施效率。

得失表判定：通过得失表判定整体判定每个方策群组实施后的得失，从而判定方策实施的效益。如果整体判定得大于失，所有方策群组则可以进行实施。

PDPC 推演：PDPC 法（process decision program chart），又叫过程决策程序图法，为了完成某个任务或达到某个目标，在制定行动计划或进行方案设计时，预测可能出现的障碍和结果，并相应地提出多种应变计划的一种方法。这部分主要用于拟订方策群组实施的计划，拟订预防过程中不良现象的对策。通过 PDPC 推演，可以进一步保障方策群组的全面实施，从而体现改善效果。以肺福之言圈为例，详见表 5-17、表 5-18 和图 5-17。

表 5-17　肺福之言圈障碍判定表

调查项目	选定方策	障碍判定	副作用判定	消除障碍	选定	方策群组
人员	1.1 构建气道管理 MDT 团队	涉及科室多，团组成员时间难以协调	团组成员频繁协调工作时间	建立协同工作微信群进行网络会议沟通	✓	I
	1.2 建立 ERAS 培训宣教知识库	内容多，人力资源有限	耗时较长	采用整 - 分 - 合模式构建	✓	II
	1.3 多样化培训及考核	医护人员工作繁忙	缺乏兴趣，主动性差	构建"O2O"培训模式	✓	II
制度	2.1 制定气道风险因素评估流程	医护人员知识缺乏	评估准确率低	制作气道风险评估表，完善评估条目	✓	I
	2.2 制定肺功能筛查流程康复方案	医生经验式肺功能评估，缺乏客观性	肺功能评估准确率低	标杆学习，制定标准化流程并严格实施	✓	I
	2.3 制定术后早期活动计划和流程	患者因疼痛、管道多不愿下地活动	护士工作效率低	有效镇痛，使用助行设备协助患者下地活动	✓	I
	2.4 制定围术期疼痛评估干预流程	医护人员疼痛评估主观性强	疼痛评估正确率低	使用疼痛评估工具，每周查检评估正确率	✓	I
	2.5 制定气道管理保障措施	耗费医护人员时间及精力	增加医护人员负担	设置气道管理质控员，保证方案有效实施	✓	I
材料	3.1 制作气道管理宣教知识展板	版面设计困难，制作资金不足	患者宣教文字内容不易接受	专业人员设计展板；科研经费中申请资金	✓	II
	3.2 优化胸腔引流管管理	连接处接头太粗，连接困难	有脱管风险	更换适宜接头，优化引流管固定流程	✓	III

续表

调查项目	选定方策	障碍判定	副作用判定	消除障碍	选定	方策群组
方法	4.1 全面有效镇痛	医护人员对镇痛药物应用不规范	镇痛效果不佳	规范围术期疼痛评估干预流程	√	Ⅲ
	4.2 实施气道风险评估及准备措施	医护人员工作繁忙	增加医护人员工作量	严格实施相关流程和方案，提高工作效率	√	Ⅲ
	4.3 优化手术方式，缩短手术时间	手术技术操作要求高	手术配合不默契	固定手术团队，新老搭配，默契配合	√	Ⅲ
	4.4 优化麻醉方式，降低气道创伤	麻醉师观念保守，不易接受新麻醉方式	新麻醉方式风险大	设置专职麻醉医师，进行麻醉风险评估	√	Ⅲ
	4.5 实施"六步协助排痰法"	医护人员工作繁忙	增加医护人员工作量	严格实施相关流程和方案，提高工作效率	√	Ⅲ
	4.6 实施科学早期下地活动	患者因疼痛、管道多不愿下地活动	护士工作效率低	有效镇痛，使用助行设备协助患者下地活动	√	Ⅲ
信息	5.1 建立健康管理云平台	宣教知识库内容繁多，文字为主	患者关注度低，应用效果差	宣教知识图文并茂，按病种分类，自动推送	√	Ⅱ
	5.2 建立健康管理手机 APP 系统	医护人员对新系统认识不足	使用率低	加强培训，采用碎片式学习法	√	Ⅱ
	5.3 建立健康管理手机微信公众号	患者文化程度不一，接受能力不一致	不会应用信息化宣教手段	宣教内容智能化自动推送	√	Ⅱ

表 5-18　肺福之言圈得失表

方策群组		选定方策	得	失
Ⅰ	构建集约化气道管理模式	构建气道管理 MDT 团队	构建完善的气道管理组织架构及多学科协同工作模式，制定精细化的各项标准和流程	各科室均投入人力、物力需要长期坚持和巩固
		制定气道风险因素评估流程		
		制定肺功能筛查流程及康复方案		
		制定术后早期活动计划和流程		
		制定围术期疼痛评估干预流程		
		制定气道管理保障措施		
Ⅱ	建立信息化培训宣教体系	建立 ERAS 培训宣教知识库	丰富了培训、宣教知识，提高了医护人员的学习兴趣和积极性	耗费医护人员时间和精力
		构建线上线下相结合的"O2O"培训模式		
		建立健康管理云平台	增加了医护患沟通渠道，丰富了健康教育形式和内容，患者可随时获取宣教知识	耗费人力、物力、财力需要网络技术的支持
		建立健康管理手机 APP 系统		
		建立健康管理手机微信公众号		
		制作气道管理宣教知识展板		

得＞失

续表

方策群组	选定方策	得	失
Ⅲ 构建"六点一线一面"气道管理方案	全面有效镇痛 优化胸腔引流管的管理 实施气道风险评估及气道准备措施 优化手术方式,缩短手术时间 优化麻醉方式,降低气道创伤 实施"六步协助排痰法" 实施科学早期下地活动	有效镇痛可提高患者舒适度,使患者在微痛甚至无痛的情况下接受气道管理措施,可有效降低术后并发症的发生率,促进患者康复	工作量增加需要人力支持

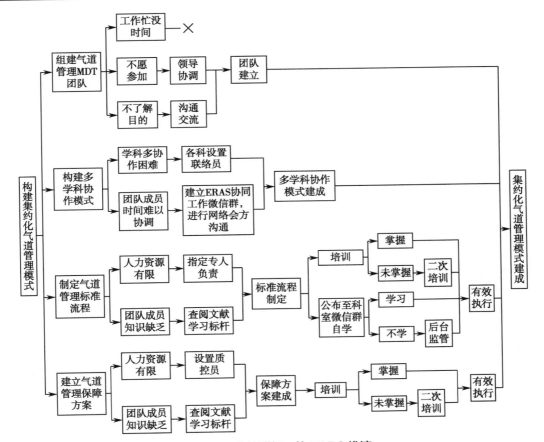

图 5-17 方策群组一的 PDPC 推演

(五)品管圈的新旧七大手法

在融合了 PDCA 循环的理念后,品管圈还采取了七大品质管理手法,成功地将理念、行动与管理方法融为一体。品管七大手法又称新旧 QC 七大工具(手法),1979 年又提出新七大工具。旧 QC 七大手法偏重于统计分析,针对问题发生后的改善,新 QC 七大手法偏重于思考分析过程,主要是强调在问题发生前进行预防,这也凸显了品管圈活动与时俱进的特点(表 5-19)。虽然有新旧之分,但并不意味着新七大手法会取代旧七大手法,两者其实是一种相辅相成的协作关系。

表 5-19　新旧品管圈七大手法对比

	名称	作用
旧七大品管圈手法	①查检表	收集、整理资料
	②排列图	确定主导因素
	③散点图	展示变量之间的线性关系
	④因果图	寻找引发结果的原因
	⑤层别法	从不同角度层面发现问题
	⑥直方图	展示过程的分布情况
	⑦管制图	识别波动的来源
新七大品管圈手法	①关联图	厘清复杂因素间的关系
	②系统图	系统地寻求实现目标的手段
	③亲和图	从杂乱的语言数据中汲取信息
	④矩阵图	多角度考察存在的问题，变量关系
	⑤PDPC法	预测设计中可能出现的障碍和结果
	⑥箭头图	合理制订进度计划
	⑦矩阵数据解析法	多变量转化成少变量数据分析

二、精益管理

（一）精益的基本概念

"精益"这一术语由约翰·克拉夫奇克（John Krafcik）在《改变世界的机器》一书首次提出，指日本丰田公司在 20 世纪 30 年代创造的生产方式。日本丰田的生产系统（Toyota Production）实现了用更少的资源来获得更多产出以满足顾客的需求，通过持续改善，消除浪费，使组织创造的价值最大化。

丰田生产管理大师，前丰田汽车副总裁大野耐一（Taiichi Ohno）将精益定义为彻底消除浪费及尊重员工的管理哲学。美国精益研究所将精益定义为人员的系统发展和流程的持续改进，以尽可能少地使用资源带来价值和长期的成功。

（二）精益管理的起源

精益管理理论起源于日本，是日本丰田公司的总裁丰田英二和总工艺师大野耐一研究出以准时化生产方式为代表的丰田生产方式。日本的发明家丰田佐吉之子丰田喜一郎（Kiichiro Toyoda）在 1937 年创建了丰田汽车公司。此后的 30 年里，丰田领导人和工程师们逐步丰富和完善了丰田生产的理念、方法、技术管理工具等，发展成为今天"精益生产方式"，其核心精神则来源于丰田佐吉先生的思想精华，总结成为如今的"丰田纲领"（图 5-18）。

丰田纲领

● 上下一致，至诚服务，产业造福社会
● 致力于研究与创造，始终走在时代的前列
● 切忌虚荣浮夸，坚持质朴刚毅
● 发挥团结友爱的精神，营造和谐家庭式氛围
● 具有敬畏感，知恩图报

图 5-18　丰田纲领

（三）精益管理的发展

1985年，美国麻省理工学院组织和发起了国际汽车项目（IMVP），调研并对比了日本、美国、欧洲车企的总装厂、配件厂、供应商等所采用的生产技术，分析了以日本丰田为代表的汽车制造业成功的原因，对其生产理念、技术与工具进行了系统总结。

1990年，IMVP项目的主要研究学者詹姆斯·P. 沃麦克（James P. Womack）、丹尼尔·T. 琼斯（Daniel T. Jones）、丹尼尔·鲁斯（Daniel Roos）将项目研究成果整理出版成《改变世界的机器》一书。书中对比了大批量生产和精益生产这两种不同的管理思维，并提出精益生产方式将由于其创造更高的价值、高质高效低耗的优点取代大批量生产方式和残存的手工生产方式的观点。由此催生了美国在制造业开展的大量精益生产研究和实践，而这些实践的成效验证了精益生产所蕴含的管理思想和工具在不同行业的普遍意义。

1996年，詹姆斯·P. 沃麦克（James P. Womack）、丹尼尔·T. 琼斯（Daniel T. Jones）出版了《精益思想》一书，将精益生产的理念和方法总结成了系统的理论，阐述了不同行业、不同规模的企业应用精益的实例。该书第一次系统阐述了精益思想的5个原则，也是其理论基础：定义产价值、识别价值流、使价值流动、拉动、尽善尽美。至此，精益管理在航空业、服务业、医疗行业等不同行业逐渐受到重视，并被推广应用。

（四）精益医疗

1997年，哈佛商学院教授Regina Herzlinger在其专著《市场驱动的医疗服务》（*Market-Driven Health Care：Who Wins，Who Loses in the Transformation of America's Largest Service Industry*）中提出，传统的医疗服务模式已经不能适应消费者对于质量和速度、就医体验等多样化需求。医学技术的快速发展，医疗成本的上涨迅速，支付医疗费用的保险方对医疗服务机构的成本控制措施共同驱动了医疗服务体系变革。医疗服务体系中的现实和矛盾是医疗资源总体稀缺，但内部运营充斥着浪费、支付高额的费用治疗而非预防费用。管理者需参考制造业、服务业转型中的精益生产的方法，重新审视患者、医疗费用的支付者的真正需求并提供符合期望的、有价值的服务。

21世纪初，全球很多知名的医学中心如弗吉尼亚梅森医学中心、克利夫兰医学中心、泰德康医疗集团等都开始引入精益的哲学、工具和方法，对医院运营管理体系进行精益变革。

2001年，美国弗吉尼亚梅森医疗中心（Virginia Mason Medical Center，VMMC）开始将精益生产的原则引入医院运营管理，创建了弗吉尼亚梅森生产系统（the Virginia Mason Production System，VMPS）。VMMC确立了以顾客为中心的价值理念，通过持续改进消除整个服务系统中的浪费来快速、及时、无差错的响应顾客的需求。分别从组织架构和推进形式方面出发，分别建立改善促进办公室和快速改进研讨会（Rapid Process Improvement Workshop）机制，来协助落实精益战略、改善目标和计划等（图5-19，彩图见文末）。

（五）八大浪费

在精益管理中，价值被终端顾客所定义，同时，组织管理的重点聚焦在消除浪费，在有限的资源中创造更多的价值和持续地向顾客传递价值上。因此，学会识别浪费和定义价值是实施精益管理的关键步骤。

1. **价值的概念**　在精益医疗活动中，价值是满足患者就医需求所提供的一系列必要的、及时的医疗产品和服务。定义价值，须从顾客的角度出发。医疗活动中，根据流程的不同，顾客可以是患者（外部顾客），也可以是医院员工（内部顾客）。在医疗活动中，为满足顾客需

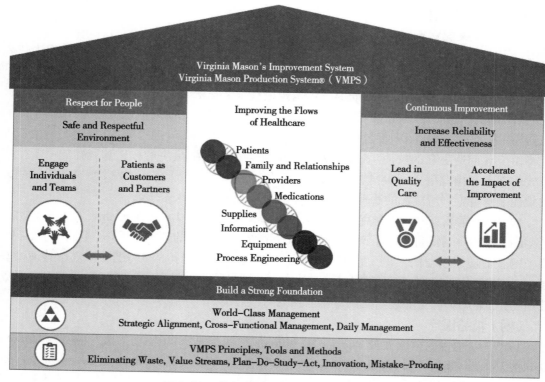

图5-19 弗吉尼亚梅森医疗中心改进系统

求而进行的创造价值的工作,实际上可以分为三个部分:增值活动、必要非增值活动和非增值活动。

增值活动是指创造出顾客愿意支付的产品或者服务的一系列活动,比如医生给患者看病。必要的非增值活动是指不创造价值,但是目前在设计、订单处理、制造过程中还需要保留不能马上取消的活动,比如就医费用的计价环节,医学检查设备的维护、校验等。非增值活动是指不为客户创造价值,并且可以马上取消的活动,即属于浪费。比如患者在医院多余的走动、折返和等待等。

2. 浪费的概念 在精益理念中,任何没有创造价值的行为,或者超出增加价值所必需的最少物料、设备、人力、场地和时间的部分,都称为浪费。这一定义包含了两层含义:第一,不增加价值的活动,是浪费;第二,尽管是增加价值的活动,但所用的资源超过了"最少"的界限,也是浪费。

3. 浪费的类型 医疗行业中常见的浪费现象,可以归纳为八个种类,分别是缺陷、过度处理、动作、运输、库存、过量生产、等待和未使用的浪费,简称为八大浪费。

(1)缺陷:缺陷的浪费是指由于工作过程中出现不合格,需要进行返工处置而造成时间、人力、物力的浪费,以及由此造成客户的损失。

(2)过度处理:过度处理的浪费是指不必要的步骤、问题及文件。在医疗行业中,过度处理主要体现为过度医疗,包括过度检查、过度治疗、过度护理等。

(3)动作:非必要的动作称为动作浪费。例如,必要的物品放置距离远、事前准备不完善导致的动作浪费,如门诊医生接诊时离开诊室寻找处方纸、患者教育资料等,造成其时间和体力上的不必要消耗。但是护士或康复技师陪同处于康复过程中的患者在走廊里行走，这属于增值活动。

（4）运输：运输浪费是指系统中不必要的产品移动，如影像报告、生物样本、药品以及转运患者进行检查等，均属于运输的浪费。

（5）库存：材料、物资、设备等库存本身并不是浪费，过量的库存才算是浪费。库存不完全指产品，也可以是报告较长的等待审核时间、较多的资金库存。库存过量是指实际库存量高于工作需要的库存量。当库存量过高时，医院的资金流动会受到限制，大量物资存货也有过期的可能。此外，也会将医疗活动中计划有误、品质不一致、能力不平衡等问题掩盖住，导致管理者看不见问题。

（6）过量生产：过量生产是指过多或过早提供超出患者需要的、不必要的服务、信息和物品。过量生产，不仅会带来较大的库存量，增加了搬运、堆积的浪费，还隐藏了由于等待所带来的浪费，失去了持续改善的机会。

（7）等待：由于诊疗过程中断、工作不均衡和计划安排不当等原因造成的无事可做的等待，被称为等待的浪费。在医院，等待是普遍存在的浪费，包括患者、产品和员工的等待，也包括某一个节点人员工作的结束、等待预热的复印机等均属于等待浪费的范畴。

（8）未使用的人力资源：员工未被使用的知识、技术和能力，被称为未使用的浪费，即人才浪费。未能发挥员工的聪明才智造成的浪费对医院、员工和患者都是不利的，因此，将人才浪费单列为一种类型的浪费，也体现了员工在医疗系统中的重要作用。

4. 识别浪费的方法和工具　识别浪费的关键在于"三现"原则，即现场、现物、现实。"三现"原则是指当发生问题的时候，管理者要快速到"现场"去，亲眼确认"现物"，认真探究"现实"，并据此提出和落实符合实际的解决办法。

（1）现场：识别浪费一定要到现场进行观察，通过现场观察才能发现问题的真实情况。现场观察一般可以分为两种类型：一是定点观察，指观察对象主要以一个特定的工作岗位的工作人员的行为或动作为主。二是走动观察，跟随一位患者或一个物品依序通过数个工作岗位的整个过程。重点观察每一个岗位人员的"横向"流转而非"纵向"活动过程，尤其是工作岗位之间的等待时间、库存数量、中转搬运活动与过程。

（2）现物：查看现场的所有物品及其细节，对它们进行点检摸排，仔细察看现场一共有哪些东西、有多少件等实事求是地进行反馈。

（3）现实：现实，就是必须亲临现场，以实事求是的态度、原则和方法去寻找问题的本质。"现实现地现物"是丰田管理最重要的原则之一，即解决问题的方法是要亲自看到实际情况，掌握一手信息。

（六）价值流图
1. 价值流图的概念

（1）价值流的概念：患者在医院就医的过程，常常会涉及一条或多条价值流，例如患者来院就诊后需要进行某项治疗，其价值流可能会包括预约、挂号、登记、诊断、计价、治疗和后续护理等。而在每条价值流中都一定包含着增值和非增值的活动。

价值流（value-stream）是指一个组织为了给客户设计、生产和交付一个物品或一项服务所必需的所有流程（和流程中的每个步骤），包括创造价值与不创造价值流程。

（2）价值流图的概念：价值流图（value-stream map，VSM）是指将一个产品或服务流程中所有工序的价值流动过程,用简单的图标、数据用横向绘制的方式可视化出来,从系统的角度评估现状,识别流程中的浪费与价值,从而确定改善方向的工具。

价值流图分为现状价值流图和未来价值流图。现状价值流图描绘的是明确改善问题和改善范围后,价值流当前的运作方式和情况。未来价值流图描绘的是根据现状识别出的问题,开展改善后,价值流未来的运作方式和情况的期望。

(3)价值流图指标

1)工作时间(process or processing time,P/T):完成流程中工作所需要的实际时间,又称操作时间。在绘制价值流程图时应明确每个工序包含的工作内容、工作时间计算的起点和终点。

2)延误时间(delay time,D/T):流程中的延误时间,指因走动、排队、工作返工、信息传递、人员等原因引发的耗时。绘图时,观察者在现场观察中记录下所有使工作产生延误的地方,在价值流的可选标识中又分为积压和延误。

积压:由于价值流的堵塞导致流程无法向下流动,产生时间的延误。例如,患者持医保卡、检查单去计价窗缴费,发现前面有人排队,此时患者缴费的材料充足,但是因为流程堵塞导致延误。

延误:由于缺乏信息、物料来使得流程无法继续进行,产生时间延误。例如,患者持检查单去计价窗缴费,患者排到窗口发现希望用医保卡支付但没有带医保卡,导致计价收费未能成功。

3)总流程时间(leadtime,L/T):总流程时间表示一个特定的流程所需要的时间总和。总流程时间是工作时间和延误时间的简单加总(工作时间 + 延误时间 = 总流程时间)。

4)准确完成率(percent of complete and accurate,%CA):流程开始时,所有进入该流程的投入资源既完整又准确的概率。即在某个流程中,工作人员在准确的时间获得了开始工作所需的全部信息、物料、服务结果的概率。

绘制价值流程图时,应当包括工作时间、延误时间、总流程时间、准确完成率等四个价值流指标。

2. **价值流图上的基本要素** 价值流程图构图是以横置的方式绘制的。一张价值流图应包含6个方面的信息:顾客、供应者、流程、信息流、流程数据、时间表。

(1)顾客:放置在全图右上角。顾客是价值流产出的产品或服务的接受者,确定了价值流提供的价值。

(2)供应者:放置在全图左上角。整个流程要从供应者开始。医疗流程中,有时顾客与供应者都是患者。

(3)流程:放置在图的中间部分。一个流程由一系列的活动或者工序组成,这些工序产生的产品或者结果,提供给下一个工序或者流程。在价值流图中,我们用工序框(流程框)来表示。

(4)信息流:放置在图的中上方部分。用来标示与价值流以外的单元、部门或职能的交流,推动价值流内工作的进程,标示了价值流内部各职能间的信息交互。直线箭头代表需要人工传递的信息流,折线箭头代表电子化信息流。

(5)流程数据:出现在工序(流程)框下面的独立数据框里,每个工序(流程)框下方都有一个对应的数据框,显示价值流指标的运行情况。

（6）时间表与价值流总结框：时间表是将数据框中的数据对应总结在流程指标的下方，分别汇总每个工序（流程）的工作时间、延误时间和准确完成率。

价值流总结框是对整个价值流运行状态数据的总结。价值流总结框中应计算整个价值流的总工作时间、总延误时间、总流程时间、准确完成率数据。整个价值流的总工作时间、总延误时间、总流程时间等于各个工序（流程）的上限值与下限值相加；准确完成率等于各个工序（流程）的完成率值相乘。

3. 价值流图标　为了使价值流动的过程可视化，价值流图中有一些通用的图标代表顾客、供应者、流程和其他元素的图标。绘制者可在流程图中设计一些图标来表示信息（文末彩图 5-20），以便读者能够看懂价值流图所表示的信息。

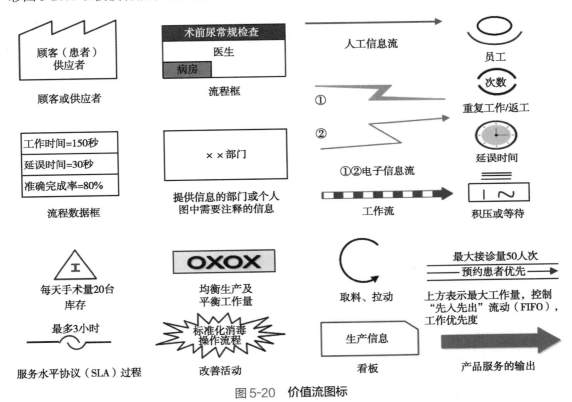

图 5-20　**价值流图标**

（七）标准化作业

组织在运营中已经形成和获得共同认可的工作准则按照分类，清晰地梳理出来就是标准。标准化是指对重复性的事物和概念，通过制订、发布和实施标准达到统一，以获得最佳秩序和效益。标准化作业作为丰田模式的核心理念，贯穿于整个精益生产的全过程。

1. 标准化作业的相关概念

（1）标准化作业：在精益生产方式中，广义的标准化作业是建立标准化流程与程序，减少生产中的浪费和变异，持续改进产品的质量，从而实现最大限度地提升整个系统的效率。狭义的标准化作业又称标准作业，是指用文字图画记录下来的、能够以最少的资源、最高的安全与质量完成活动、产出正确结果的现有最佳方法。

（2）标准作业指导书：标准作业指导书（standard operation procedure，SOP），又称标准作

业程序,基于精益实践中记录下的最佳方法,将其操作的标准步骤和要求,按照统一的格式描述出来,用来指导和规范日常工作。

2. 标准作业的实施　在向标准化作业推进前,需要达到三个前提条件:①工作任务是可以循环往复的。②产线和设备可靠,极少出现异常的情况。如果生产所需的设备常出现异常,无法形成稳定的工作流,此时应着重消除异常,先保证工作流的运行。③产品或服务的质量保持稳定。

(1)定义作业标准:作业标准是产品或服务结果需要满足或遵循的质量标准、安全标准、环境标准等,基于顾客、上级管理部门的要求而制定的标准,不可随意修改。

(2)定义流程标准:在什么情况下执行这个流程,启动并执行这个流程需满足的流程规范等技术信息或辅助的物品。例如,检验科的某类标本检验流程,需有关设备正确运行,其流程标准有设备处于正常的运行参数(时间、温度等)、设备运行的顺序等。

(3)定义标准程序:一个业务流程中将所有的人、物组织起来完成生产的执行步骤。在作业系统调查分析的基础上,将现行作业方法的每一操作程序和每一动作进行分解,以科学技术、规章制度和实践经验为依据,以安全、质量效益为目标,从而形成一种优化作业程序。

(4)制定标准作业指导书:SOP,是 standard operating procedure 三个单词中首字母的大写,即标准作业程序,指将某一事件的标准操作步骤和要求以统一的格式描述出来,用于指导和规范日常的工作。通俗来讲,SOP 的精髓就是对某一程序中的关键控制点进行细化和量化。

(八)A3 报告

A3 报告是日本丰田公司开创的一种精益报告方法,是丰田已经传承了 50 多年的独特业务改善手法之一。出于效率的考虑,丰田公司要求提交的每份报告的全部内容必须压缩在一张 A3 纸的一面上。这种报告的方式简单且明确,让阅读者高效获取信息,多用于工作汇报、问题分析与解决、战略部署。

1. A3 报告的概念

(1)A3 报告的概念:A3 报告(A3 report)又称为一页纸报告。根据 A3 报告的类型,按照不同的框架将关键内容和信息进行整理、筛选、图表化,写在 A3 尺寸(11 英寸 × 17 英寸,1 英寸 = 2.54 厘米)纸的一面。

(2)A3 报告的作用:首先,A3 报告展现了持续改善的过程,阐述了问题解决的故事与方案。其次,它是高效传达信息的交流工具,促进团队成员沟通并快速掌握信息,以取得共识。另外,它是精益组织的管理工具。通过精练简洁的信息帮助使用者关注问题及根本原因,预防问题再次发生;帮助管理者发现质量问题的关键信息,进行科学决策与战略部署。最后,A3 报告也是提升员工问题解决能力和持续改进思维的重要方式,是人才培养、员工成长的重要工具。

(3)A3 报告的应用类型与特征:A3 报告有三种形式:问题解决型 A3 报告、提议型 A3 报告和状态型 A3 报告。问题解决型 A3 报告反映的是 PDCA 循环的整体情况,提议型 A3 报告重点反映计划(P)的情况,状态型 A3 报告重点反映的是检查(C)、措施(A)的情况。问题解决型 A3 报告更为常见。

2. 医疗行业中问题解决型 A3 报告的制作步骤　图 5-21 是精益医疗管理中常用的问题解决型 A3 报告模板,主要包括项目名称、时间、项目成员、问题描述、现状与目标、原因/数据分析、改善行动、结果与持续改进。

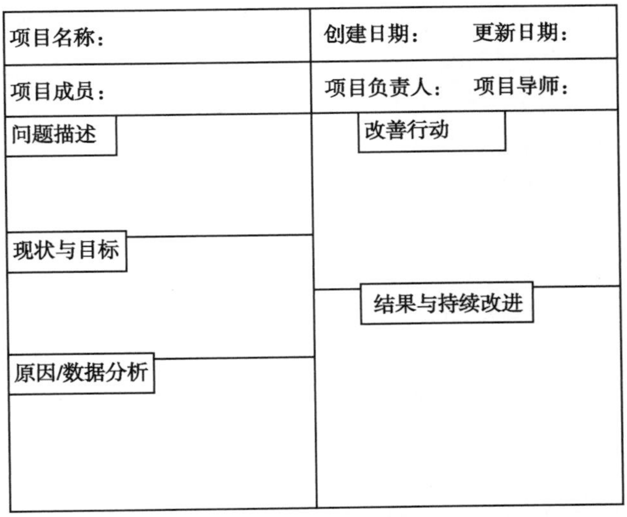

（1）项目名称：项目名称应该包括三要素——结果、对象和具体问题。

例如，"提高腹腔镜下前列腺癌根治性切除术后患者早期控尿率"，这题目中的"对象"是"腹腔镜下前列腺癌根治性切除术后患者"，"具体问题"是"早期控尿率"，而我们要的结果则是"提高"。

（2）问题描述：在问题描述时，要说清楚为什么要做这个主题的改善，明确写出主题设定的目的、改善的必要性，交代清楚背景或理由。在描述问题背景时，一定要与组织的目标相联系，并解释清楚为什么认为该主题符合组织的目标。

项目名称：		创建日期：　　更新日期：	
项目成员：		项目负责人：　项目导师：	
问题描述		改善行动	
现状与目标		结果与持续改进	
原因/数据分析			

图 5-21　**精益医疗常用 A3 报告模板**

（3）现状分析与目标：现状的调查要遵循"三现"原则：现场、现物、现实。通过现场观察，用定量、定性法来收集事实，将现存的问题和缺陷等信息在组织内进行共享。目标的设定要符合 SMART 原则：明确具体（specific）、可衡量（measurable）、可实现（attainable）、相关性（relevant）、有时间限制（time-bound）。

（4）原因/数据分析：目标与现状之间的差距需要通过科学的测量来确定根因。必须排除先入为主的观念，立足于事实的基础，寻找问题的本质。分析过程中应该考虑到以下几点：

1）分析应全面。真正的问题往往是由多个原因造成的，或者原因隐藏得很深，运用 5 Whys 不能直接确认根因，还需用现场抽样测量或实验来确认因果关系。

2）分析应详细、针对正确的问题进行足够深入的分析。确保将人力、机器、材料、方法、环境相关因素都考虑在内。

3）应有数据验证因果关系。不管采用何种方法来确定产生问题的根本原因，"根本原因分析"都是通过逻辑推理或实验方法来证明问题产生的因果关系。

（5）改善行动：实施改善行动前，应根据查找出来的根本原因有针对性地制订计划，并稳步推进。可采取 5W2H 法予以策划。5W2H 分析法又称七问分析法，通过结构性的 7 个方面思考，避免考虑问题的疏漏。

W（why）何因——明确对策和问题的根本原因是否为因果关系。思考为什么要这么做？不做可否？有无替代方案？

W（what）何事——明确实施什么对策。事情是什么？重点是什么？规范是什么？

W（where）何地——明确实施的顺序和地点。在哪里做？从哪里先入手？

W（when）何时——明确完成该措施的时间。什么时间完成？什么时机最佳？

W（who）何人——明确负责对策的实施人。谁负责？谁具体完成？

H（how）何法——明确实施的对策是否清晰、合理。如何实施？如何改进？如何提高效率？如何防错？

H（how much）多少——明确需要做到什么程度？数量、质量水平、费用产出情况怎样？

制订对策时，不要固守成规，而要向团队内外广泛征求意见。从"效果""成本""风险""效率"的视角去制订对策，设计多种应对根本原因的解决方案，进行评价后采取5W2H法选择执行方案，合理地分配任务和设定目标，确定完成期限。最后，明确具体管理人员的责任分工，并在得到相关人员和相关部门同意的情况下推进和实施。可用甘特图展示整体计划的实施进度。

（6）结果与持续改进：结果部分主要是根据精益项目设定的目标，采用统一标准或基准收集数据，对结果和流程的量化数据进行比较，确认改善行动的有效性。

持续改进部分主要是明确后续需要跟进的问题。对于在规定期限内没有完成的目标，团队需要确认实际数据与目标之间的差距，寻找没有改善的原因。同时，要将没有完成的内容作为今后改善的主题，以达到持续改善的目的。

A3报告页面应该条理性强、整洁美观，行文要直接、简练，传递的信息要清晰准确，但不要为了简洁而漏掉应有的关键信息，要明确要点。这种思维的明晰和准确是A3报告的真正价值，它有助于提升组织内的问题，解决能力和决策能力。

三、六西格玛

（一）六西格玛的起源与发展

1. 六西格玛起源于摩托罗拉，兴盛于通用电气　六西格玛（six sigma，6 Sigma）又称"6σ"，其方法论最早起源于美国摩托罗拉公司。摩托罗拉公司通过应用六西格玛实践，在十年间将质量从4.2σ上升到5.6σ，而真正把六西格玛从质量战略变成管理哲学和实践并形成一种企业文化的，是通用电气公司（GE）。20世纪90年代中期开始，六西格玛逐渐在欧美各大企业中迅速得到发展，从一种单纯的质量管理系统方法上升为管理理念和经营哲学，从制造流程领域到风靡世界，成为全世界追求管理卓越性的企业最为重要的战略举措。六西格玛在中国的应用始于1999—2000年间，起初是全球500强企业在本土使用成功后推行到中国的公司，之后在2002年杰克·韦尔奇的自传风行世界之时，中国企业开始真正认识并应用六西格玛。

2. 六西格玛在医院管理中的应用　20世纪90年代，六西格玛被引入医疗管理，成为提高医疗机构业绩和竞争力的有效管理模式。美国最早一批应用六西格玛的医院通过六西格玛管理节约了医院运营成本、缩短了患者留置时间、提高了总体收入等。并且六西格玛从医院管理延伸至药品研发，扩张应用到医疗服务链，都取得了很好的成效。北京医院于1999年与GE公司合作开始引进六西格玛管理改善门诊抽血流程，成效显著。2001年GE公司与浙江省台州医院合作挂牌成立"六西格玛"质量管理培训基地。目前全国已经多家大型、综合医院将六西格玛方法引入了医院管理，在改善患者满意度、改进质量、改进医疗流程、成本控制、效率提高、患者安全等多方面取得成效。六西格玛管理在医院管理方面的应用仍多为探索性研究。

（二）六西格玛的基本概念

六西格玛的统计学含义为6倍标准差（6σ），达到六西格玛意味着每百万个操作中缺陷率仅允许3.4的质量水平，非常接近"零缺陷"的要求（文末彩图5-22）。六西格玛的核心是追求零缺陷生产，防

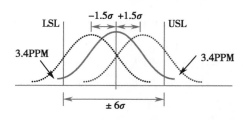

图5-22　**产品特征正态分布图（±1.5偏倚）**

范产品质量风险,降低成本,提高生产率和市场占有率,提升顾客满意度和忠诚度。

(三)六西格玛管理的理念

1. 以患者为中心,对患者需求高度关注　六西格玛管理的绩效评估首先从患者开始,以对患者满意度和价值的影响作为六西格玛改进程度的衡量标准。

2. 基于事实和数据的管理　六西格玛管理首先就要澄清哪些指标是衡量绩效的关键指标,然后运用数据和分析方法明确关键变量并进行优化。

3. 关注流程、管理和改善　六西格玛不仅强调流程是改善的关键,还强调不同流程之间的连接,包括从宏观到微观,从部门内部到职能交叉,从现状到将来。

4. 积极主动的管理方式　六西格玛强调在事件发生之前预见性采取行动去处理,而不是被动地反应。积极主动的管理代表着突破被经验束缚的习惯,制定宏观的目标并经常自省,设定明确的优先次序。

5. 变革管理　变革管理是最重要、最优先的一部分。组织变革需要新的时间、行为、态度和技能,不能拿单靠六西格玛的方法技术,应该让领导者、管理者和开展工作的员工都积极参与,才可能成功。

6. 追求完美,容忍失误　追求完美是六西格玛追求"零"缺陷的精髓所在。但是在追求六西格玛绩效时,医院需要勇于尝试新的思路和方法,而这通常是具有风险的。当然,六西格玛管理技巧中也包含了大量风险管理的内容。

(四)六西格玛在医院管理中的意义与作用

1. 医疗行业实施六西格玛的必要性　医院有诸如医疗差错、医院获得性感染、处方不正确、手术器械遗留等事件,增加了巨额的医疗费用。医疗问题不仅影响患者,同样影响医院。引起上述问题的原因主要是不必要的治疗、医疗差错、冗余的检查、行政效率低下及欺诈行为等。而六西格玛可以解决这些问题,难点在于如何让六西格玛管理融入医院文化并形成持续发展机制。

2. 六西格玛在医院管理中的作用　目前医院开展六西格玛管理的领域主要包括:①改善运营管理,消除医疗服务中的高成本、低利润,改善运营收入循环,解决收入增长过缓的问题;②降低医疗差错,提高手术安全性、降低药物差错、减少和防止患者跌倒等;③提高工作效率,增加手术室或介入导管室的工作量,降低住院天数,提高床位使用率等;④提高员工满意度,用于护士或药师的招聘、员工管理,降低离职率、减少员工流失和防止劳动力短缺等;⑤规范科室管理,减少患者等待时间,提高急诊科患者的转诊率,改善交费、登记、预约管理流程,提高患者满意度等;⑥优化临床路径管理,改善诊疗流程,提高医疗质量等。

(五)六西格玛的组织管理

六西格玛管理是一种追求完美的管理理念,是一套完整的、综合性的解决问题的工具集,因此,适用于任何需要改善绩效的组织。合理高效的人员组织体系是六西格玛管理的首要基础工作。六西格玛管理中最受推崇的各种特征之一就是,创建一支由高层领导、倡导者、黑带大师、黑带、绿带等所组成的持续改进专家队伍(图5-23)。

(1)高层领导(executives):医院高层领导是推行六西格玛管理获得成功的关键因素。只有来自医院领导的认可和支持,六西格玛管理才能取得成功。

(2)倡导者(champion):倡导者发起和支持六西格玛项目,是六西格玛管理的关键角色,在医院管理中,一般由中层及以上领导担任。倡导者主要负责部署组织中的六西格玛管理。

（3）黑带大师（master black belt，MBB）：黑带大师一般由专职人员担任，兼有项目管理和技术指导双重职责。黑带大师精通六西格玛管理的理念和技术方法，可以协助倡导者和管理层选择和管理六西格玛项目；对黑带和绿带进行培训并对其进行的六西格玛项目进行指导。

（4）黑带（black belt，BB）：黑带是六西格玛管理推进的核心力量和技术骨干，具体执行和推进六西格玛管理活动，培训绿带及员工，提供技术支持。

（5）绿带（green belt，GB）：绿带由一线业务骨干或负责人兼任，在黑带的指导下协助黑带完成工作。他们通常是黑带项目团队中的成员或较小项目的团队负责人。

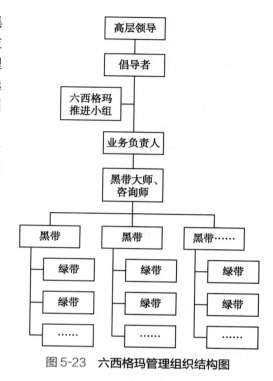

图 5-23　六西格玛管理组织结构图

（六）六西格玛的实施步骤

六西格玛对业务流程的改进遵循五步循环改进法，即 DMAIC 模式，DMAIC 是六西格玛的经典模型，具有系统性、易于应用、便于结构化等特点。DMADV 是近年来发展起来的新的管理模式，主要用于过程设计，它基于并行工程和 DFX（design for X）的思想，面向产品 / 服务的生命周期，采用系统的解决方法，把顾客需求融入产品 / 服务设计过程，确保质量，降低成本，为医院解决产品 / 服务和过程设计提供有效的方法。

1. DMAIC

（1）界定（define）：六西格玛成功的关键是找出合适的突破性项目，即项目界定，这是六西格玛管理的基础，也是成功实施六西格玛的前提。表 5-20 总结了项目界定阶段的主要步骤及可供选择的方法。

表5-20　项目界定阶段的主要步骤及可供选择的工具

界定阶段步骤	详细内容	可供选择的工具
项目选择	项目背景	
	客户需求分析	帕累托图、时间序列图、柱状图、5W1H
确定项目流程范围	项目范围	SIPOC 图
项目 Y（缺陷）定义	Y 及缺陷定义	树状图
	基线与目标	柱状图、SMART
项目预期效果	财务成果和无形成果	收益计算表、雷达图
项目实施计划	项目团队	树状图
	项目计划	甘特图

1）项目选择：主要包括项目背景和客户需求分析。

项目背景：即站在宏观层面说明为何要立项，是项目的顶层设计。通常选择六西格玛项目的方法有很多，可以从以下来源进行选择，见表 5-21。

表 5-21　项目来源

来源	举例
外部顾客（患者）的负面影响	患者投诉、患者抱怨、服务质量差；其他供应链涉及客户的抱怨和要求等
内部运营业绩不达标的负面影响	服务/产品质量的缺陷、差错事件等；原材料、能耗、设备、资金、人力等方面的不良成本指标和较长周期时间等
为实现医院战略必须履行的项目	具有长远价值的项目，可能通过某个产品/服务提升整体竞争力，或挑战赶超经手的标杆类项目

客户需求分析：即通过外部顾客之声（VOC）和内部顾客之声（VOB），来把握关键质量特性（CTQ）或关键流程（CTP）（表 5-22）。

表 5-22　客户之声（VOC/VOB）收集示例

识别客户		内部客户	外部客户
	主要客户		
	次要客户		
	间接客户		

2）确定项目流程范围：即明确需要解决上述技术层面的问题，需要从流程角度关注的范围有哪些，明确"流程"的抓手边界在哪里。在前述 CTP 转化的基础上，大多是基于经验获取，需要进一步采用规范的工具方法来框定项目的范围，该工具方法就是 SIPOC 图（图 5-24）。进一步选择关键流程，确定项目范围，例如可采用因果矩阵等。

供方 supply	输入 input	流程 process	输出 output	顾客 customer
入院处人员 收费处人员 病房医生 病房护士 中央运输工人	入院证	开始=医生开具入院证 到病房登记 等待床位 病房通知入院 到病房签床 到入院处办理手续 到缴费处缴费 到医保办公室确认身份 结束=到病房入住	缴费凭证	患者 家属

图 5-24　入院流程的 SIPOC 图举例

3）项目 Y（缺陷）定义：Y 是需要满足项目的、能够测量 CTQ 等的具体指标，要具体、能测量、于患者或其他关联人有用。根据 Y 进一步制定基线与目标，包括现水平、目标水平和先进水平等，目标制定要符合"SMART"原则。

4）项目预期效果：项目成果不仅仅体现在物质上，还要基于项目的属性，尤其在医院管理中，很多项目不能以财务效果来衡量。因此，有的学者将项目效果分为财务成果和体质改善效果两大类，后者能够成为未来价值或影响其他业务的成果，又称为"无形成果"。

131

5）项目实施计划：项目实施计划包括团队组建和制订项目工作进度表。组建合适的团队很重要，同时还要对团队成员进行分工协作。最后要做好项目的工作进度表，也称之为项目计划，可以做简单的进度计划图，也可以用甘特图表示，图5-25（文末彩图）举例了一个项目计划甘特图。

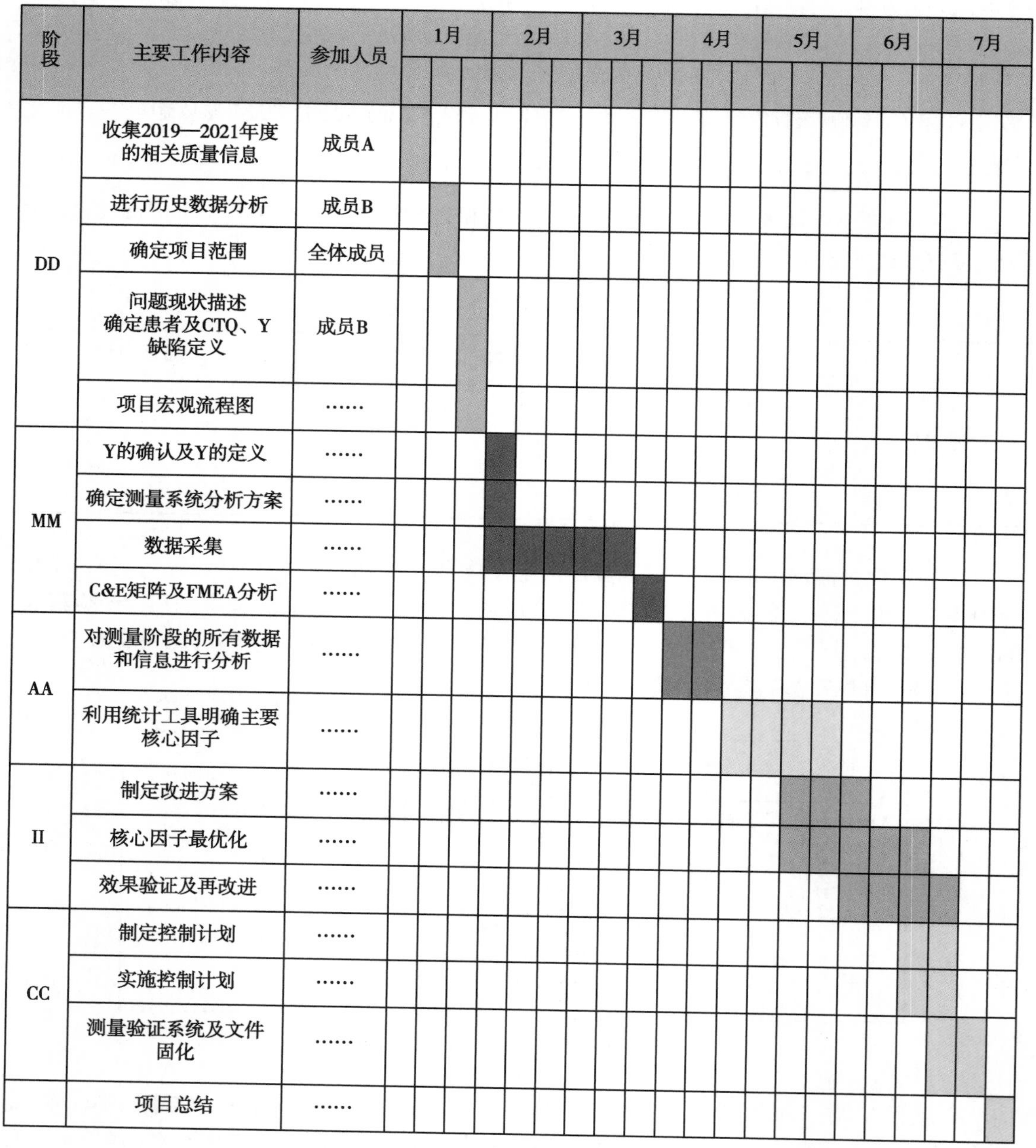

阶段	主要工作内容	参加人员	1月		2月		3月		4月		5月		6月		7月	
DD	收集2019—2021年度的相关质量信息	成员A	■													
	进行历史数据分析	成员B	■													
	确定项目范围	全体成员	■													
	问题现状描述 确定患者及CTQ、Y 缺陷定义	成员B		■												
	项目宏观流程图	……														
MM	Y的确认及Y的定义	……			■											
	确定测量系统分析方案	……			■											
	数据采集	……			■	■	■									
	C&E矩阵及FMEA分析	……					■									
AA	对测量阶段的所有数据和信息进行分析	……						■								
	利用统计工具明确主要核心因子	……							■	■	■					
II	制定改进方案	……									■					
	核心因子最优化	……									■					
	效果验证及再改进	……										■	■			
CC	制定控制计划	……											■			
	实施控制计划	……											■			
	测量验证系统及文件固化	……												■		
	项目总结	……													■	

图 5-25　六西格玛项目计划甘特图举例

（2）测量（measure）：测量阶段的目的是掌握过程的现有水平，找出对其有影响的所有潜在影响因素变量并筛选出关键的影响因素。表5-23显示了测量阶段的步骤、活动内容及使用工具。

表 5-23 项目测量阶段的主要步骤及可供选择的工具

测量阶段步骤	详细内容	可供选择的工具
Y 的现况测量	Y 的确认和分解	树图、帕累托图
	Y 的现有水平确认	数据收集计划表、过程能力分析、直方图
潜在关键影响因素 X 的初步挖掘	找出所有潜在影响因素变量	鱼骨图、变量流程图
	筛选对 Y 影响较大的潜在影响因素	因果矩阵、FMEA
	即时改善	即时改善模板
	效果验证	柱状图、时间序列图

1）Y 的现况测量：包括 Y 的确认和分解、Y 的现有水平确认。

Y 的确认和分解：首先需要导出与项目 CTQ 有直接关系的所有 Y，然后掌握 CTQ 与 Y 的关系，决定可以代表项目 CTQ 的测量对象，并确定 Y 的测量方法和成果基准（或规格）（图 5-26），成果基准是将患者的要求事项转换成我们的产品和流程的定量化的要求事项（图 5-27），其种类见表 5-24。

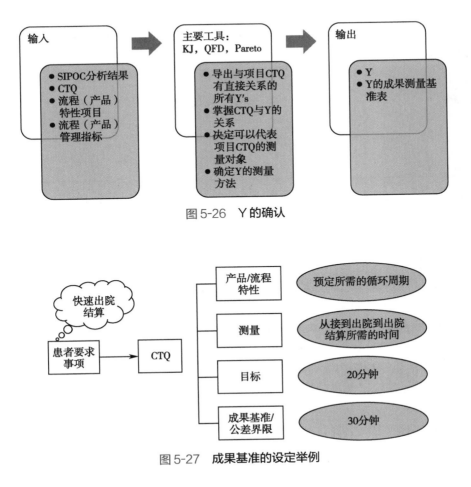

图 5-26 Y 的确认

图 5-27 成果基准的设定举例

表 5-24　成果基准的种类

项目的 Y	离散型 Y	连续型 Y
某时长	标准时长的完成率	各单位的实际时长
绿色通道最低入院时间	延迟次数	与目标差异的时间
患者满意	是或否，满意率	各患者的满意分数（0～100）
产品的大小	符合规格率	实际产品的大小

注：尽可能选择连续型 Y

Y 的现有水平确认：该步骤的主要活动包括制定 Y 的数据收集计划，确定 Y 的流程水平及 Y 的改进目标。

2）潜在关键影响因素 X 的初步挖掘：包括找出所有潜在影响因素变量和筛选对 Y 影响较大的潜在影响因素（因果矩阵、FMEA）。

（3）分析（analyze）：分析阶段是通过数据收集，应用统计工具对测量阶段得到的重要原因变量进一步分析，找出关键的原因变量，并建立 X 与 Y 的关系模型。表 5-25 显示了分析阶段的步骤、活动内容及使用工具。

表 5-25　项目分析阶段的主要步骤及可供选择的工具

分析阶段步骤	详细内容	可供选择的工具
数据收集	数据收集计划	数据收集计划表
	数据收集活动	检查表
数据分析	一般分析	层别法
	图表分析	散点图
	统计分析	
关键 X 选定	关键变量、清单制作	选定的关键变量清单

由于六西格玛项目的复杂性，需要综合采用各种统计方法和管理技术，可以通过图形分析和过程能力分析实现分析过程。图形分析可以直观分析问题的性质和特征并找到解决问题的方法，是解决问题的有力工具，常用的图形工具有帕累托图、直方图、茎叶图、箱图、概率图、时序图、因果图等。常用的方法有假设检验、方差分析、水平对比、回归分析、试验设计、过程分析等。过程能力分析是六西格玛项目改善的基础，可以明确现在的底线是什么、找到改善的空间，并决定如何去努力达到改善的目标。

（4）改进（improve）：改进是基于分析阶段寻找出的问题的根本原因，寻找出可行的解决方案，找出相关变量的最佳水平并进行检验。在改进阶段中，项目的主要目标是找到最优的改进方案，通过优化过程输出 Y 同时消除或减小关键因素 Xs 的影响，将过程的缺陷 / 变异降至最低。表 5-26 显示了改进阶段的步骤、活动内容及使用工具。

（5）控制（control）：控制即强调对改进过程进行监测和控制，以固化所取得的改进绩效，确保相应的缺陷不会再次出现。此阶段的主要工作是将过程改进结果进行文件化，设立过程控制计划，同时进行持续的过程测量（控制）。表 5-27 显示了控制阶段的步骤、活动内容及使用工具。

表 5-26　项目改进阶段的主要步骤及可供选择的工具

分析阶段步骤	详细内容	可供选择的工具
制定改进方案	改进计划、风险评估	FMEA
核心因子最佳化	对策方案及评价	头脑风暴法、优先矩阵、普氏矩阵
	试验设计	单因子试验设计
结果验证	验证计划	
	效果确认表	

表 5-27　项目控制阶段的主要步骤及可供选择的工具

分析阶段步骤	详细内容	可供选择的工具
制定控制计划	改善效果风险评价	
	防错法	
	控制计划	控制计划表
	标准化	标准操作工作表
实施控制计划	SPC	控制图
文件化/共享	年度效果预算	
	现场移交	
	项目承认及结束报告	

2. DMADV　DMADV 是六西格玛设计（DFSS）项目的一种主要实施方法。从图 5-28 可以看出，当 DMAIC 改进流程达到接近 5σ 时，就需要用到六西格玛设计（DFSS）才能使 σ 达到进一步的提升。表 5-28 显示了 DMADV 各阶段的内容、工具以及产出，其中，界定阶段和测量阶段与 DMAIC 模式大同小异，本文主要介绍分析、设计和验证阶段。

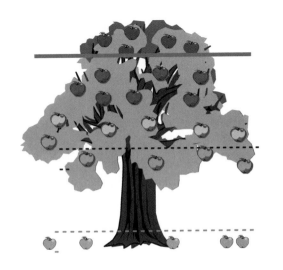

最好的苹果
6σ 设计（DFSS）

5σ 墙，设计改善

好的苹果
工程的特性化及最优化（DMAIC）

4σ 墙，Process改善

低处的苹果
QC7种基本方法

3σ 墙，现场改善Tools

地上的苹果
经验与形式

图 5-28　六西格玛水平改善方法

135

表 5-28　六西格玛 DMADV 各阶段的内容、工具以及产出

阶段	活动内容	输出	工具推荐	关键阶段成果
D	项目背景	项目的来源、意义	5W2H 分析法、时间序列图、柱状图、折线图、散点图、饼状图、雷达图等	项目授权书
	问题陈述	项目要改善问题		问题描述
				项目 CTQ
	项目范围	界定项目范围	SIPOC	项目效益估算
	客户之声	项目需求分析	VOC、VOB、VOP、工作抽样	项目计划
				项目风险管控
	项目目标	CTQ 及改善指标	CTQ 树状图、柱状图等	
	效益评估	项目效益预期		
	项目团队	项目团队	组织架构图等	
	项目计划	制定实施计划	甘特图、WBS 等	
	项目风险	风险控制计划和措施	WBS、5W1H、FMEA/FMEA 等	
M	CTQ 筛选	满足需求的 CTQ	狩野（KANO）模型、帕累托图、散布图、排列图、因果矩阵 S 等	关键 CTQ
				流程图表
	CTQ/流程现状测量	试点运行结果、方案调整计划	WBS、5W1H、流程图分析、价值流程图分析等	测量系统分析
				层别分析结果
	测量系统分析	方案实施结果	MSA 等	
A	识别功能需求	项目目标、效益达成情况验证结果	CTP、优选矩阵、亲和图、QC7 工具	QFD 分析结果
				设计方案
	开发设计概念	设计概念方案	头脑风暴法、实验设计、QC7 工具等	设计方案评估
				DFMEA 分析
			高级工具：TRIZ、ECRS、节拍时间、SMED、关键路径法、TPM、QFD、VSM 等	结果
	评选设计概念	优选的概念方案	优选矩阵、亲和图等	
	设计风险控制	设计风险控制计划和措施	WBS、5W1H、FMEA 等	
D	设计计分卡	计分卡	头脑风暴法、实验设计、QC7 工具等	设计计分卡
	展开详细设计	设计方案	计分卡等	功能设计方案
			高级工具：TRIZ、ECRS、节拍时间、SMED、关键路径法、TPM、QFD、VSM 等	
V	试点运行	项目试行问题总结	A3 报告等	试运行计划及成果
	效果验证	项目效益		控制计划
	改进设计	PDCA	PDCA 等	标准化文档
	推广固化	标准化文档	防错法、标准化作业等	经验和心得
			高级工具：控制图等	推广计划
				后续计划
	项目总结	经验、教训以及下一步工作计划		

（1）界定阶段

（2）测量阶段

（3）分析阶段

1）识别功能需求：应用质量功能展开（QFD）对客户需求和功能特性进行匹配，将客户的需求和 CTQ 转化为新产品／服务／流程的设计的功能／参数要求，得出功能特性重要度评分并排序，确定设计功能的优先等级。表 5-29 示例了 QFD 的运用。

表 5-29　应用 QFD 对客户需求和功能特性进行匹配

项目需求及权重	功能模式	功能设计						运营模式				
		门诊费用查缴	发票打印	费用退改	人工服务	网络接入渠道	材料复印	人员后台化	人员集中调度	人员就地配置	业务归集办理	无间断后台服务
业务覆盖率 100%	5	5	5	5	3							
业务办理流程简洁、用时短	5	5	5	3		3	3				3	
排队等候时间短	4	5	3	1	1				3			3
营业时间延长	4	3	3	3	1	5		5	3	1		5
人员工作效率高	4		1	5				3	5	5	5	
工作量分配均衡	5	3	1	3	5			5	5	1		
成本合理	5			3				3				
功能特性重要度评分		97	79	75	83	35	15	57	84	29	35	47

注：强关联 5 分，中关联 3 分，弱关联 1 分

2）开发涉及概念：常用开发方法包括参考原有的设计概念，进行头脑风暴法、发明问题解决理论（theory of the solution of inventive problems，TRIZ）、类比、假设破坏等。表 5-30 示例了某产品／服务的设计理念。

表 5-30　某产品／服务的设计理念示例

功能需求	功能特性	原有方案	方案 A	方案 B	方案 C
缩短人均业务办理时间	缴费取药	药品窗口划价查询费用、缴费窗口缴费	缴费服务在服务窗口能进行	费用查询可在自助终端设备上进行，缴费只能在窗口进行	查缴服务可在自助终端设备、APP、服务窗口进行
......					

3）评选设计概念：可从可行性、可推广性、效益等维度对所有设计概念进行评分，最终为 CTQ 选择最合适的设计概念。表 5-31 示例了某产品／服务设计理念的评估。

4）设计风险控制：运用设计失效模式与影响分析（DFMEA）评估新产品／服务／流程的设计风险，并采取相应措施控制风险（表 5-32）。

表 5-31　某产品 / 服务设计理念的评估示例

功能特性	设计概念	维度 1	维度 2	维度 3	……	最终得分	最终选择
功能 1	方案 A						
	方案 B						
	方案 C						
功能 2	方案 A						
	方案 B						
	方案 C						

……

表 5-32　应用失效模式与影响分析评估新产品 / 服务 / 流程的设计风险

子系统 / 流程 / 功能	潜在失效模式	潜在失效原因	潜在失效后果	影响程度				预防措施	责任人
				发生频率	严重性	可探测度	RPN（风险系数）		

（4）设计阶段

1）设计计分卡：根据 CTQ 重要度，选取重要指标，作为本项目的重点设计和控制指标，根据客户的要求，制定了重要指标的目标值和边界值，形成项目的设计计分卡。表 5-33 是一个设计计分卡示例。

表 5-33　设计计分卡示例

CTQ	Y	单位	规格均值	上限值	下限值

2）展开详细设计：按照功能的优先级排序和已选定的功能设计方案，展开对产品 / 服务 / 流程的详细设计，建立并实施整体的详细设计方案。

（5）验证阶段

1）试点运行：对新设计的流程 / 服务 / 或产品进行可靠性与可维护度分析，并进行试运行与改进。

2）效果验证：包括测试并评估使用新产品、流程、服务后，确认是否达成目标；评估项目的经济效益和无形成果效益。

3）改进设计：针对试运行期间存在的问题，运用 PDCA 持续改进思路，及时将其反馈至设计环节，实现产品、服务或流程的持续优化完善。

4）推广固化：根据前期试运行结果，制定全面实施方案，明确完成时间、责任主体、工作要求等内容。同时，将项目成果固化到作业流程、制度文件等，例如各种业务指导书、作业指导书、用户指引、技术要求等。

（6）项目总结：明确需要持续改善内容，及下一步实施计划，总结项目实施亮点、存在的不足及心得体会。

（七）六西格玛的应用与发展趋势

1. 如何应用六西格玛

（1）六西格玛与其他管理工具的区别：相对于传统的全面质量管理、质量控制理论及后来演变发展起来的精益管理等质量管理方法，六西格玛具有不同的特点。①首先，尤其以顾客为关注焦点，强调关注顾客的多方面需求；②用系统的观点来看待组织，而不是将其视为一系列独立部门和孤立过程的简单累加；③以事实和数据作为管理基础，基于数据进行决策；④对"过程管理"极为关注，在流程的各个环节追求 6σ 的质量水平；⑤群策群力，全员参与；⑥重视领导力和变革加速流程，注重文化创新。而传统的质量管理工具，如全面质量管理则着重强调问题解决的过程，单一部门推动，缺乏多部门联动和全员参与。

（2）如何选择六西格玛的工具与方法：六西格玛具备系统、完善的一整套工具和方法，主要体现在以 DMAIC 和 DMADV 为代表的持续改进循环之中。在具体实施六西格玛项目时，不同阶段需根据需求采用不同工具和方法，而且医疗机构实施六西格玛项目时与其他行业采用的工具和方法在国内外、各项目间均存在一定差异。多种工具结合应用是实施六西格玛项目的重要趋势。

2. 六西格玛的发展趋势

随着六西格玛的发展，其内涵在不断升华，其理论和方法体系也在不断发展和完善。六西格玛的发展主要呈现出如下几大趋势。

（1）从改进到设计：六西格玛改进 DMAIC 侧重在改进原有产品和过程，实施突破性改进，从而实现提高顾客满意度和降低成本的目标，然而这些改进项目并不能满足组织变革的需求和新产品新业务开发的需求。因此 DMAIC 流程对产品的质量改进存在局限性。

实践表明，至少 80% 的产品质量是由设计阶段所决定的，若想真正实现六西格玛的质量水准，就必须实施六西格玛设计 DFSS。DFSS 的功能是在强化新产品和服务的开发过程，它是一种实现无缺陷的产品和过程设计的方法。六西格玛设计的模式除了 DMADV 以外，还有 IDDOV（identify 识别、define 定义、develop 展开、optimize 优化、verify 验证）和 PIDOV（plan 策划、identify 识别、design 设计、optimize 优化、verify 验证）等多种功能模式。因此，从改进质量、降低产品/服务和过程差错，到主动设计质量来避免产品和过程问题，是六西格玛项目的不同阶段，从改进到设计是六西格玛发展的必然趋势。

（2）精益六西格玛：六西格玛逐渐与精益生产、平衡计分卡、并行工程等理论和方法进行整合，形成新的管理模式。精益六西格玛，即精益生产与六西格玛的有机结合。从原理及特点上可以看出两种工具有诸多共同点：①同样关注顾客满意，以顾客的需求和价值为出发点、在顾客驱动下进行持续改进；②关注财务成果，期望达到最小化成本损失、最大化利润的目的；③注重持续的系统整体改进；④注重全员参与，团队合作协调，需要管理层的全力支持与参与；⑤同样注重人、系统和技术集成。精益六西格玛管理吸收两种模式的优点，弥补单个管理模式的不足，二者互相补充、有机结合，实现了更好的管理效果，成为六西格玛的重要发展趋势之一。当然，无论从理论体系还是从实际应用上来看，精益六西格玛仍然处于不断发展和完善之中。

（3）在服务行业的推广——服务六西格玛：虽然六西格玛起源于制造业，但它也适用于服务行业。尤其适用于医院管理，因为生命不可复制，无法容许第二次错误，医疗管理更加追求"零缺陷"。追求六西格玛的质量安全水平是医疗服务行业更应该具有的质量意识。服务业虽然与制造业有诸多不同，但是都共同具有应用六西格玛的条件。服务业的成果同样是由流程产出，都可以通过流程的定义、测量和分析来找到关键影响因素；变异是服务业关注的重点，同样来源于人员、设备、材料、工作方法等；服务行业更重要的是服务指标的改善，如更少的医疗人力资源浪费、更短的服务周期、更少的患者等待时间、更高的满意度、更小的服务错误等同属于质量的范畴，属于组织竞争力的重要因素。服务六西格玛仍然以顾客为驱动点，但是更加聚焦于流程，致力于完善流程管理，是一种全过程的管理。因此，服务六西格玛将是六西格玛的重要发展趋势之一。

第三节　解析型解决工具

一、追踪方法学

（一）医院评审评价追踪方法学应用背景

我国医院评审评价已经走过了 30 余年的历程。1989 年 11 月，卫生部发布《关于实施医院分级管理的通知》，医院等级评审工作正式启动。第一周期（1989—1998 年）共评审医院 17 708 所，其中三级医院 558 所、二级医院 3 100 所、一级医院 14 050 所，占周期内我国医院总数的 26.4%，我国一跃成为世界上评审医院数目最多的国家之一。第一周期医院评审工作增强了政府对医疗卫生事业的宏观管理，促进了医院标准化管理，构筑了区域卫生规划三级医疗网络的基本体系，激发了社会各界对医院建设的重视和关心。在加强医院宏观管理、落实医院规章制度、改善医院服务、提升医疗质量和综合管理水平、促进我国医院宏观管理与国际接轨等方面，取得了明显成效。但是在评审过程中也出现了一些问题，主要表现在：有些医院弄虚作假、形式主义、重"硬"轻"软"、盲目扩大规模、争购设备；评审标准和方法缺乏规范化和科学性；评审缺乏公平性和公正性，没有形成医院长效监管机制等。

2011 年 4 月，卫生部发布《三级综合医院评审标准（2011 年版）》（卫医管发〔2011〕33 号），9 月又发布《医院评审暂行办法》（卫医管发〔2011〕75 号），其中，追踪方法学（tracer methodology，TM）被广泛应用到医院评审评价过程中并收到了明显效果。

（二）医院评审评价追踪方法学定义

追踪方法学一词最初是从生物学研究衍生而来，它是一种过程管理的新方法。在医院评价现场调查过程中，评价者通过收集各种来源的数据（包括优先焦点流程，priority focus process，PFP）来聚焦于医院的重要区域，用以开展评价、追踪患者的治疗、护理、服务经历。这种追踪整个医院患者医疗服务经历的方法就是追踪方法学。

追踪方法学是一种关于过程管理的方法学，其基本步骤包括三个方面。

1. 评审评价者以面谈以及查阅文件方式了解医院是否开展及如何进行系统性的风险管理。

2. 以患者个案和个案追踪方式，实地访查一线工作人员及医院各部门的执行状况，了解各计划的落实程度。

3. 在访查过程中，各个评审评价委员以会议形式讨论和交换评审评价结果，再深入追踪有疑问的部分。

追踪方法学程序意味着评价者将会花费更多的时间来询问医疗服务直接提供或监护者。通过评估医疗、护理或服务流程，评价者将仅花费少量时间来检查书面形式的制度与过程。医院可以预计评价者将利用超过 50%~60% 的时间来现场跟踪选定的患者个案，评估来自不同部门员工为提供安全、高质量医疗服务的协作和交流情况。灵活性是追踪过程的关键，它使评价者的追踪流程或服务的范围更为宽广，进而使评审过程可以深入到一线工作员工是如何做出决策的。如果可能，评价者也会和患者直接交谈以更深入的了解他们的就医经历。

由评审评价者与员工和患者的交流、医疗记录、评价者观察构成的动态现场调查过程可以全面描述医院的组织服务流程。换句话说，追踪可以使评价者通过患者的角度"看"到治疗、服务过程，然后全面分析提供治疗、护理、服务的达标情况。追踪活动允许评价者评估医院的各个系统和流程，追踪流程的焦点是医疗机构如何在提供医疗服务过程中执行相应标准，同时强调和重视医疗服务的持续性和一致性，从而客观评价医疗机构提供的整体性的医疗服务。通常，在评审一个医疗机构时采用追踪方法学评估的重点部门包括重症监护病房、急诊、肿瘤或化疗中心、手术室、麻醉室、心导管室、康复科等。

（三）医院评审评价追踪方法学基本理论

追踪方法学最主要的两种追踪方式为个案追踪和系统追踪。图 5-29、图 5-30 和图 5-31 模拟了在现场调查中如何开展个案和系统追踪，以及如何综合两者对医院进行评审评价。

1. **个案追踪**　个案追踪（individual patient tracer）也称患者追踪或客户追踪，调查在被评审评价过程中接受过治疗、护理或服务的患者的实际就医经历。在追踪患者的选择上，评审评价者要考虑医院的临床服务区块（clinical services blocks，CSGs）和药物管理、感染控制、医疗质量改进与患者安全、设施管理和安全系统等至少四个优先焦点区块（priority focus areas，PFAs）。追踪活动最先访问的区域、科室、服务项目根据有限聚焦程序（PFP）中识别的 CSG 来确定。医疗机构中个案追踪的选择标准通常为：处于医疗机构诊治的前五类患者；与系统追踪如感染控制和用药管理相关的患者；跨治疗项目的患者，如从医院转为家庭医疗的患者；从其他医院来的转院患者；当天或第二天即将出院的患者等。个案追踪中常被追踪的患者类型有心脏置管患者、肿瘤化疗患者、内镜检查患者、血液透析门诊患者、各类急诊患者、ICU 患者、各类手术患者、康复治疗患者等。

尽管这些流程可以帮助评审评价者选择最初的追踪患者，在现场调查过程中评审评价者还可能根据调查发现选择潜在的追踪对象。

追踪开始前，评审评价者首先浏览在院患者统计清单并选择一名患者。先浏览记录清单是为了确认被追踪患者的就诊经历、治疗该患者的医务人员、患者已经接受或计划的诊疗活动。例如，在进行追踪时评审评价者可能进行如下事项：

（1）与相关医务人员面谈（如果需要）。

（2）优点焦点区块评估。

（3）环境评估（如果适用）。

（4）评阅医疗活动的知情同意文书。

（5）与患者及其家属交谈（如果适用或适宜）。

评审评价者之所以对接受复杂治疗、服务的患者感兴趣，是因为这一过程可以揭示医院如何作为一个整体来提供医疗服务。由于病情复杂的患者需要接受更多服务，这为评审评价医院的所有部门提供了更多路径。

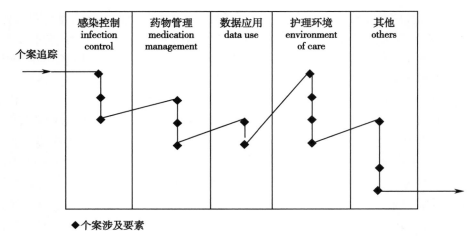

◆个案涉及要素

图 5-29　个案追踪示意图

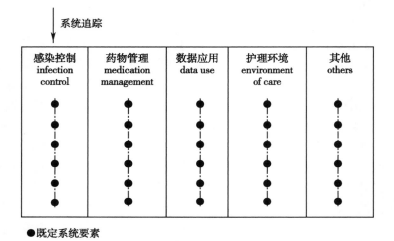

●既定系统要素

图 5-30　系统追踪示意图

　　例如，在医院评审评价中，评审评价者可能选择一名手术患者进行追踪。评审评价者从医疗文书开始评估疼痛管理、治疗计划，也与不同部门的业务人员进行面谈。如果患者文书记录显示患者是从急诊部（emergency department，ED）收治，那么评审评价者首先去急诊科调查该医院是如何接诊外伤患者、如何与其他部门沟通来进行处理。由于患者需要进行手术，评审评价者下一步访问手术室（operating room，OR）与医务人员交谈，了解他们是如何获取有关信息的。相关讨论可能包括麻醉事宜、院内感染预防等。

　　评审评价者在追踪过程中除了与护士、医生和非临床工作人员交谈外，还会根据需要与相关药剂师、营养师、义工、物理治疗师及宣教人员交谈，确认他们是如何根据患者需求变化开展工作协同从而提供无缝、连续服务的。

　　正如个人追踪案例所揭示的，追踪方法学能引导评审评价者与医院内部任何相关人员面谈。评审评价者可以根据需要挑选员工并与之交谈来了解他们为患者服务的具体细节。在临床工作人员中，这些员工可能包括整个组织的代表者。

　　医院期望评审评价者利用 PFAs 作为提问依据来评估员工标准的遵守情况，评审评价者可以一直提问直到所有标准事项检查完毕，然后评审评价者再转移到另一项目。此外，评审评价者会持续对诊疗、程序和过程进行观察，针对正在接受治疗的患者来提问。如果患者的某次诊疗跨越了几个标准区域，评审评价者将分别针对一系列相关诊疗过程而非其中的单个过程。

评审评价者试图了解医疗决策是如何作出的以及如何决策的，而不是试图进行同行审查会议或事后临床判断。他们不会以口头或书面调查结果的形式暗示工作人员"发生了一些错误"。评审评价者要获得一个关于医院日常运作提供诊疗、护理或服务工作的总体评审评价。

2. 系统追踪　由于评审评价者是通过个人追踪来确定评审评价标准的符合情况与选择的患者服务相关，因此他们也引入系统追踪（system tracer）方法学来把医院作为一个整体系统来评估。系统追踪活动侧重整个组织的高风险过程。

系统追踪是指通过选择医疗机构中风险相对较高的流程或功能项目进行追查，在个案追踪基础上，关注整个医疗机构的高风险流程或项目，重点考察围绕一个共同目标的各部门单位之间的协同工作情况。通过系统追踪，评价者可以评估医院的组织系统功能是如何实现以及实现的程度。这种追踪方法强调与医疗安全、优质服务、标准遵循相关的不同要素和部门的协作情况，避免整个组织系统内的潜在漏洞。

系统追踪方法为在组织层面讨论有关治疗、护理、服务的安全与质量等重要主题提供了平台。评审评价者可以利用系统追踪对相关组织结构进行研究，并促进治疗应用、感染控制、药物管理等关键主题的教育信息交流。

以个案为基础的系统追踪是跨越整个医院的特定系统或过程。如果可能，这一活动将重点关注特定患者的经历或与特定患者相关的活动。

系统追踪与个案追踪的区别在于：在个案追踪案例中，调查者需要跟进患者所有的诊疗进程，并评审评价其诊疗的各个方面，而非单个子系统。在以个案为基础的系统追踪过程中，调查者将完成以下事项：

（1）评审评价相关过程的绩效，尤其关注那些独立但又相关过程的整合合作。

（2）评审评价学科和部门之间的沟通。

（3）识别相关流程的潜在问题。

一个以个案为基础的系统追踪包括单位／科室访谈，以评审评价系统过程的实施，审查对护理服务和治疗的影响因素。追踪还包括涉及调查者和相关工作成员进行的互动交流环节，并在环节中利用从科室访问和个案追踪得到的信息。在交流互动过程中讨论的内容要点包括：

（1）整个医院的过程流，包括对危险因素的识别与管理、关键活动的整合、与过程相关工作人员／科室的交流。

（2）流程的优势和劣势，以及在需改进领域可能采取的行动。

（3）在其他调查活动需要进一步探索的问题。

（4）关于是否符合年度国家医疗质量安全改进目标和国际患者安全目标（IPSG）标准的基线评估。

（5）调查者培训（如果适用）。

根据评审评价日程的长短（依据医院规模、范围、复杂程度），可以选择使用药物管理和感染控制系统追踪方法。

3. 个案追踪和系统追踪的交互　个案追踪和系统追踪两种追踪过程中均可搭配不同的现场调查方法，如观察、询问、成员座谈等，并以会议形式讨论和交换评价结果，就有疑问的部分再深入追查,以提高评价客观性和评价效率。在医疗机构评审时,两种追踪方法同时进行,互为补充,其交互式应用关系见图 5-31。如图所示,个案追踪(水平状 - 横断面 - 起浮式),侧重考察沟通与协调,系统追踪(垂直状 - 纵断面 - 钟摆式),侧重考察落实与执行。

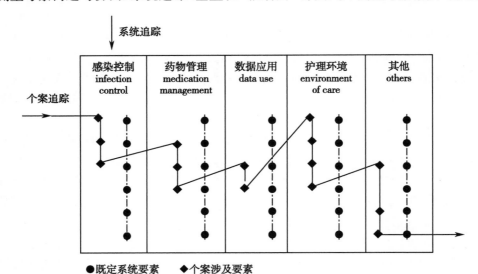

图 5-31　个案追踪与系统追踪交互式应用示意图

(四)应用举例

以下分别以个案追踪和系统追踪具体实例分析,如何就一个具体的案例开展追踪方法学的检查。

1. 个案追踪

对象描述:一位 60 岁男性心脏病患者,通过急诊部门收治入院。随后被送到心导管室,做了冠状动脉旁路移植术,然后转到重症监护病房。患者出现并发症及呼吸机相关性肺炎。

实施追踪方法学分析见表 5-34。

表 5-34　本案例追踪方法学分析

追踪方法学项目	具体描述
追踪类型	个案追踪
机构类型	医院
临床服务团队(CSGs)	心脏外科
优先关注领域(PFAs)	感染控制、病情评估、员工配备、服务能力
重点项目	在医院的主要的外科手术程序,心脏手术的主要项目
追踪途径	依次为急诊、心导管室、手术室、PACU、ICU
病例讨论内容	本案例中患者身处 ICU,故追踪可从 ICU 入手,主要围绕以下内容展开:① ICU 系统如何对术后患者进行评估和监管;②对肺通气患者监护的团队配备情况;③如何开展具体的感染控制监护流程;④医护人员对呼吸机使用技能的娴熟程度;⑤医护人员配备是否足够,有无使用旅行士或代理护士的情况;⑥医院对医护人员佩戴人工指甲有何政策;⑦洗手液放置位置是否合适;⑧所有医护人员是否采用标准的洗手流程等。

评估者可以通过与ICU护士、微生物技术员、呼吸治疗师、主治医师相继进行现场的询问和讨论，围绕上述讨论内容依次开展追踪方法学评价，并根据细化的指标进行评估。本案例仅涉及在一个个案追踪中的部分情况，医疗机构亦可把它当作实施模拟追踪的起点。每个案例中所包含的问题，仅仅代表调查者在此类领域的追踪过程中可能遇到的问题的一个样本，仅代表调查员可能提出的众多问题的一部分。

2. **系统追踪**　对某医疗机构门诊手术中心进行系统追踪的案例描述见表5-35。

表5-35　系统追踪的案例描述

追踪方法学项目	具体描述
追踪的类型	感染控制系统追踪
医疗机构的类型	门诊手术中心
临床服务团队（CSGs）	全部手术服务
优先关注领域（PFAs）	评估、护理/服务、医患沟通、控制感染、患者安全
重点项目	预防/控制
追踪途径	患者及陪同者、医护人员（从住院前到出院后的追踪）
病例讨论内容	调查者可以就以下内容通过与医护人员进行沟通，从而客观进行评估：①入院前，通过病历资料或电话咨询了解患者免疫和感染状况；②接收入院时询问与观察患者及陪同者的感染状态，必要时通知医护人员采取隔离措施；③医护人员的预防措施，如洗手、戴手套、注射流感疫苗等；④手术前的感染预防措施及体格检查；⑤手术室中的感染控制及无菌设备、无菌操作流程；⑥麻醉恢复室（PACU）的感染控制及创口护理；⑦出院时的护理指导及症状识别和联系预约；⑧出院后的随访及提醒注意事项；⑨数据应用和课题研究的可能性。

系统追踪涉及的内容非常多，通常是在对较大医院进行评估时采用。所有讨论主题的目标是确定该机构感染控制的流程和能力，并进一步识别优势和风险点，决断消除风险的优先措施。感染控制系统追踪通常以对发热患者、术后感染患者、因感染被隔离的患者的个案追踪为基础，以有利于评估者客观评估医院在遵循感染控制标准方面的达标程度，并确认需要进一步探查的感染控制问题。

（五）追踪方法学在医疗质量改进的意义

对任何一个医疗机构而言，医疗服务质量持续改进始终是个永恒的主题。追踪方法学提出主要是用于第三方评审机构对医疗机构进行医院评审使用的工具，但是医院管理者亦可以借鉴追踪检查的方法，用于医院管理与质量持续改善的有效工具，借助追踪方法学提供了的有关治疗、护理、服务的安全与质量重要主题的组织平台，研究有关自身组织结构问题，促进治疗应用、感染控制、药物管理等关键主题的信息交流和改进。

医疗机构可以应用与评审专员一致的方法，采用模拟追踪的模式，检查本机构与医疗安全、优质服务、标准遵循相关的不同要素和部门的协作情况等重要内容，以发现重点流程或项目的高风险因素，避免整个组织系统内的潜在漏洞。除了促进优先关注领域及辨识各标准存在的不一致，这一练习还有助于医护人员进一步熟悉追踪学方法。各医疗机构可结合定期执行情况回顾，执行自己的追踪程序，以得到一份完整的执行情况反馈。通过此过程，医疗机构可检查其操作步骤与联合委员会应用标准的一致性，力求本机构与联合委员会的标准保持一致。此外，医疗机构通过定期的运行模拟追踪和定期执行情况，也可以帮助医护人员学习该过程，并教育医院及其员工认识到患者安全和优质服务的关键环节，促进医疗服务治疗的持续改进。

二、根本原因分析

（一）根本原因分析法基本概念

根本原因分析（root cause analysis，RCA）是指当不良事件发生时，运用发现问题的各种方法、工具和技术组合，来确定引发工作表现差异的基本要素或因果要素，并通过持续改进来消除不良事件影响，防止事件再发生的方法。根本原因分析中的核心要素是根因，即系统层面的原因，它启动了导致问题的整个因果反应，并最终引发不良事件（图5-32）。

不良事件是指导致患者伤害的事件、事故或状况。通过根本原因分析方法对不良事件进行更加深入分析，包括以下三种类型：第一种类型是针对警讯事件，警讯事件预示医疗机构有必要直接开展事件调查和做出必要响应。第二种类型是针对可能产生严重后果的未遂事件，即近似差错事件，经评估假设发生后可以造成严重伤害的事件；对于这一类型

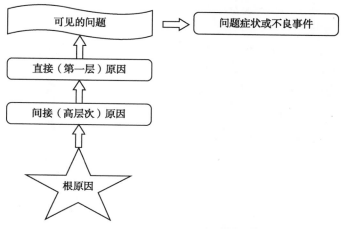

图5-32　根本原因与不良事件关系

事件要采用更为谨慎的做法，在事件发生之前利用根本原因开展主动调查，以期预防真正不良事件发生。第三种类型是近似差错和未造成伤害事件，虽然暂时不会带来严重危害，但医疗机构应该在已建立的不良事件上报系统中，收集和采集不良事件数据，整合不良事件信息，发现数据变异，分析根本原因，主动消除系统性故障和流程差异对患者产生不利的影响，以阻止严重伤害事件发生。

问题是指事件理想状态与现实之间的差异，是对所提出需要解决困难或事项的陈述。以问题为中心，可以将事件发生的原因分为近端原因、间接原因和根本原因。近端原因是指对事物的发生发展起到最直接的推动，并直接促成其发生变化的原因，不经过中间事物和中介环节。间接原因则是指潜在的可能是一个长期的过程导致事情发生的原因，间接原因可能促进医疗不良事件的发生，也有可能是促进直接原因的发生，相对于直接原因来说，间接原因持续时间比较长。根本原因是一个根本的核心因素，如果这个核心因素得到纠正或被剔除，将可以阻止类似情况的再次发生。根本原因是潜在的原因、可以被识别出来、管理者可以对其进行控制，而且可以对其制订有效纠正措施。

（二）根本原因分析（RCA）的起源与发展

根本原因分析的发展最早可以追溯到全面质量管理领域，其最先在20世纪60年代初由美国的著名专家菲根堡姆提出。根本原因分析由日本工业家丰田佐吉（1867—1930年）在

工业领域率先使用，并被广泛应用于航空、运输、核工业等领域。在医疗领域，根本原因分析在 20 世纪 90 年代由美国退伍军人医院和美国医疗机构认证联合委员会率先得到应用，1997 年，美国医疗机构联合评审委员会引入该方法用于医疗不良事件的分析。2010 年，我国医院开始将根本原因分析应用于医疗、护理不良事件管理，之后在医院的医疗、医技、护理、药学、设备管理等诸多领域得到广泛应用。

（三）根本原因分析法的目标与步骤

1. 根本原因分析目标　根本原因分析是一项管理技术，用于指导事件调查人员分析调查各种类型事故，包括异常（不良）事件或未遂事件；识别、记录、解决的事故和未遂事故的根本原因，并进行趋势分析；为组织提供结构化系统化的方法来优化管理体系，预防异常事件的发生或再发生。

2. 根本原因分析步骤　基于以上目标，根本原因分析过程分为四个阶段八个步骤，第一阶段是事件发生过程阶段，主要包括事件简述与判定（异常事件决策树、SAC 评分）、组织团队、事件调查与问题定义（事件序列表法、差异分析）三个步骤。第二阶段是近端原因分析阶段，主要步骤就是近端原因分析（头脑风暴、鱼骨图），具体包括近端原因分类与筛选、制定与实施及时介入措施等。第三阶段是根本原因分析阶段，主要步骤就是根本原因分析（五问法、原因树分析），具体包括根本原因分析与评价、根本原因查证等。第四阶段是开展改善行动阶段，主要包括设计与执行改善措施（屏障分析、PDCA 循环表）、改善效果评价（指标对比、附加效益）、检讨与改进（调查分析报告、标准化作业书、推移图）三个步骤（图 5-33）。

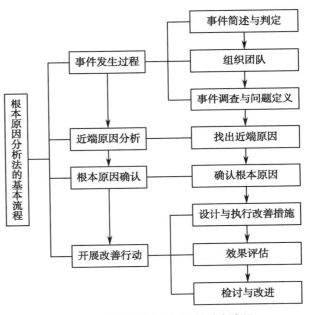

图 5-33　根本原因分析法的基本流程

3. 根本原因分析逻辑关系　根据以上实施步骤，根本原因分析方法可以认为符合以下程序特点见图 5-34：

该图是改良版的模型，该模型将根本原因分析法实施步骤分解为发现问题（find it）和解决问题（fix it）两个过程，根本原因分析法中整合了发散性思维和聚合性思维方法，发散性思维方法是要通过广泛的调查研究、头脑风暴方法寻找问题发生的可能，因果关系和纠正方法；聚合性思维的方法在于找问题关键、原因的关键和对策的关键以有效解决问题。

（四）根本原因分析实施工具与方法

1. 五问法　五问法（5Whys）是一种常见的头脑风暴分析方法。该方法通过建立不断深入的因果关系来确定根本原因，它的有效使用需要基于调查员对不良事件处置的经验。五问法的原理是：基于前一个问题的答案，提出问题以获取信息，当得到答案后不能再通过提出问题获取更多信息时，就能够根据此答案确定根本原因。

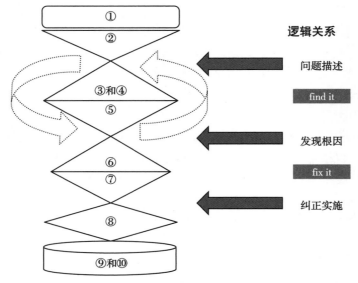

图 5-34　根本原因分析程序逻辑

实施步骤：①界定事件；②定义问题；③组织调研；④因果识别；⑤根因探究；⑥方案设计；⑦纠正与实施；⑧监测与评估；⑨报告与反馈；⑩检讨与改进。

在实施过程中，②⑤⑦步骤采用聚合思维；③④⑥步骤采用发散思维。

2. **鱼骨图分析法**　又被称为石川图，该方法用来合并、总结跨层面的因果关系。鱼骨图法在很多医院被广泛地使用。根据问题的不同情况，从不同的功能领域进行分析（如人力、环境、材料、方法等），它能确定所有可能影响事件的潜在过程和因素。鱼骨的头部标示需要调查的问题，鱼骨的每一条分支，则标示不同的层面。

3. **变更分析**　变更分析（change analysis）是一种多步骤的根本原因方法，该方法主要分析和比较在相同的条件下，发生问题和不发生问题所产生的不同。该方法要求比较两种情况在时间、地点、人员、方式等层面所产生的不同，由此推论出根本原因，即为何产生了不同。

4. **故障树分析**　故障树分析（fault tree analysis）是一种定量的从事故结果到原因在系统中寻找事故根本原因的方法。该方法在工程设计阶段的使用较为常见，能够有效地寻找根本原因和事故之间的事件关系。事故（或可能发生的事故）在图表的最顶端，被称为"顶上事件"，从上至下地分析与事故有关的原因，这些原因被称为"中间原因"，直至无法从原因中再向下分析出更深层的原因，这些原因称为"根本原因"。

5. **事件和因果链**　事件和因果链分析法可用于确定一系列导致事故发生的事件以及相应的原因。通过将事件和原因清晰地整合在一条时间线上，该方法能够有效地分析调查复杂问题，将复杂的问题中的所有事件从头至尾的逻辑关系明确地展示，并且将事件和其对应原因结合在一起。

6. **逻辑树分析法**　逻辑树分析法经常与事件和因果链一起使用，不同组织使用的逻辑树分析法名称各有不同。该方法通过收集大量的数据，将事故／故障预先分为不同的种类，每个种类的事故／故障都有各自的预先确定的原因列表，通过对问题的分析讨论，从列表中选择最合适的原因，即为"根本原因"。

7. **实施工具功能与适用阶段比较**　以上介绍了六种根本原因分析最基础管理工具，就根本原因分析程序和工具选择而言，可以有更多种工具选择方法，以下对比分析了根本原因分析工具一些特点，可在实际应用中灵活选择（表 5-36）。在具体工具选择过程中不要因为对工具的关注而模糊了对目标的关注。

表 5-36 根本原因分析工具选择比较

工具	功能特点			适用阶段			
	目的	优点 / 优势	缺点 / 困难	确定近因	确定根因	确定改进机会	实施监督改进措施
流程图	理解过程中各种活动顺序	– 容易使用 – 使用图表	– 确定细节困难	◎	◎	◎	◎
头脑风暴	尽可能多地产生想法	– 容易使用 – 允许多人参与	– 一人 / 几人主持 – 不可匿名			◎	
检查表	用系统方式记录数据	– 容易使用 – 确保获取所有数据	– 没有归类的数据可能会被忽略	◎			
鱼骨图（因果图）	产生问题的原因并对其分类	– 容易使用 – 提高结构化和创造性	– 一个人 / 少数人可能会主导讨论	◎	◎		
多轮投票法	区分想法的优先顺序	– 容易使用 – 允许每个人平等选举	– 在众多选项中难以作出选择	◎	◎	◎	
亲和图	找到其他不易发现的关系	– 可揭示难以识别的关系	– 要求具有创造性、耐心和以往的经验 – 非结构化	◎		◎	
帕累托图	找到影响最大的少数因素	– 图形显著	– 同一图中有多个轴	◎	◎	◎	◎
柱状图	用图形描绘数据	– 容易看出它的模式 – 运用图形	– 难以识别数据组		◎	◎	◎
关联图	找出多个因素之间的关系	– 提供一种结构方法 – 给出一个清晰的提示	– 依赖于主观判断 – 图形有可能相当复杂	◎	◎	◎	
散点图	找到两个变量之间的关系	– 图形易于理解	– 难以选择独立和非独立的变量				◎
五问法	识别因果关系链	– 容易使用	– 要求具有创造性及对问题的深层次知识		◎	◎	
故障树分析	通过图表展示因果关系	– 洞察原因之间如何相互作用 – 可利用五问法产生的结果	– 在多层次多原因情况下，图表难以绘制和读懂	◎	◎		

续表

工具	功能特点			适用阶段			
	目的	优点/优势	缺点/困难	确定近因	确定根因	确定改进机会	实施监督改进措施
矩阵图	分析因果关系	– 提供分析结构 – 显示各种因素的复合影响	– 依靠主观判断 – 有些图表使用起来比较复杂	◎	◎		
趋势图	概述过程绩效变化	– 提供数据趋势	– 确保图表单位比例正确	◎		◎	◎
变更分析	分析导致事故的预见和非预见变化，通过对比每一项变化与实际事件序列的差别确定其发生原因	特定原因的鉴别十分有效	未清晰说明给定事件之间的关系和考虑复合效应的增加变化，仅简单分析变化出现原因，没有深入的综合分析	◎	◎		
时间序例图	考虑意外事故发生时段内的活动，将意外事故视为许多程序，分别以非期望的变动和损失作为开端和结束，构建所有与意外事件有关的人员时间表	有良好的可靠性及有效性，有助于识别安全状况及提出安全建议	对调查人员要求高，不易使用	◎			

注：◎表示可以使用

第四节 设计型解决工具

一、质量功能展开（QFD）

（一）QFD 的概念与发展

1. QFD 概念 质量功能展开（quality function deployment，QFD），是质量展开（quality deployment，QD）与狭义的质量功能展开（质量职能展开）之总称。

质量展开由赤尾洋二定义为："将顾客的需求转换成代用质量特性，进而确定产品的设计质量（标准），再将这些设计质量系统地（关联地）展开到各个功能部件的质量、零件的质量或服务项目的质量上，以及制造工序各要素或服务过程各要素的相互关系上"，使产品或服务事前就完成质量保证，符合顾客要求，是一种系统化的技术方法。

狭义的质量功能展开由水野滋定义为："将形成质量保证的职能或业务，按照目的、手段系统地进行详细展开"，通过企业管理职能的展开实施质量保证活动，确保顾客的需求得到满足，是一种体系化的管理方法。

质量展开与质量功能展开的概念如图 5-35 所示，下侧为"职能展开"，上侧为"质量展开"。

广义的质量功能展开包括质量展开和狭义的质量功能展开，指企业为使产品、过程或服务满足规定的要求或用户的需要而进行的全部活动的总称。

2. QFD 起源　QFD 产生于 20 世纪 60 年代末的日本。当时，日本在实施统计质量管理（statistical quality control，SQC）取得巨大成效后，质量保证活动的重点，被迫向产品设计开发的源头方向移行。

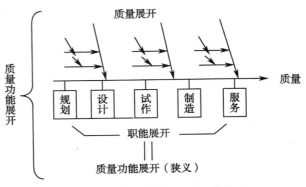

图5-35　质量展开与质量功能展开

在新产品开发过程中，规划和设计部门如何进行质量保证活动才能使顾客满意？赤尾洋二博士萌发进行质量功能展开（QFD）的想法，当时称为目标质量展开，并在几家企业试行，结果非常有效。于是，1972 年赤尾洋二教授等人发表了"新产品开发与质量保证——质量展开的系统"，首先使用了"质量展开"，给出 17 项工作步骤，也是如今质量展开的基本内容。后来三菱重工神户造船所在水野滋和布留川靖两教授指导下，开发了质量表（quality tables）的雏形，赤尾教授又对质量展开概念进行了完善，形成了质量展开。

与此同时，价值工程（value engineering，VE）汇入质量功能展开的思想，石原胜吉把价值工程中的产品功能分析扩展到业务流程的功能分析，提出了业务展开（business deployment）的概念，后来发展成为狭义的质量功能展开。

从总体上来看，以质量保证中管理点的明确化流派形成的 QD 和以 VE 的流派形成的狭义质量功能展开，再加上质量表，三者被统合形成了 QFD。

3. QFD 发展　质量功能展开（QFD）诞生以后，丰田公司等一些企业进行了试用，取得巨大的成功。QFD 方法得到完善并被很好地掌握。

1978 年，水野滋和赤尾洋二编成《质量机能展开》，推动了质量功能展开的迅速普及和发展。1977 年，日本质量管理学会成立了质量展开研究会。1987 年，日本发行了以应用案例为中心的 QFD 单行本，并在美国和德国出版了翻译本。1983 年日本生产科学协会 QFD 培训班之后，日本规格协会、中部质量管理协会、日科技联培训班相继开设 QFD 培训班，开展 QFD 普及活动。

1988 年日本科学技术联盟设立了 QFD 研究会，1991 年第一届质量功能展开专题研讨会开始启动。1995 年第五届研讨会同时作为第一届国际研讨会（ISQFD）在东京召开，海外许多代表到会。第二届国际研讨会在美国的底特律举行，此后，美国 QFD 研究会设立了"Akao Prize"（赤尾奖），对全球质量科学领域特别是 QFD 研究和推广中有突出贡献的专家学者颁奖。第三届国际研讨会由瑞典主办，成立了国际质量功能展开组织（International Council for Quality Function Deployment，ICQFD）。以后，每年国际 QFD 研讨会（ISQFD）在世界各地轮流举行，成为一项重要的国际性活动。

QFD 真正为国人所知是 20 世纪 90 年代以后，在日本留学的熊伟，从日本向国内介绍 QFD 理论，并追踪国际上 QFD 的最新发展动向。几乎与此同时，邵家俊等利用赴美国质量保证技术考察的契机，从美国引入 QFD 技术。

2003 年底，浙江大学组建 QFD 研究团队，2009 年成立质量与绩效管理研究所，2013 年升格为校级质量管理研究中心，全面研究和实践中国 QFD 模式。为了推动中国 QFD 和"品管圈"事业的发展，清华大学刘庭芳教授与浙江大学熊伟教授共同研究，提出 QFD 创新型品管圈。期望能系统化地解决品管圈发展面临的新问题。由此我们可以看到 QFD 理论在中国应用的美好前景。

（二）QFD 理论与方法

1. 质量屋（HOQ）

（1）质量屋的基本概念：质量屋（house of quality，HOQ），也称质量表："是将顾客要求的真正的质量，用语言表现，并进行体系化，同时表示它们与质量特性的关系，是为了把顾客需求变换成代用特性，进一步进行质量设计的表"（赤尾洋二教授）。

如图 5-36 所示，质量屋是由质量需求与质量特性构成的二维表，是建立质量功能展开（QFD）系统的基础工具和精髓。

（2）质量屋的形式：质量屋是一种直观的矩阵框架表达形式，通常，狭义的质量屋 / 质量表如图 5-37 所示。一般情况下狭义的质量屋作为质量功能展开（QFD）过程的第一个质量屋在产品规划阶段中使用，而广义的质量屋是指质量功能展开（QFD）过程中的一系列矩阵，广义的质量屋如图 5-38 所示，一般由以下几个广义矩阵部分组成。

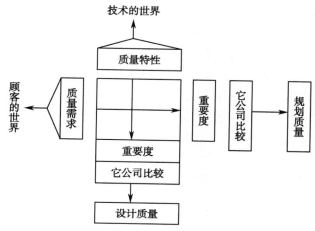

图 5-36　**质量屋 / 质量表**

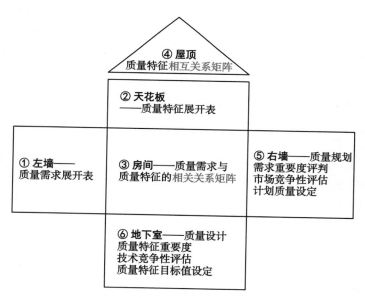

图 5-37　**狭义的质量屋**

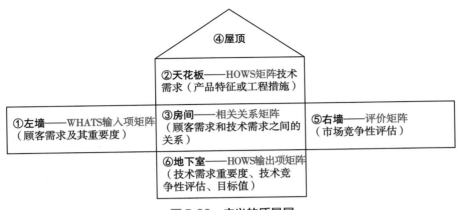

图 5-38　广义的质量屋

2. 四阶段模式　四阶段模式四步展开,用四个矩阵,得出产品的工艺和生产(质量)控制参数。四阶段模式如图 5-39 所示。

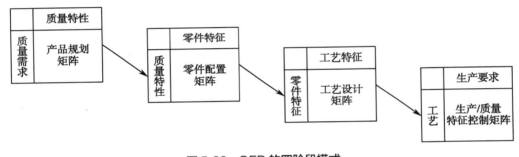

图 5-39　QFD 的四阶段模式

四阶段模式各个过程均建立质量屋,且内容上有内在的联系。在此模式中,上一步的输出就是下一步的输入,构成瀑布式分解过程。同时采用矩阵(即质量屋)的形式,将顾客需求逐步展开、分层地转换为质量特性、零件特征、工艺特征和生产(质量)控制方法。

3. 综合 QFD 模式　综合 QFD 模式又称赤尾模式,由赤尾洋二教授归纳得出。赤尾洋二等归纳了以设计阶段为中心,由 64 步工作步骤组成的综合性质量展开的框架(赤尾模式),包含有成为质量保证核心的质量、技术、成本和可靠性。赤尾模式如图 5-40 所示。

二、DRG 与 DIP

(一) DRG 的定义与指标

1. DRG 的定义　疾病诊断相关分组(diagnosis related group,DRG)是依照国际疾病诊断分类标准(ICD-10)将疾病按诊断、年龄、性别等分为若干组,每组又根据病情轻重程度及有无并发症、合并症、是否手术等确定疾病诊断相关分类标准,从疾病复杂程度、诊疗方式、医疗资源消耗三方面分析,是客观地将住院患者分类和分组的方法。通俗地说,DRG 是一个分组工具,把疾病分出 N 类疾病组,并产出 n 个数据指标。我国各地在使用 DRG 过程中,只有在 DRG 涉及复数时,才会加上"s",而所有谈到 DRG 的体系、设计和管理都不加"s"。

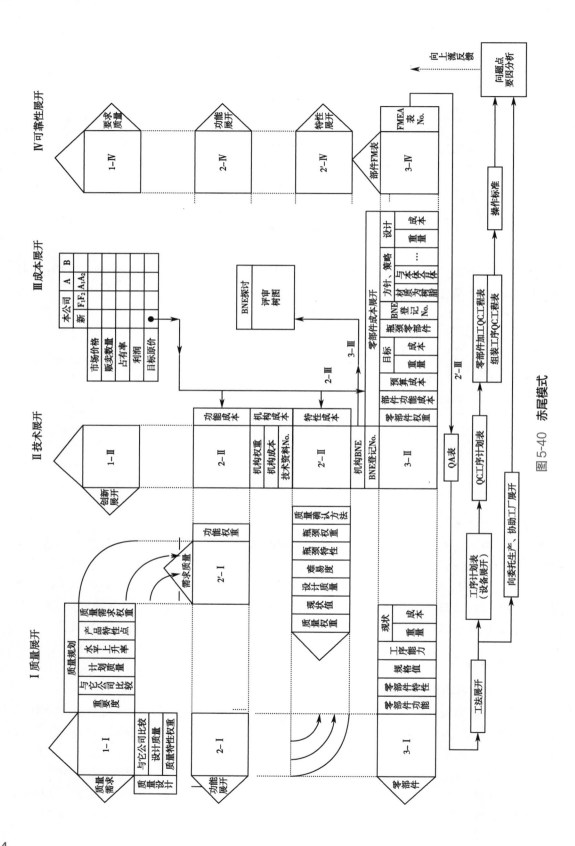

图5-40 赤尾模式

2. DRG 的发展历程 关于 DRG 的起源,大概可以追溯到 20 世纪 20 年代医疗服务中的一个实际问题,即"如何比较医疗服务提供者的优劣,以便做出适当的选择"。回答这个问题的最大困难在于,不同的医疗服务提供者之间收治患者的矢量和类型不同,难以直接比较。

为了应对这个困难,产生了"病例组合(case-mix)"的概念。"病例组合"将临床过程相近和 / 或资源消耗相当的病例分类组合成为若干各组别,组与组之间制定不同的"权重"反映各组的特征。于是,同组之间的病例可以直接比较,不同组的病例经国权重调整后在进行比较。至 20 世纪 60 年代,涌现出多种有风险调整功能的病例组合工具用于医疗服务管理,其中应用最为广泛的当数 DRG。

我国学者在 20 世纪 80 年代末就开始了 DRG 的初步研究,认为国内病案承载的数据已经基本满足 DRG 分组需要。经过 20 余年的发展,国内形成了四个主流权威版本,分别是北京市医院管理研究所的 BJ-DRG、国家卫生健康委医政司和北京市卫生健康委信息中心联合制定的 CN-DRG、国家卫生健康委基层卫生健康司制定的 CR-DRG、国家卫生健康委卫生发展研究中心制定的 C-DRG。

3. DRG 的常用指标 DRG 是用一个分组工具,将病例分为若干组,并产出若干个指标。DRG 有三大核心指标,即病例组数、权重(RW)、病例组合指数(CMI)。进而产出一系列衍生指标,即费用 / 时间消耗指数,低、中、高风险死亡率等。

(1)DRG 组数:是指分到的 DRG 组个数,代表了医院收治病例所覆盖疾病类型的范围。

(2)RW:反映 DRG 组内的疾病严重程度和资源消耗情况。RW 是对每一个 DRG 依据其资源消耗程度所给予的权值,反映该 DRG 的资源消耗相对于其他疾病的程度。它是医保支付的基准,是反映不同 DRG 组资源消耗程度的相对值,数值越高,反映该病组的资源消耗越高,反之则越低。

$$某 DRG 费用权重 = \frac{该 DRG 中病例的例均费用}{所有病例的例均费用}$$

(3)总权重:是指住院服务总产出(风险调整后),总权重计算公式如下

$$总权重 = \sum(某 DRG 费用权重 \times 该医院 DRG 病例数)$$

(4)CMI:综合反映医院收治患者的结构和技术能力的指标,根据医院的总权重和医院病例总数计算得出。CMI>1 说明医院或科室技术难度高于平均水平。

$$CMI = \sum(某 DRG 费用权重 \times 该医院 DRG 病例数)/该医院全部病例数$$

(5)费用、时间消耗指数:用于医疗服务效率能力的评价,如在某个区域内不同医疗机构治疗同类疾病花费高低和住院时间的长短代表不同医疗机构的服务效率,反映治疗同类疾病医疗费用高低和时间长短。如果计算值在 1 左右,表示接近平均水平;小于 1 则表示医疗费用较低或住院时间较短。

(6)死亡指数:衡量医院病死率的指标,用于医疗安全的评价,主要是以低风险死亡率评价该区域不同医疗机构的风险性和安全性。

从本质上讲,DRG 数据指标是一套医疗管理的工具,既能用于支付管理,也能用于预算管理,还能用于质量管理。DRG 数据指标通过医疗服务、医疗效率和医疗安全三个维度构建医院绩效考核体系。

4. DRG 分组理念及思路

(1)DRG 的分组理念:DRG 分组采用病例组合(case-mix)思想,其分组的基本理念是:

疾病类型不同,应该区分开;同类病例但治疗方式不同,亦应区分开;同类病例同类治疗方式,但病例个体特征不同,也应区分开。而且,DRG 关注的是"临床过程"和"资源消耗"两个维度,分组结果要保障同一个 DRG 内的病例临床过程相似、资源消耗相近(图 5-41)。

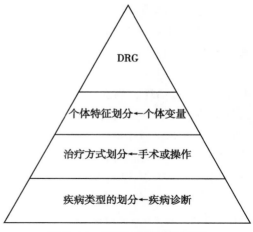

图 5-41　DRG 分组理念图示
(来源:CHS-DRG 分组与付费技术规范)

为了实现上述分组理念,疾病类型通过疾病的"诊断"来辨别;治疗方式通过"手术或操作"来区分;病例个体特征则利用病例的年龄、性别、出生体重(新生儿病例)、其他诊断尤其是合并症、并发症等变量来反映。

(2)DRG 的分组思路:每一个病例进行 DRG 分组都需要三个步骤(图 5-42)。

第一,MDC 组(主要诊断大类):以病案首页的主要诊断为依据,以解剖和生理系统为主要分类特征,参照 ICD-10 将病例分为 26 个 MDC。

第二,ADRG 组(核心疾病诊断相关组):在各 MDC 下再根据治疗方式将病例分为手术、非手术和操作三类,并在各类下将主要诊断和 / 或主要操作相同的病例合并成 ADRG,在这部分分类过程中,主要以临床经验分类为主,考虑临床相似性,统计分析作为辅助。

第三,DRG 组(诊断相关组):在各 ADRG 下,综合考虑病例的其他个体特征、合并症和并发症,将相近的诊断相关分组细分为 DRG。细分的目的是提高分组的科学性和用于付费的准确性。细分因素可考虑年龄、合并症、并发症等因素,以缩小组内变异,提高分组效能为目标。这一过程中,主要以统计分析寻找分类节点,考虑资源消耗的相似性。

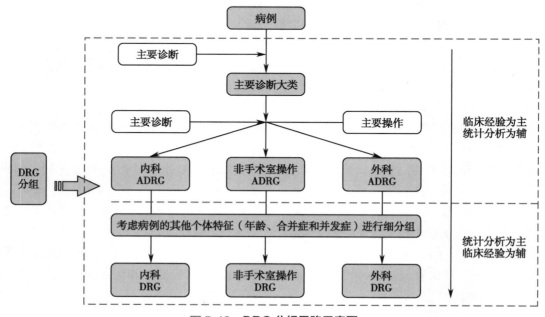

图 5-42　DRG 分组思路示意图
(来源:CHS-DRG 分组与付费技术规范)

（二）DRG 管理与策略

1. 我国推行医保 DRG 付费的目的 按 DRG 支付是世界公认的较先进和科学的医保支付方式之一，是有效控制医疗费用不合理增长，建立公立医院运行补偿新机制，实现医 - 保 - 患三方共赢和推进分级诊疗促进服务模式转变的重要手段。随着我国老龄化时代的到来，医疗保险短期收支平衡和长期收支平衡难以保持，引进 DRG 这一管理工具，开启 DRG 支付方式改革替代目前使用的按项目付费，是当务之急。

国家医疗保障局相关文件指出，应用 DRG 付费所期望达到的目标是实现医 - 保 - 患三方共赢。通过 DRG 付费，医保基金不超支，使用效率更加高效，对医疗机构和医保患者的管理更加精准；医院方面诊疗行为更加规范，医疗支出得到合理补偿，医疗技术得到充分发展；患者方面享受高质量的医疗服务，减轻疾病经济负担，同时结算方式也更加便捷。

2. DRG 支付改革的技术规范 DRG 支付方式改革包括 DRG 分组和付费两部分，其中规范和科学分组是 DRG 实施的重要前提，精确付费是 DRG 实施的重要保障。2019 年 10 月 24 日，国家医疗保障局颁发了《关于印发疾病诊断相关分组（DRG）付费国家试点技术规范和分组方案的通知》（医保办发〔2019〕36 号），正式公布了《国家医疗保障 DRG 分组与付费技术规范》（以下简称《技术规范》）和《国家医疗保障 DRG（CHS-DRG）分组方案》（以下简称《分组方案》）两个技术标准，对 DRG 付费工作提出了具体规范与要求。

3. DRG 付费适用范围 DRG 是以划分医疗服务产出为目标（同组病例医疗服务产出的期望相同）其本质上是一套"管理工具"，只有那些诊断和治疗方式对病例的资源消耗和治疗结果影响显著的病例，才适合使用 DRG 作为风险调整工具，较适用于急性住院病例（acute inpatients）。

以下这些情况不适用 DRG 方式结算：①门诊病例；②康复病例；③需要长期住院的病例（一般指住院时间≥60 天者）；④某些诊断相同，治疗方式相同，但资源消耗和治疗结果变异巨大的病例（如精神类疾病）。具体除外病例，各地方案也有细微差异。

4. 实施 DRG 付费具备的基本条件 实施医保 DRG 支付方式改革，需要具备较好的基础条件，同时还需要开展规范数据采集流程和审核等前期工作。在国家医疗保障局颁发的《国家医疗保障疾病诊断相关分组（CHS-DRG）分组与付费技术规范》中给出了实施 DRG 付费的六项基本条件：

（1）基础代码统一：区域内已使用或按要求更换为统一的疾病诊断编码和手术操作编码是分组和付费正确的基础保障。CHS-DRG 使用国家医保版《医疗保障疾病诊断分类及代码（ICD-10）》和《医疗保障手术操作分类与编码（ICD-9-CM-3）》等技术标准。2019 年出台的《国家医疗保障疾病诊断相关分组》收录了 2 048 个疾病类目、10 172 个疾病亚目，33 392 个可以直接用于临床诊断的条目；《医疗保障手术操作分类与代码》收录了 890 个手术操作亚目、3 666 个手术操作细目和 13 002 个手术操作条目。

（2）病案质量达标：按照国家病案管理规范，病案首页信息填写完整，主要诊断和辅助诊断填写和选择正确，手术和操作填写规范，满足 DRG 分组和付费要求。

（3）诊疗流程规范：实施 DRG 付费区域内的医疗机构诊疗流程相对规范，医院质量控制机制健全，并且广泛开展临床路径管理。

（4）信息系统互联：医保经办机构和医疗机构具有安全稳定的硬件平台和网络服务，医疗机构内部 HIS 系统、病案系统、收费系统和医保结算系统互联互通，且可根据需要开发用于同 DRG 分组器进行数据交互的接口。

（5）管理队伍精干：具有精干的医保经办管理及监督考核的专业人员队伍，具备 DRG 付费和管理的基本知识和技能。

（6）协作机制健全：地方政府、医保经办机构和医疗机构具有较强的实施 DRG 付费意愿，医保部门与区域内医院保持密切的合作关系，双方建立常态性的协商沟通机制。

（三）DRG 的费用测算

1. DRG 病组例均费用的数据来源

历史数据法：采用本地区前 3 年住院病例的历史费用或成本数据计算。

作业成本法：是将住院费用按"医疗""护理""医技""药品""管理"分为 5 类业务，根据临床路径或专家意见确定每个 DRG 各部分比例，进行内部结构调整，以更好反映医务人员的劳动价值。

2. DRG 付费标准的测算　技术路线分为以下四步骤：

第一步：通过计算并调整各 DRG 病组的相对权重反映各 DRG 消耗资源的程度。

第二步：根据历史数据测算各类试点医院预计 DRG 出院患者数和总权重。

第三步：以总权重为系数将年度预算基金分配到每一权重上，计算各类医院费率。

第四步：根据各 DRG 的权重和各类医院费率计算各类医院的 DRG 的付费标准。

3. DRG 病组的费率及付费标准测算　DRG 的费率及付费标准测算方法有固定值法和点数法。固定值法指依据历史数据实现确定每一个疾病分组的基础费率，费率在一定时期内恒定；点数法则是依据当年基金情况及实际服务供给情况按照类似工分制方式进行费率的确定，费率是一个相对值。

我们分解步骤来看——

第一步：确定年度住院基金预算。

由当地医保管理机构根据实际情况确定所有开展 DRG 试点的医疗机构的当年住院基金总量，以此作为 DRG 付费总预算。

年度住院统筹基金预算 = 本年度基金累计筹集总额（本年度基金筹集总额 + 上年度结余基金）- 风险金 - 门诊统筹基金 - 其他基金（包括住院分娩、门诊大病以及门诊慢性病等）

如果当地医保部门有基金预决算科室则以其基金预算结果为准。如无预算，则用以上公式计算。

第二步：预测年度住院人次。

以试点医院前三年住院人次的平均增长率预测改革当年的总住院人次。

预测住院人次 = 上一年住院总人次 ×（1 + 前三年住院人次的平均增长率）

第三步：预测住院总费用。

根据不同情况有两种计算方法：

第一种方法是如果当地医保报销没有目录外的自费项目，则以实际的住院起付线和报销比例为依据，在住院基金总预算和预测住院人次的基础上预测改革当年的住院总费用：

$$当年预测住院总费用 = \frac{住院基金总预算}{报销比例} + 预测住院人次 \times 起付线$$

第二种方法是如果当地医保报销有目录外的自费项目，则根据各地的实际补偿比预测住院的总费用：

当年预测住院总费用＝住院基金总预算÷上一年医保住院实际补偿比

第四步：预测总权重。

首先计算总权重。总权重的计算不仅要考虑各 DRG 的病例数，还要考虑各 DRG 的权重，其实际上是各 DRG 内病例数的加权求和。先计算改革当年各 DRG 的病例数，公式如下：

$$各 DRG 预测例数＝当年预测住院人次 \times \frac{上年各 DRG 例数}{上年总住院人次}$$

再根据各 DRG 预测例数和各 DRG 调整后权重，计算预测当年总权重。公式如下：

$$预测 DRG 总权重＝\sum（各 DRG 预测例数 \times 各 DRG 调整后权重）$$

第五步：计算费率。

费率即为分配到每一权重上的可能消耗的住院费用，当年费率根据当年预测住院总费用和预测 DRG 总权重得出，公式如下：

$$当年 DRG 费率＝\frac{当年预测住院总费用}{预测 DRG 总权重}$$

第六步：计算付费标准。

费率乘以每一 DRG 病组权重即为每一 DRG 病组付费标准，公式如下：

$$各 DRG 付费标准＝当年 DRG 费率 \times 各 DRG 调整后权重$$

上述的 DRG 费率和付费标准都要在实施后进行验证和调整。通过多种方法测算、多角度模拟。当实现 DRG 结算后，需动态跟踪分析 DRG 实际结算情况酌情调整。

4. DRG 权重的调整及调整原则　DRG 实施过程中，通常考虑到数据的分布和其他外部影响因素，DRG 权重设定时还需考虑去除特殊数据点、剔除不合理费用、采用作业成本法校正等方法，对初步权重结果进行调整。原则是在保持总权重不变的前提下，调整不同 DRG 的权重，比如上调某 ADRG 组下 MCC、CC 组、新生儿 / 儿童组权重，相应下调无合并症及不区分合并症组权重；进一步检查是否存在有合并症组调整后的权重仍低于无合并症组的情况，同一 ADRG 内予以调整。

权重的具体调整方法有三种：

一是根据资源消耗结构调整：保持总权重不变，以资源为焦点重新进行成本的归属，统一出院患者费用明细项目，将费用归集到医疗、护理、医技、药品与耗材、管理 5 类，根据合理的成本构成调整住院医疗费用，使用调整后的住院医疗费用计算各 DRG 组的权重。

二是根据疾病诊治难易程度调整：由卫生行政管理部门、医学会（医师协会）、医院集团等利益相关方代表，与医保付费政策制定方进行沟通、谈判，对 DRG 组测算权重难以体现医疗难度与医疗风险的部分 DRG 组权重进行调整，增加诊治难度大、医疗风险高的 DRG 组权重。

三是根据医保政策调整：根据当前医保政策目标，在总权重不变的前提下，提高医保当前重点保障的重大疾病和急危重症的权重，同时相对降低技术难度较低疾病的权重，以体现基本医保重点保障、合理分流等政策目标。

DRG 权重调整完成后，还应由专家委员会进行论证，综合评价其合理性以评价其是否恰当地反映了不同 DRG 组之间技术难度、资源消耗等方面的差别以及医保政策的重点。

（四）DIP 的内涵、分组逻辑、设计思维以及适用范围

1. DIP 的起源以及内涵　近年来，各地在实践探索中出现了不同的 DRG 命名，国家卫生健康委卫生发展研究中心、北京以及沈阳等地始终是 DRG，还出现了江苏淮安的"总额控制下的病种分值结算"、浙江金华的"病组点数法"（DRGs based point count system, DRGs-PCS）、江西南昌的"病种分值"等。这些名称都是各地自行命名的，在本质上是否属于 DRG，还是区别于 DRG 的其他创新，目前尚未有权威的定论。

按病种分值付费（diagnosis-intervention packet, DIP）是以历史数据为基础，依据现实匹配关系对每个病例的"疾病诊断 + 治疗方式"进行穷举与聚类，将稳定住院病种进行组合，根据各病种费用均值、技术难度等与某基准病种的比例关系确定相应的病种点数，再结合点数单价及各医疗机构开展的总点数计算出支付总金额，是医保向医疗机构进行支付的方法。

将区域点数法总额预算和按病种分值付费共同用于统筹地区试点，其实质是在某区域住院医保总额预算下，医疗机构按照各自病种的总点数及其实际费率获得医保补偿。

2. DIP 的分组逻辑与辅助目录策略 DIP 则采用医保版疾病诊断分类及代码（ICD-10）进行疾病诊断分类和适当组合，然后对每个疾病诊断组合按使用的医保手术操作分类与编码（ICD-9-CM-3）技术进行分类，通过对临床病案中"疾病诊断"与"治疗方式"的随机组合，穷举形成 DIP 的病种组合，从而奠定 DIP 目录库的基础。

比如，上海根据 2018 年全市出院病例，以"疾病诊断"与"治疗方式"客观匹配后，形成"核心病种"（年病例数大于等于 15 例）1.4 万余组、"综合病组"（年病例数小于 15 例）2 499 组。而广州的 DIP 则形成了 12 005 个核心病组和 25 个综合病组。2020 年 11 月 9 日，国家医疗保障局印发的《国家医疗保障按病种分值付费（DIP）技术规范》和《DIP 病种目录库（1.0版）》，使用医保版疾病诊断编码前 4 位和手术操作编码进行聚类，基于疾病与治疗方式的共性特征组合分组，形成主目录，以 15 例为病例数量临界值，将主目录区分为核心病种 11 553 组和综合病种 2 499 组，共计 14 052 个病组。

核心病种与综合病种的差异在于，前者直接将治疗方式作为分组的依据（一个诊断 + 一种治疗方式，即为一个核心病种）；而综合病种则因为病例数量较少，按照治疗方式（而不是诊断 + 治疗方式）进行分组，目前确定的治疗方式包括保守治疗、诊断性操作、治疗性操作、相关手术四类。

在主目录病种分组共性特征的基础上，DIP 又建立了反映疾病严重程度与违规行为监管个性特征的辅助目录，从而对 DIP 组的支付费用进行校正。DIP 疾病严重程度辅助目录，包括 CCI 指数（将病例的并发症／合并症严重程度分为极严重、严重、一般和无四个等级）、疾病严重程度分型辅助目录、肿瘤严重程度分型辅助目录、次要诊断病种辅助目录、年龄特征病种辅助目录、疾病严重程度辅助目录的应用。DIP 疾病严重程度辅助目录类似于 DRG 编码的最后一位数字的意义——反映并发症与合并症的情况。违规行为监管辅助目录，包括病案质量指数辅助目录（包括合规性指数、编码套高指数、编码套低指数）、二次入院评分辅助目录、低标入院评分辅助目录、超长住院评分辅助目录和死亡风险评分辅助目录。违规行为监管辅助目录反映医疗机构执行 DIP 的情况，属于管理和人为行为的内容，而非 DIP 技术本身的固有成分，其数据的产生是在一个医疗服务周期结束后，即事后而非事先形成的。

3. DIP 的设计思维 DIP 作为一种管理工具，尽可能反映和适应临床实践的复杂性和多样性。因此 DIP 的分组更细化、更具体，希望通过尽可能详细具体的临床疾病分组，提高病例入组率。据试点地区的经验，年病例数量超过 15 例（含）形成的核心病种组及年病例数量少于 15 例的综合病种组，全样本数据入组率接近或高于 99%。

从大的框架和流程上，DRG 和 DIP 都遵从了国际社会 DRG 的普遍做法，如相对权重（related weight，RW）、费率（payment rate）、病例组合指数（case mix index，CMI）、变异系数（coefficient of variation，CV）、费用消耗指数（含药品和耗材的消耗指数）、时间消耗指数、死亡风险评分等方面。

4. DIP 的适用范围　《国家医疗保障按病种分值付费（DIP）技术规范》指出：DIP 主要适用于住院医疗费用结算（包括日间手术、医保门诊慢特病医疗费用结算），精神类、康复类及护理类等住院时间较长的病例不宜纳入 DIP 支付范围。DIP 的适应性及可扩展性，使其可以应用于医疗机构收费标准的改革。因而，DIP 付费试点地区，如广州，包含了针对基层医疗卫生机构（社区卫生服务中心与乡镇卫生院、社区卫生服务站与村卫生室）的疾病组。

（五）DRG 与 DIP 的异同比较

1. 相同点

（1）制度设计层面

一是改革试点目标相同。DIP 和 DRG 付费改革均以实现医、保、患三方共赢为目标，即以提高医保基金使用绩效，不断提升医保科学化、精细化、规范化管理服务水平，保证医保基金安全可持续；发挥"经济杠杠"的作用，调节卫生资源配置总规模、结构，引导医疗机构管控成本，推进医疗费用和医疗质量"双控制"；让患者享受适宜的医疗服务，减轻疾病经济负担。二是适用范围相同，都是定点医疗机构的住院付费结算。三是都属于付费端（医保与定点医疗机构的付费结算）改革，大部分未涉及收费端（定点医疗机构对患者的收费）的改革，收费端仍实行按项目收费结算。

（2）技术实施层面

一是实施条件和数据要求基本相同。均要求基础代码统一，以医保结算统一、规范使用的《医疗保障疾病诊断分类及代码（ICD-10 医保 V1.0 版）》和《医疗保障手术操作分类与编码（ICD-9-CM-3 医保 V1.0 版）》为基础，历史数据中采用的国标版、临床版代码，要完成与医保版疾病分类与代码、手术编码的映射与转换，以保证标准一致和结果可比。相比之下，略有差异的是，DRG 的实施条件和数据要求较高。比如，DRG 实施的基础条件包括信息系统、病案质量及人员管理等多方面。要求试点城市医保信息系统具有相对统一的医保药品、诊疗项目和耗材编码；能够提供近三年的完整、规范、标准化医保结算数据；具备安装 DRG 分组器的硬件网络环境和运维能力，支持与医疗机构信息系统、DRG 分组器互联互通，保证数据传输的及时性、完整性和准确性。DIP 实施的基础条件相对简单，主要是医保结算清单质量、组织管理等方面。要求试点城市具备使用全国统一的相关医保信息业务编码的基础条件，并在此基础上开展医保结算清单、医保费用明细表等质控。基于国家 DIP 分组标准，医保信息系统可在少量改造的情况下实现与 DIP 系统的兼容，主要改造软件系统的数据接口。

二是相对权重（RW）与分值测算的原理相同。都是基于历史费用数据，按照病组或病种相对于全口径病组或病种费用水平，计算病组费率或病种分值。

三是都要建立结算、监管与考核机制。都要确定月度预付、年终结算清算等办法。

四是都要针对医疗服务供给方可能采取的不当应对，采取监管、考核等办法。如在支付标准测算中，若支付系数与医疗机构级别强关联，则易导致医疗机构级别越高，分值（权重）越高，支付额度越多，存在进一步固化大医院虹吸患者就诊现状的风险。另一方面，均存在医疗机构分解住院、高靠分值、推诿患者、低标入院、住院成本向门诊转移的风险。

2. 差异点

（1）付费设计的立足点不同

DRG 付费侧重于以病例组合为单位，体现对医疗机构规范"同病同操作"病例诊疗路径的导向作用，激发医疗机构控制成本的内生动力，在保证治疗质量的前提下，选择资源消耗低的治疗方法，发挥医保支付的激励约束作用。

DIP 利用大数据对不同地区、不同时期、不同医疗机构的行为进行分析和引导，侧重于以病种组合为单位，根据各级医疗机构的功能定位，通过对不同病种赋予分值的大小差异，体现对治疗方式的导向作用。同时，尊重医疗服务规律，通过真实反映疾病治疗的资源消耗，体现对合理成本的导向作用。

（2）分组原理不同

DRG 分组由粗到细，强调以临床经验为基础，依赖临床路径选择和专家人为判断，从疾病诊断大类出发，结合手术操作将其不断细化，按诊断和治疗方式的共性特征主观区隔成不同病例组合，具有"多病一组"或"多操作一组"及组内差异较大等特点，一般不超过 1 000 组（除金华外）。要求试点城市严格执行国家版分组方案，确保 26 个主要诊断分类（MDC）和 376 个核心 DRG 分组（ADRG）全国一致，以此为前提自行制定本地的细分 DRG 分组（DRG）。

DIP 分组由细到粗，强调对临床客观真实数据的统计分析，通过对历史数据中病例的疾病诊断和手术操作进行穷举聚类，按疾病与治疗方式的共性特征客观形成自然分组，具有"一病一操作一组"及组内差异较小等特点，目前国家版主目录有核心病种 11 553 组，综合病种 2 499 组。统一由医保研究院根据各试点城市报送的历史数据，形成各试点城市版本的 DIP 目录库，要求分组规则必须与国家版一致，每个城市的病种数量可以不相同。

（3）费率与点值的差别

DRG 付费支付标准的计算分为相对权重与费率的测算。首先是测算每个病例组合的权重，反映该病例组合的技术难度、资源消耗相对于其他病例组合的差异。其次是根据试点地区计划用于支付参与 DRG 付费改革医疗机构的医保基金预算总费用，来测算每个相对权重值对应支付的基金额度，即当年 DRG 费率 = 当年预测住院总费用 / 预测 DRG 总权重。

DIP 支付标准的测算分为病种分值与点值的测算。首先是测算每个病种组合的病种分值，反映该病种组合的疾病严重程度、治疗方式的复杂与疑难程度相对于其他病种组合的差异。其次是根据前几年（通常为三年）的住院总费用核算加权平均年度住院总费用来测算每个相对权重值对应的支付标准，即 DIP 预算点值均值 = 加权平均年度住院总费用 / 预测 DIP 总分值；根据试点地区的医保基金支出预算指标与医保支付比例核定当年住院总费用，来测算每个相对权重值对应支付的基金额度，即当年 DIP 结算点值均值 = 当年住院总费用 / 当年 DIP 总分值，而后分别采用优质区间模型计算的方式最终确定预算点值和结算点值。

（4）监管难点有差异

DRG 付费实施过程中，存在的监管难点有：一是需要按疾病大类进行案例式的临床论证，分组过程中对分组器和专家的依赖程度很高，地方医保部门难以发挥主导作用。二是编码未完全统一的地区难以达到分组要求，且受限于医疗机构临床路径的发展实际，目前暂时无法实现住院病例全覆盖，大部分地区试点医疗机构的 DRG 付费病例占比仅为 50% 左右。三是国家 DRG 分组主框架固定，根据各试点城市临床反馈的问题，需通过碎片化、案例式的临床论证才可对 MDC 和 ADRG 组别进行修改。四是各级医疗机构的诊疗方式、路径存在较大差异,对分组和入组都提出较大的挑战。五是要求医生对同一个病例组合的诊疗行为标准化,一定程度上会限制医疗技术进步,且推诿重症患者等风险较大。六是根据指标主观确定同等级医疗机构的总额,对于基金年度决算具有未知性,医保基金风险较大。

DIP 实施过程中,存在的监管难点有:一是依赖历史病案数据,而历史数据中存在的问题暂时不能完全排除,需随着支付方式改革不断推进,及时基于逐步规范的临床诊疗数据和编码动态更新病种目录库。二是使用疾病诊断与治疗方式进行分组,并据此制订病种分值进行付费,可能存在着诱导医疗机构采用复杂技术、高分值治疗方式的风险。三是分组细,医保监管难度较大,部分病种分值差距较小,难以判断治疗方式选择的合理性,高套分组的风险大。四是采用累计的病种分值进行结算,年终计算每分值点值进行清算,以严格控制医保预算,存在医疗机构争相"冲工分"导致分值贬值的风险。

三、平衡计分卡(BSC)

(一)概念、起源及发展

1. **概念** 平衡计分卡(balanced scorecard,BSC)被认为是 20 世纪最重要的管理创新,其目标是支持以战略为中心的组织的发展,围绕整个价值链在组织内实现整体协同,它围绕财务、客户、内部流程和学习与成长的概念框架(图 5-43)将组织的愿景转化为一套全面的战略绩效目标和措施或指标,以及战略规划和行动。该框架在短期和长期目标、财务和非财

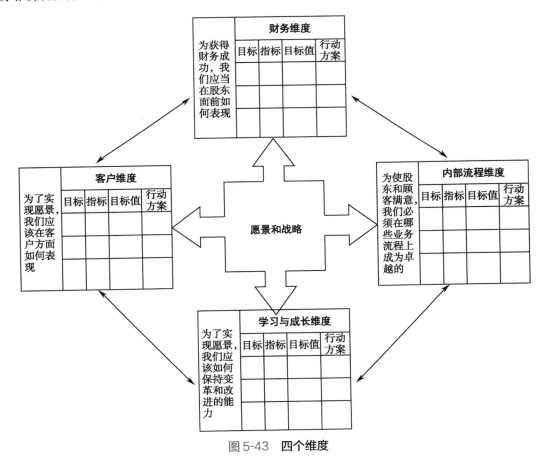

图 5-43 四个维度

务指标、滞后和领先指标、外部和内部绩效衡量以及个人和组织目标之间实现了平衡，它可以更好地帮助来自不同地方的利益相关者围绕彼此的目标以及自己的目标进行协同。

2. 起源 20 世纪 60 年代，法国学术界开始倡导一种被称为"仪表盘"的衡量公司绩效的新方法。该法使用了类似 BSC 的财务和非财务指标衡量体系但实践中仍主要依赖财务指标，以短期控制为导向，与战略脱节。

20 世纪 80 年代，无形资产和知识资产等创造企业未来发展的具有长期价值的活动的投资被注意到。企业开始重视采用全面质量管理、实时生产系统等，开始应用如非一致性成本、过程周期时间、制造周期效能、产出时间、客户投诉和员工满意度等指标。

1987 年，模拟设备公司的施奈德曼开发并实施了一个企业计分卡来评估公司的整体绩效和改进情况。该计分卡除传统的财务指标外，还包括客户绩效指标（与交付周期和准时交付有关的运营指标）、内部流程指标（产量、质量和成本）和新产品开发指标（创新）。后来施奈德曼的思想被扩展，1992 年在哈佛商业评论上题为《平衡计分卡——能够推动业绩表现的衡量工具》的文章被发表，渐被管理界接受并大受青睐。

3. 发展 自 BSC 问世，就有其批评者。人们关注的范围从概念对技术问题的普适性到其应用成本。作为战略管理工具，BSC 因其概念上的弱点而受批评，如未帮助组织建立因果战略模型的特定方法，且战略与运营间也缺乏联系。BSC"因果关系"的核心原则也被认为有问题，被认为过于简化。有观点认为 BSC 侧重于衡量战略，而非决定战略，且未显示如何识别新客户和新市场。BSC 对非财务绩效指标的强调也被认作财务绩效的破旧替代品。

第一代 BSC 将财务和非财务指标与财务、客户、内部业务流程和学习和成长四个维度结合。指标与战略无因果关系的绩效管理体系也可能被称为 BSC。

有观点认为第二代 BSC 强调指标和战略目标之间的因果关系，计分卡成为一种通常采用战略地图来说明指标和战略之间的关联的战略管理工具。另外一种观点认为第二代 BSC 的主要贡献是战略管理与绩效管理的正式关联。

关于第三代 BSC，目前有三种观点。

第一种观点是通过整合"目的地声明"和"活动"与"结果"两个战略联系模型来发展的战略控制系统是第三代平衡计分卡。"目的地陈述"描述组织在未来确定的日期里的总目标，类似愿景陈述；"活动"维度取代传统计分卡的学习和增长以及内部业务流程维度；"结果"维度取代传统计分卡的财务和客户维度。

第二种观点（图 5-44）是：第三代在第二代基础上增加了行动计划／目标，并将其与激励相关联，该观点目前在文献中占主导地位。

第三种观点认为战略中心型组织的概念反映了第三代应用。

（二）理论与方法

1. 理论框架 作为战略绩效管理工具，BSC 突破了只以财务指标来评价组织绩效的传统工具无法实现组织战略的局限性。

（1）四个维度：卡普兰等认为财务（financial）、顾客（customer）、内部流程（internal business processes）、学习与成长（learning and growth）这四个方面是组织长期成功的关键因素，并且在这四方面可设立关键绩效指标进行评价。

BSC 提供了一个全面评价组织绩效的框架，其四个维度的目标和衡量指标来源于组织战略，它把组织的使命和战略转化为有形的目标和衡量指标，从而转化战略为行动。

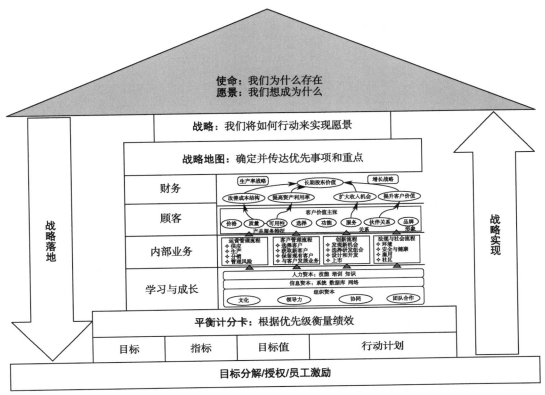

图 5-44 第三代 BSC 示例

1）财务维度：组织要生存必须满足其对财务的需要，只关注财务方面会导致人们在决策时短视，而采用最简单直接的方法来改进绩效，在实践中表现为倾向于减少成本胜于鼓励成长。作为结果指标，财务指标反映了一个已被执行活动的好坏程度，但不告知如何改进绩效。

提升组织的财务业绩有两个基本路径，增加收入与提高生产率（图 5-45）。从此角度看，财务维度应包括两组衡量指标：收入增长指标和生产率指标。

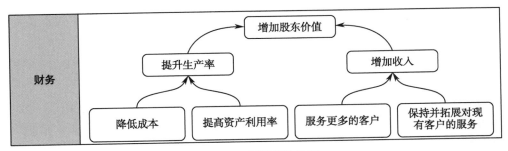

图 5-45 对股东的价值

应注意该维度里有与长期相关的指标，例如竞争地位、市场份额、从社区筹集的资金和研究资助。

2）客户维度：描述如何满足客户对价值的需求，及为什么客户愿意付费。该维度从价格、质量、可用性、选择、功能、服务、伙伴关系及品牌等方面描述组织如何为目标客户创造可持续的、差异化价值，也就是客户价值主张（图 5-46），以期获得新客户、保持老客户。

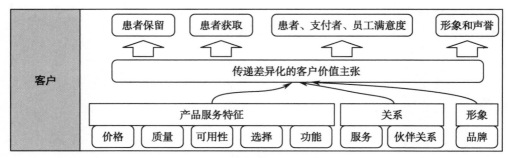

图 5-46　差异化的客户价值主张

有关员工的指标因对患者满意度有重要影响有时也被列在此维度下,医院的食物供应被英国医疗保健委员会(心理健康信托基金和心理健康服务提供者)和美国一些医院院长确定为影响患者满意度的重要指标。另外,与形象、声誉相关的指标对医疗保健组织的良好运作也很重要。

3)内部流程维度:为使客户满意及产生财务回报,组织要做的业务必须有效率的和有效果。因此就需要有第三维度——内部流程维度,目标不是要擅长每件事,而是要在提供准确满足客户需求的产品或服务上实现卓越。在内部流程维度,一个组织能实现其战略的两个重要部分:产生和提供给客户价值,从财务角度改进工作流程和减少成本。

内部流程又可以分为运营管理流程、客户管理流程、创新流程、法规与社会流程(图 5-47)。

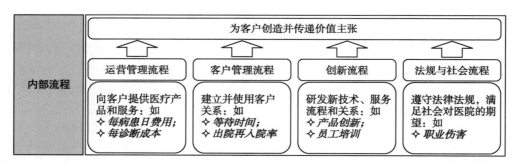

图 5-47　为股东及客户创造价值的流程

BSC 将创新流程纳入内部业务维度,而传统绩效体系只关注面向现有客户提供服务的流程,这是重要区别。

4)学习和成长维度:为满足顾客不断增长的需求,面对竞争对手不断提高的绩效,组织要持续创新和学习,要在员工能力、信息系统、组织文化等方面进行未来投资。而组织在上述各方面的成功须转化为财务上的成功,才能为组织带来利益。

该维度有助于组织确保其长期运行以支持战略实现的能力(图 5-48)。它展示了组织的无形资产及其在战略中的作用,并将无形资产分为三类:人力资本,支持组织战略所需的技能、人才和专业知识的可用性;信息资本,支持组织战略所需的信息系统、网络和基础设施的可用性;组织资本,组织动员和维持执行其战略所需的变革过程的能力。

(2)系统的 BSC:BSC 系统通过基于因果关系的 4 个相互统一的元素帮助组织有效执行战略:目标、衡量指标、目标值和战略举措。

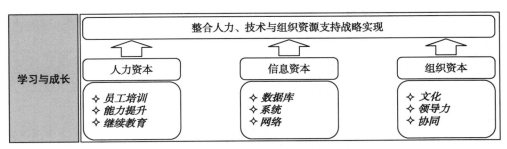

图 5-48　组织无形资产如何支持战略实现

1）因果关系：BSC 概念强调战略与四个维度、四个维度间的指标之间的因果关系，这是其作为一个系统促进组织战略实现的重要前提。

2）目标与战略地图：目标是组织为能实现其独特战略，在四个维度分别要做好哪些事情的简明陈述。战略地图成为搭建这一桥梁的重要战略沟通工具（图 5-49）。战略地图可被定义为：为了成功执行组织战略，如何达到 BSC 的每个维度的要求的有逻辑关系的一页纸图形化展示。

3）衡量指标、目标值和战略举措：为了实现战略地图上的目标，需要用可量化的衡量指标来评价组织绩效达到预期结果的程度，目标值则是每个衡量指标的预期成果。战略举措是为了达到目标值，必须采取的具体行动计划。

2. **适用性**　BSC 的基本框架所涵盖的各个维度几乎覆盖了一个组织健康运行的所有方面，而其强调的平衡与将战略转化为行动的理念，适用于几乎各种类型的组织或服务提供者，且能在组织的任何级别使用。

与为部门管理者设计的 BSC 相比，整个组织的 BSC 在目标和衡量标准方面将更广泛和通用。员工个人层面上的 BSC，既可以作为一种评估机制，也可以作为员工设定和监控个人目标达成的一种手段。

BSC 被认为特别适用于医疗等环境动荡变化的行业。BSC 在卫生保健领域已在医院系统、大学部门、长期护理、人力资源、精神卫生中心、保险公司、制药公司、国家医疗保健系统等医疗保健组织内广泛应用。

3. **在国外医院中的应用**

（1）在国外医疗行业应用的收益：美国杜克儿童医院（DCH）被认为是第一家报道成功实施了 BSC 的大型医疗机构。1996 年 DCH 陷入困境，每年运营亏损 1 100 万美元，医疗质量恶化。该院首席医疗主任在确定了组织的 15 项管理要求后决定在儿科重症监护室（PICU）应用 BSC，PICU 用 6 个月的时间将每个病例的费用降低了 12%，患者满意度提高了 8%。到 2000 财政年度，通过在全院实施 BSC，DCH 成功将每个病例的成本降低了 5 000 美元，并实现了 400 万美元的净收益。还有 BSC 在其他医疗机构的成功应用案例，如妙佑医疗国际、WMG 初级保健医疗集团、新加坡樟宜综合医院等。

（2）在海外非营利医疗机构中的应用：截至 2021 年 9 月的英文文献中，共有 17 个国家或地区的 51 家非营利性医疗机构应用了 BSC。即使在政府全额资助公立医院的国家，财务维度也一直是 BSC 最重要的部分。例如，加拿大的研究中财务和客户维度被评为同等最重要的部分；在澳大利亚，财务维度是最重要的，因其卫生支出占国内生产总值（GDP）的比例略低，实现政府和健康保险基金财务目标的压力更大。这可能一定程度反映了在公共部门组织中，组

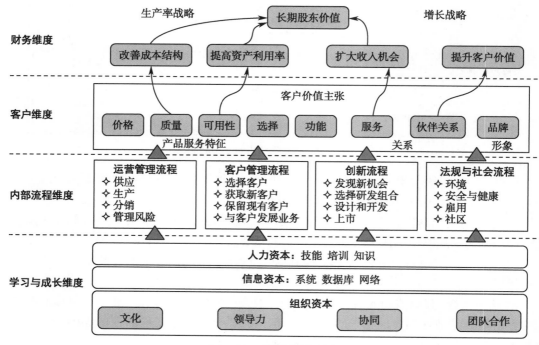

图 5-49　战略地图示例

织变革是为获得预算控制工具而非优化绩效和质量的工具。因此，当非营利性医疗机构不得不与财务问题作斗争时，如何将客户（患者）的维度放在 BSC 顶层以完成其使命是一个挑战。

4. 在中国医院中的传播及应用

（1）在中国医院中的传播：BSC 于 20 世纪 90 年代中期首次进入中国企业界。2000 年，中国发表了第一篇关于介绍医疗卫生领域 BSC 的文章。2001 年，中日友好医院成为中国首家报道实施 BSC 的医院。2005 年后无论是发表论文总数还是发表的医院计分卡实践论文数均呈跳跃性上升。

1）在中国医院中的传播者：国内初期主要的计分卡论文作者是医院职工和大学学者，其在传播平衡计分卡中的主导作用可以说明教学医院在 BSC 在中国医院中传播应用的重要地位。

有研究认为，法规、监管或政府压力是会计创新在公共部门扩散的最重要原因，政府支持的会计创新更有可能被成功采用。2008 年，多个省份的卫生部门开始将 BSC 作为一种重要的绩效管理方法推荐给医院。

2018 年中国医院品质管理联盟成立了 BSC 专业委员会，通过培训与比赛在中国医疗机构中推广 BSC，并于 2019 年举办了中国首次医疗机构 BSC 比赛。

2）在中国医院传播和应用的热点分析 344 篇 BSC 论文，出现频率最高的前五个关键词（不包括医院和平衡计分卡）是绩效管理、财务、战略、薪酬、人力资源，这也是中国公立医院管理中面临挑战的主要领域。

（2）在中国医院中的应用

1）应用背景：大部分医院使用计分卡的原因是为了提高医院绩效，特别是解决财务问题。随着医改深入，公立医院面临越来越多的运营压力，特别是医保支付制度改革带给医院提高运营管理效率的压力。

2）应用领域：大部分医院将计分卡用于医院绩效管理，包括院级、科室级及个人级绩效管理，部分用于医院战略管理，也存在护理绩效、社区卫生服务、人力资源、医院文化、医院品牌等领域的应用。

3）负责部门：2012年的一项研究表明人事或财务部门主要负责。分析2019—2020年参赛医院的资料，医院开始倾向于设立专门部门负责计分卡实施。这更符合设立战略管理办公室成功推进BSC实施的推荐。

4）维度：一项研究指出有36%的医院使用了非标准四维度的计分卡，医疗行业的计分卡维度应用与其他行业有差异，其更多地采用了标准四维度外的维度。

5）应用层级：多数医院将计分卡用于科室绩效管理，部分建立了个人计分卡，大部分医院未使用个人计分卡是由于缺少人力或其信息系统无法提供必备信息。

中国医院部门计分卡的应用占据重要位置，因为部门层级的管理在医院运营中扮演了重要的角色，这与在其他行业的发现一致。而在加拿大有95%的医院发展了医院级别的计分卡，却仅有三分之二的医院发展了部门计分卡。可能因为加拿大的医院缺乏设计计分卡的专业知识，也许主要是因为缺少中国医院面临的运营压力。

6）是否被应用为战略绩效管理工具：2012年一项研究中的样本医院中多数将计分卡与医院战略相关联（74家），其中6家使用了战略地图，其中4家将财务维度放到战略地图顶端，仅2家遵循了卡普兰的建议——公立机构的计分卡应以顾客为关注焦点，将顾客维度放置战略地图顶端。这点在2019—2020年参加计分卡比赛的医院中得到了一些改变，所有参赛医院都使用了战略地图，但几乎所有医院都将财务维度放在顶部。据卡普兰和诺顿的建议，顾客维度应位于一个非营利组织的计分卡的顶端，但研究发现经费额度不足时，可能难以做到这点。

7）与奖金的关联：据卡普兰和诺顿的研究，将计分卡和奖金系统结合起来有助于增加计分卡实施的有效性。中国的研究表明大多数医院计分卡的应用与奖金分配关联起来，这与在西方国家医院中的发现不同，这主要是因为在我国现行公立医院医务人员的薪酬体系中奖金扮演了十分重要的角色。

5. 实施方法　BSC本身是一种管理系统，其实施也是一项系统工程。

1）实施前准备

获得医院批准：在医院实施BSC的国内外文献中，最高管理者的支持是影响实施BSC实施成功与否的重要因素。

组建实施团队：一旦获得医院的批准，就要着手组织团队，团队应得到最高领导的授权并直接对其负责，应有一定的决策权。应由医院行政管理背景的、医疗管理背景的、护理管理背景的和医院经营管理背景的管理者组成，3～5人为宜。有条件的医院可设立战略管理办公室，负责全院的计分卡实施及战略管理。

制订实施计划：完成上述步骤后，要着手制订实施时间表，包括实施前培训及实施中各级BSC设计和试点启动及全面推行等阶段。一般实施BSC要一年，通过成功实施的科室的经验来获得医院内部对BSC的理解认可并逐步推行。

实施培训：培训形式应充分利用医院有的各种资源，可采用讲座、院内报纸、网络专栏、线上视频等形式。培训对象应包括各级领导及医院全体职工。培训是一项长期的工作，在整个实施阶段，都有培训需求。培训内容涉及理论介绍、在医疗机构中的应用情况、预期实施收益等。通过培训应争取使管理和员工团队把使用BSC看作一种使更多人参与的用关键绩效指标体系来管理业务绩效实现医院、学科及个人发展的更好方式,因此须强调实施 BSC 对个体带来的收益。

2)明确使命、愿景与价值观

使命:可以通过回答业务范围、目标客户群、所能提供的价值和发展前景来界定。

愿景:应回答目标、存在的意义及未来发展蓝图等根本性问题。

价值观:医院尊崇的基本信条和奉行的准则,应是特有的、永久的、稀少的清晰陈述。

3)制订与传达战略

制订战略规划:作为战略实施的工具,BSC 的使命就是实现组织的战略,可使用如下方法(图 5-50):

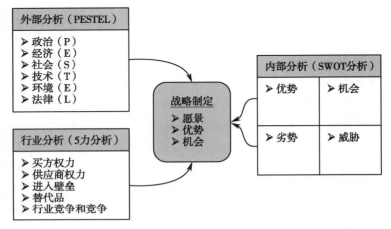

图 5-50　常用战略分析工具

其他分析工具如波士顿矩阵分析也适用。

绘制战略地图,传达战略:战略地图描述的战略实现路径以逻辑因果关系为基础。最上面是使命,支持使命实现的愿景随后,后是支持使命及愿景实现的关键区域即 BSC 的关键维度,维度间的逻辑顺序要以各医院对各维度重要程度的认识来安排。战略制订阶段要尽可能让更多员工参与讨论并达成战略共识。

在卡普兰和诺顿推荐的最佳实践中,要基于战略主题来构建战略地图。战略主题是一组相关战略目标的组合,每个战略主题有聚焦的战略目标,且在四个维度之间有相互的因果关系(图 5-51)。

战略地图是 BSC 实施中达成战略共识的一个重要沟通工具。它可以在一张图上把医院或科室复杂的战略清晰的、有逻辑地展现出来,使人对医院或科室的战略一目了然,促进达成战略共识。绘制战略地图时,要注意使用动词描述目标,如患者忠诚度是提升患者忠诚度还是利用患者忠诚度等。设计战略地图的目标时,应思考在该战略的执行上存在的短板,要时刻注意简化,一个良好的战略地图应能通过归纳重要目标及它们之间的因果关系讲述组织的战略故事。最终确定的战略地图可通过各种形式进行展示,随时提醒员工持续关注医院或科室战略。

4)制定各级 BSC

院级 BSC:完成战略规划的制定后,就要开始设计院级 BSC。在战略规划里选定的支持医院战略实现的关键维度就是 BSC 的关键维度。然后根据每一维度的总体目标描述,选择支持总体目标实现的关键绩效指标,为每一个指标设定目标值,明确实现每一项指标的目标需采取哪些战略举措,并确定这些目标与行动的优先次序,制定行动计划并明确这些战略行动的责任部门,确定并分配所需资源。实践中一开始可以采用标准的四维度,随对 BSC 认识的加深,结合医院的实际情况可选用更合适的名称来代替这些维度。卡普兰和诺顿建议 BSC 每个维度不应超过 4～5 个指标,整个计分卡含 20～25 个指标。实践中,最初设计的计分卡指标可能会多些,随着时间推移和对影响业务的关键绩效指标的确认,计分卡指标可能逐步减少。

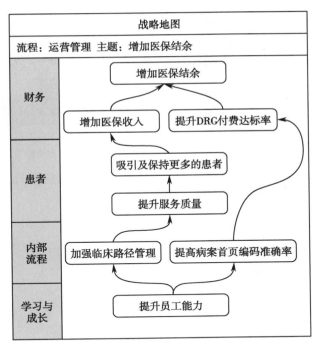

图 5-51　**战略主题示例**

职能部门 BSC:院级 BSC 制定后,职能部门 BSC 的设计就要开始。将支持院级 BSC 关键绩效指标实现的战略行动分解到相关职能部门,根据在医院战略举措中所承担的职责对各职能部门职责进行修订,根据修订后的职责制定职能部门 BSC。

临床科室 BSC 并选择临床科室试点:临床科室是医院最小的业务运营单元,试点的成功与否可直接反映在其业务指标的变化上。选择试点科室时,应考虑科主任的管理能力及对 BSC 的认知态度,还有科室发展是否存在较多困难。试点过程中要注意建立与科主任密切沟通的机制。临床科室实施 BSC 的步骤与院级一样。临床科室战略规划经 BSC 工作团队认可后,应提交医院最高领导并安排其与科主任就学科发展规划进行讨论,使科室战略规划与医院战略规划保持一致。

5)创建组织协同

运用 BSC 战略性地分配资源(图 5-52),将绩效指标与奖金关联,在进行一定数量的临床科室试点后,总结并共享最佳实践经验在全院科室推行。

6)规划医院运营

该阶段医院围绕战略行动计划,制定运营规划,需要追踪和展示计分卡的每一项指标。展示指标所传达的信息及结果,获得共识与承诺,要确保所传达的指标信息的准确性和完整性,使用指标所传达的信息及结果,激励采取改善行动。很多专业软件通过直观的战略图、计分卡(图 5-53)、绩效指标图表(如指针式仪表、交通灯、走势图和色标)等展示组织战略目标和关键绩效指标(KPI)的状态,提供组织运作状况的全貌,为所有员工提供 BSC 报告、分析和警报的计分卡分析,使管理层能够动态监控、即刻响应。

7)监控实施过程,定期进行战略回顾(图 5-54),检验并调整战略。

主要采用定期的科室或医院级的运营分析及战略评估会议来进行。

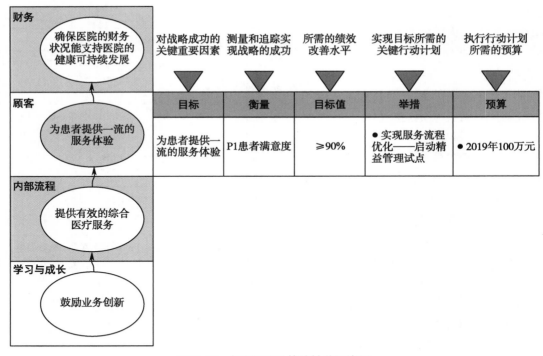

图 5-52　运用 BSC 战略性分配资源

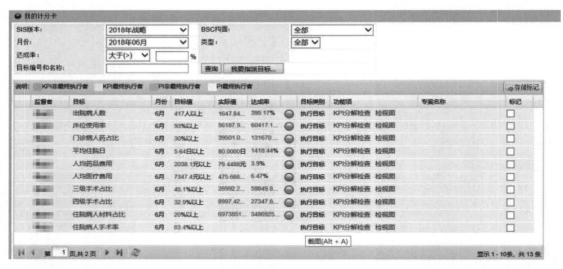

图 5-53　用软件展示的某医院个人计分卡

（三）应用趋势

1. **实施挑战**　BSC 的优势在于明确组织战略，并将战略层层分解落实，落实到具体关键指标的改善上。但如何改善指标并非 BSC 这个概念本身的优势，联合其他管理工具形成解决方案渐成趋势。

2. **与精益等多维管理工具的结合**　精益生产（lean production）通常简称为"精益"，是在生产过程获服务提供过程中最大程度消除浪费（Muda）、提高质量，减少生产时间和成本以

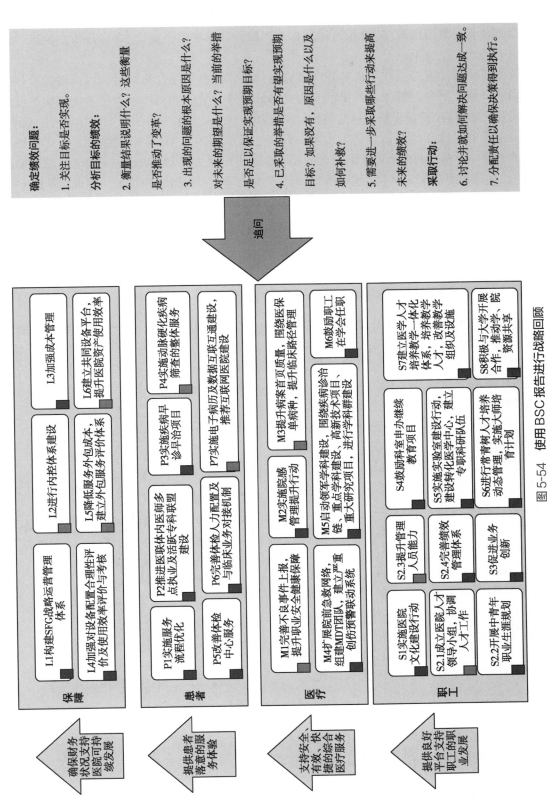

图 5-54 使用 BSC 报告进行战略回顾

提高客户获得的整体价值的系统方法,是衍生自丰田生产方式(TPS)的一种管理哲学。精益医疗体系利用有限资源,围绕患者需求提高医院运营效率与质量,已在经济发达地区的医疗组织中得到广泛应用。

精益思想的关键原则在于从客户角度看待价值。价值是在合适的时间以合适的价格提供正确的产品或服务的能力。凡是没有为产品或服务增值的活动被认为是非增值活动或浪费。从系统角度看,精益思想是通过驱动组织不断增加产品或服务价值来实现竞争力的战略。

做正确的事比正确地做事更为重要。只有这两点同时实现,做事的结果才会对组织有积极的意义。BSC 可以帮助组织明确战略,并将其转化为行动,明确方向,这是做正确的事;精益等管理思想与工具则可以帮助组织正确地做事,实现组织的目标。因此,将 BSC 与精益管理、六西格玛等管理工具组合起来作为多维管理工具进行合成化应用已成大势。

第五节　管理工具的合成化应用

一、三维工具合成化应用(TM/QCC/RCA)

提升医疗质量和保障医疗安全,需要借助现代医院管理工具。如何选择适宜的管理工具来发现、分析、解决质量和安全问题,并将多种工具之间的逻辑关系进行链接并形成系统,以达到"1＋2＞3"的倍增效应,是当前公立医院管理面临的新命题。品管圈是目前我国医院运用最广泛的质量管理工具之一,如果与其他工具结合使用可以起到事半功倍的效果。但是如果使用时不注重工具间的逻辑关系,就难以达到最佳效果,造成资源的浪费。刘庭芳教授通过探索和实践,在 2011 年首次提出追踪方法学、根本原因分析和品管圈三维工具的合成化应用,并在近 200 所大中型三级医院试行,均取得较明显效果。

通过分析追踪方法学、根本原因分析和品管圈之间的逻辑关系,提出了这三种工具进行合成化应用的流程与步骤。首先是通过追踪方法学评价发现医疗系统和服务流程中潜在的安全隐患;然后对潜在的问题进行根本原因分析,抓住主要矛盾;最后围绕分析的问题开展品管圈活动,真正实现医疗质量的持续改进,建立医疗质量改进长效机制。图 5-55 为三维工具合成化应用模型。

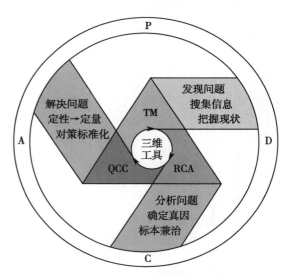

图 5-55　三维工具合成化应用流程

(一)追踪方法学评价和根本原因分析之间的逻辑关系

根本原因分析的最终目标是在作业流程和系统设计层面找到问题的解决方案,而不是将警讯事件的过错归咎于个人。因此,其关键步骤之一就是列出可能造成事件的患者照护程序及对比执行过程是否符合规范。该步骤恰好与追踪方法学中以个案为基础的系统追踪不谋而合。以个案为基础的系统追踪是跨越整个医院的特定系统或过程。如果可能,这一活动将重点关注特定患者的经历或与特定患者相关的活动。在以个案为基础的系统追踪中，调查者会对相关过程的绩效、学科和部门之间的沟通进行评审评价，并识别相关流程的潜在问题。这为后续的根本原因分析的主题选定、搜集相关信息、把握问题现状创造了良好的平台。

（二）追踪方法学评价和品管圈之间的逻辑关系

确定一个好的主题是品管圈活动成功的基础，如果在这个步骤出现差错，那么后续的活动也将是事倍功半。在品管圈中，选定的主题是圈员们讨论的结果，但圈员们长期处于医院环境中，可能对很多身边的问题"习以为常"，缺乏问题意识，或者提出的问题缺乏深度，带有较强的主观性。就品管圈而言，追踪方法学评价很好地解决了其主题选定过程中可能出现的问题。应用追踪方法学可以客观发现医疗系统和服务流程中潜在的安全隐患和质量问题。由于加入了专家意见，使之更具科学性、客观性和可靠性，也更值得科室和部门投入时间和精力进行改进。其改进结果也将给医疗系统和服务流程带来更大的正面影响。此外，在追踪的过程中，专家会花费大量时间对第一线工作人员进行访谈，这使员工对自己所处的医疗系统和服务流程有了更深入的认识，从而能够更全面地搜集相关信息，更准确地把握问题现状，为完成后续的品管圈活动打下坚实的基础。

（三）根本原因分析和品管圈之间的逻辑关系

对比根本原因分析和品管圈等基本步骤，不难发现二者具有多个共同点。例如，在应用时均需要准确把握描述现状、分析事件发生的原因，并提出改善行动计划；均运用到鱼骨图、查检表等手法；均着眼于优化医疗系统和流程，而不是为了归咎于个人。但二者之间的区别也是十分明显。根本原因分析是一种事件分析方法学，其最终结果是要产出可行的行动计划，构建预防事件再度发生的机制，优化组织的作业流程和系统设计。应用根本原因分析需要耗费大量的时间和精力，成本较高，不适合经常使用。而品管圈是由员工自主开展的医疗质量改善活动，具有短期内就可见效、可持续开展、有助于营造愉快团结的工作氛围等特点，其应用成本较低，适合长期、反复使用。二者在解决问题的思路上非常类似，其重叠的部分主要是分析问题原因时的思路和方法。在品管圈活动的实践过程中，有时会发现实施的对策并没有产生预计的效果，这可能是目标设定、解析与对策制订、对策实施与检讨中的任何一个或多个环节出现了问题。如果能将根本原因分析中环环相扣的真因检验法应用于品管圈的问题原因解析，则可最大限度地降低这一步骤出现问题的概率，提高品管圈实践的有效性和效率。

（四）三维工具合成化应用流程与步骤

根据前文分析出的追踪方法学、根本原因分析和品管圈之间的逻辑关系，这三种工具进行合成化应用的流程与步骤如图5-56所示。

首先，运用追踪方法学发现医疗系统和服务流程当中存在的安全隐患和质量问题，并对该隐患进行简述，搜集与其相关的各种信息，进而利用时间线、流程图等方式进行更为细节化的叙述。然后，需要利用异常事件严重度评估表对该隐患的严重程度进行评估。如果评估结果处于红色或橘色区域，说明其对医疗质量与安全存在严重危害，后续有必要采用根本原因分析的步骤辨识出最根本的原因，进而在作业流程和系统设计层面找到问题的解决方案。如果该隐患的评估结果处于黄色或绿色区域，表示其没有对患者造成严重的伤害、疾病或其他损失，就可以遵循品管圈的活动步骤，倡导一线员工组成品质管理圈，自下而上、卓有成效地改进部门工作并解决问题。

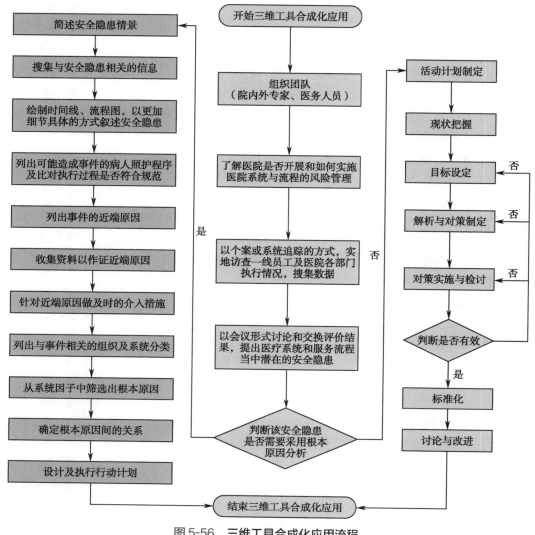

图 5-56　三维工具合成化应用流程

二、精益六西格玛（LEAN/6 sigma）

（一）精益生产与六西格玛的融合

精益生产和六西格玛的起源不同，解决问题的方法也有一定的差异，但存在着目的一致性、方法互补性、文化趋同性和理念包容性。如果在实际中将二者孤立地实施，经过一段时间后，其效果会受到限制，很难实现持续改进的目标若想克服这一弊端，六西格玛应增强对数据和事实的管理，需要在改进过程中采取更加系统化和结构化的方法。而精益生产则需要增强对流程的增值性分析，需要将"浪费"对成本和对价值的影响作为一个整体进行考虑。因此，为了实现持续改进，精益生产与六西格玛融合成为必然。2000 年以后，产业界首先将精益和六西格玛融合，将精益的思想和方法融于六西格玛的结构化工具体系。

首先，精益生产与六西格玛在目的上具有一致性。精益生产和六西格玛都是关注顾客需求、注重系统集成、追求持续改进的管理哲学。虽然六西格玛的出发点是减少变异，精益生产的核心是消除一切不必要的浪费，但消除变异的过程本身就会消除不必要的浪费，消除浪费的过程也会强调标准化作业，降低过程的变异。因此，二者在精髓上具有同质性。其次，精益生产与六西格玛在方法上具有互补性。精益生产擅长系统的分析，强调依据现场专家的分析迅速解决现场暴露的问题，可以为六西格玛的实施奠定基础。而六西格玛以数据分析为基础，强调量化和统计工具的使用，为问题的解决提供一个结构化的框架，有利于增加流程的价值，提升顾客满意与忠诚度。因此，如果将二者进行结合，就可以同时获得二者的优势，摒弃它们的不足。最后，精益生产与六西格玛在理念上具有包容性。精益生产关注成本和速度，通过消除浪费、优化流程可以帮助组织降低成本、提升速度；六西格玛关注质量和价值，通过消除过程变异和持续改进可以帮助组织获得近乎完美的质量。因此，如果可以将精益生产与六西格玛管理做到有机融合，不仅可以通过精益生产减少资本投入、提高效率和市场响应能力，同时可以通过六西格玛大幅提升产品质量、增加顾客价值。

（二）精益六西格玛概述

精益六西格玛是精益与六西格玛优势整合之后的一种流程管理与质量改进方法，整合不是简单的精益与六西格玛方法的叠加，而是二者理念、价值与方法在具体企业中的灵活应用。狭义的精益六西格玛应用六西格玛方法解决生产过程中的周期、库存等问题，是精益生产与六西格玛方法交叠的部分。广义的精益六西格玛则是一种基于持续改进追求的流程管理模式，精益六西格玛将企业战略作为导向，以价值和价值流分析为基础，以尽善尽美为目标。融合精益思想，应用六西格玛DMAIC步骤来分析和解决流程问题，从而提高企业生产系统的速度、效率和质量，降低企业生产成本，以满足客户需求，最终实现企业价值与使命。

（三）精益六西格玛的应用

精益六西格玛在业务流程重组中的步骤，正是因为精益思想、六西格玛管理方法，精益六西格玛专注于流程优化和设计，所以讲精益六西格玛方法应用到企业的业务流程重组中才有了理论与现实的可能。业务流程重组九大步骤以精益思想为指导，遵循六西格玛DMAIC方法，将精益思想中的顾客观念、流程思想、速度与价值追求和六西格玛数据要求、人才支撑、实施方法相结合，是对六西格玛方法的扩展与具体化。

精益六西格玛应用于企业业务流程重组过程中依旧要以项目为依托，通过项目来实现精益六西格玛的具体实施。其本质是以顾客需求为导向，以真实数据为基础，从业务流程角度寻找企业问题、解决问题的过程。遵循着六西格玛DMAIC方法，具体步骤见表5-37。

表5-37　精益六西格玛的重组步骤

精益理念	六西格玛方法	流程重组步骤
顾客流程速度价值	定义	1. 选择关键质量特性（CTQ或Y）
		2. 对CTQ或者Y定义绩效标准
		3. 在Y的产品能力上定义Y的改进目标
	测量	4. 筛选潜在根源（关注关键变量）
	分析	5. 发现关键变量与Y之间的关系（进一步实验与分析）
		6. 建立关键变量容差
	改进	7. 针对关键变量采取改进措施
	控制	8. 明确关键变量的控制能力
		9. 实施基于关键变量的控制系统

1. 定义阶段　选择关键质量特性；对关键质量特性定义绩效目标；在 Y 的产品能力上定义 Y 的改进目标是企业应用精益六西格玛方法进行业务流程重组时在定义阶段所要做的三个步骤。首先要以顾客为导向以关键质量特性为着眼点确定产品的目标，即企业的产品以何种维度来评价，各类指标值达到多少时才能满足顾客的需求。之后便是根据顾客要求与企业自身能力设定精益六西格玛的改进目标。在企业业务流程重组过程中，企业首先要认识到业务流程重组的关键标准或者"质量特性"，之后再根据顾客对产品的需求和企业自身实力设定改进目标。精益六西格玛应用于企业业务流程重组在定义阶段基本与六西格玛的第一步没有区别，不同之处在于精益六西格玛将"流程"作为一个自变量引入到改进目标中，因此，在定义阶段需要对企业的业务流程进行重新认识，寻找"浪费"并根据"浪费"设定流程改进目标。

2. 测量阶段　测量作为业务流程重组的第四步是企业认识自身业务流程缺陷与缺陷原因的基础。在对企业业务流程重新认识的基础上，测量阶段企业首先要做的是充分应用精益六西格玛方法寻找流程"浪费"的关键变量，寻找业务流程的潜在缺陷，之后对关键变量数据进行测量。要灵活应用头脑风暴法、鱼骨图等方法寻找产生浪费的问题，再以此为基础对流程的关键变量进行测量。精益六西格玛以项目来进行，因此需要不断地寻找项目、细化项目。需要注意的是，项目细分（关键变量找到）之后，我们可能需要对关键变量进行进一步分析，找影响关键变量的具体因素。在具体测量之前，我们需要将所有的影响因素都细分、具化为可测量的指标，之后便是以这些指标为方向对企业业务流程的数据进行测量与搜集。

3. 分析阶段　进入到分析阶段，企业需要以数据为支撑通过具体两个步骤分析出业务流程的具体潜在根源及其影响因素。这两个步骤分别是：发现关键变量与 Y 之间的关系（进一步实验与分析）；建立关键变量容差。在数据搜集之后需要做的是对数据进行处理与分析，通过对数据进行回归分析、卡方检验、T 检验、绘制时间序列图等方法发现关键变量与 Y 之间的关系，并通过进一步实验与分析找出关键变量与 Y 之间的因果变化关系。之后根据企业的改进目标建立关键变量的容差，关键变量容差表示当关键变量在某一水平之间时，目标可接受或改进效果趋于理想。

4. 改进阶段　对数据进行分析之后，到改进阶段时企业只需要依据分析结果对业务流程的关键变量进行改进便可。改进要求以分析为基础，在明确关键变量与项目 Y 之间的关系与规律之后做出决策。

5. 控制阶段　在项目的控制阶段企业需要做两件事情。第一：明确关键变量的控制能力，测量虽然基于真实数据，也表明了关键变量与 Y 之间的关系，但是如果依据关键变量进行改进是否有效？这个问题的回答依旧要依据对数据的测量，也就是通过测量检验关键变量是否能很好地控制流程缺陷，如果关键变量无法很好地控制流程缺陷，那么则需要对项目进行重新测量，寻找真正的关键因素，如果测量系统显示关键变量改进实施之后能够明显改善流程缺陷，那么精益六西格玛项目就走到了它的最后一步：建立针对关键变量的控制系统，既然数据表明改进之后是有效果的，流程缺陷得到明显改善，那么就需要通过一整套的控制系统保证这些改进在今后的流程中能够得到贯彻执行。

目前精益六西格玛在医院管理中也得到了广泛应用，精益六西格玛可以用于医院门诊患者就医流程中，缩短了门诊患者就医诊疗流程中排队等候时间，提高了门诊患者满意度。应用于 ST 段抬高心肌梗死（ST segment elevation myocardial infarction, STEMI）患者急救护理流程，有助于优化 STEMI 患者院内急救护理环节，提高急救效率，改善患者治疗结局，提高患者满意度。还可以用于患者安全流程改造,针对医院流程中存在的住院流程烦琐,患者等待时间和走动距离过长以及流程设置不规范等问题,应用精益六西格玛管理方法进行流程改造和重建。

(四)精益六西格玛的未来发展

随着时代的发展,正像工业革命从 1.0 时代到 4.0 时代一样,质量管理逐步也从 1.0 时代向 4.0 时代发展,目前已经进入智能质量管理阶段,为精益六西格玛及其工具的应用和发展提出挑战。为了保持永久的活力,未来发展应重点关注战略、系统和集成 3 个方面。

1. 战略的观点——获取核心竞争优势 精益六西格玛的本质是通过管理创新构建组织的核心竞争力,但是实践表明,仅从方法层面推进六西格玛,其效果往往是短暂的、难以持续的。因此,为保证组织实施的长期有效性,必须将其融入组织。此时,组织通过精益六西格玛可以实现管理创新、技术创新、人力资源开发、企业文化建设等目标,可以有效地促进组织战略目标的达成,进而有助于提升组织的核心竞争力。

2. 系统的观点——超越方法论 精益六西格玛发展过程中吸收融合了许多现代管理工具和方法。但对于最高管理者来说,不能仅仅将其看作一套用于产品质量改进的工具,而应认识到实施核心是建立持续改进与创新的管理模式和管理系统。同时,最高管理者还应认识到实施精益六西格玛是一项系统工程,需要在组织内部建立完善的组织模式和制度保障,营造不断发现问题、解决问题的文化氛围,促使员工开展跨职能、跨部门的联合活动,以提高组织同步规划与协调能力,进而实现持续改进。

3. 集成的观点——构建创新管理模式 为了适应时代发展趋势,精益六西格玛在实施过程中需要不断吸收借鉴先进的管理思想,将现代管理理论、工具和方法融入组织运营管理实践,促进组织业务流程不断优化和改进以实现卓越绩效。总的来说,精益六西格玛的集成包括战略层面、方法层面和过程层面 3 个维度。

(1)战略层面:必须与组织的战略保持良好的协调性,要通过 SWOT 分析、组织战略分析和关键指标分析等活动,找到组织改进机会,明确改进方向,进而确定改进项目,促进组织战略的达成。

(2)方法层面:精益六西格玛的工具箱是开放的,其在发展过程时应注意吸收借鉴适宜的新兴技术,并将其应用于组织的实际业务流程改进,实现工具层面的集成。同时,组织在实施过程中需寻求与质量管理体系、卓越绩效模式、供应链管理、约束理论等管理理论和方法的有机融合,并结合组织实践进行创新,形成独具竞争力的创新管理模式。

(3)过程层面:当前,组织越来越多地关注产品的全生命周期管理。此时,尽管用于解决问题的 DMAIC 方法非常严谨、有效,但其应用仅限于对已有过程的改进,忽视了产品设计对产品质量、成本和周期时间的决定性影响。因此,将 DMAIC 和 DFSS 进行集成,将成为未来精益六西格玛理论和应用研究的热点。

三、QFD 创新型品管圈

(一)QFD 与品管圈的融合

品管圈(quality control circle,QCC)由石川馨教授于 1962 年提出,最初聚焦于问题解决,直到 1996 年第 10 届国际质量大会(International Conference on Quality)上,将"开拓与适应新业务""突破现状""魅力质量" 3 种挑战性选题区分定义为课题达成型,对应原有的问题解决型品管圈活动。

中国自从 1978 年从日本引进品管圈后，在国内得到广泛应用，其中大部分是问题解决型。课题达成型品管圈在中国被称为"创新型 QC 小组"，基本沿用了日本的理论框架和步骤。

在医疗行业，刘庭芳教授在课题达成型的基础上，提倡模式构建、开发定量化评价量表和方法、研制了可操作性很强的成果评审标准，改进成为"课题研究型品管圈"，并取得成功。"课题达成型品管圈"解决了许多小而实的课题，但对于新项目开发和新服务设计等比较复杂的课题，需要运用更多和更系统性的创新方法，品管圈发展面临的新问题呼唤着新的理论和方法的探索需求。

质量功能展开（quality function deployment，QFD）在 20 世纪 90 年代初引入中国后，熊伟教授团队将 QFD 定性为一种系统化创新方法和顾客满意定量实现技术。虽然 QFD 在国内外得到有效应用，但相对品管圈而言，方法和步骤程序都比较复杂，能力要求比较高，没有像品管圈一样得到轰轰烈烈的普及。

品管圈与 QFD 达成创新目标的整体思路基本一致，只是路径和方法不一样，两者是可以融合的。因此，熊伟教授与刘庭芳教授用以在系统化创新和顾客满意定量实现方面比较擅长的 QFD 理论为核心，改进魅力质量量化和实现方法，结合层次分析法（AHP）、失效模式与影响分析（FMEA）、发明问题解决理论（TRIZ）等先进质量管理方法，融合品管圈和 QFD 两者的优势，提出一种品管圈新模式——QFD 创新型品管圈，期望系统化地解决品管圈发展面临的新问题，将中国品管圈事业推上新的高度。

（二）QFD 创新型品管圈概念

QFD 创新型品管圈（QFD innovative QCC）由熊伟教授和刘庭芳教授定义为：一种针对顾客（患者）及相关方的需求，运用 QFD 及集成多维质量工具，创新地设计服务或产品，打造魅力质量竞争力的面向顾客（患者）及相关方价值实现的系统化创新的新模式。它既传承品管圈的步骤明确、可操作性强、PDCA 循环等特点，又发挥 QFD 的顾客（患者）满意导向、系统化创新方法、量化打造魅力质量等优势，为渐进型创新和突破型创新提供了实用的工具（图 5-57）。

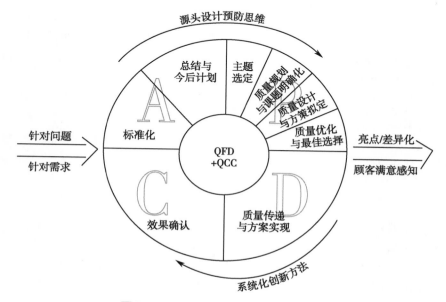

图 5-57　QFD 创新型品管圈的概念图

（三）QFD 创新型品管圈活动程序

QFD 创新型品管圈活动程序是由八个步骤组成，八个步骤根据不同环节的目标要求可依次确定不同的实施详细步骤，并通过集成其他质量管理工具和方法系统地确保目标的实现（图 5-58）。

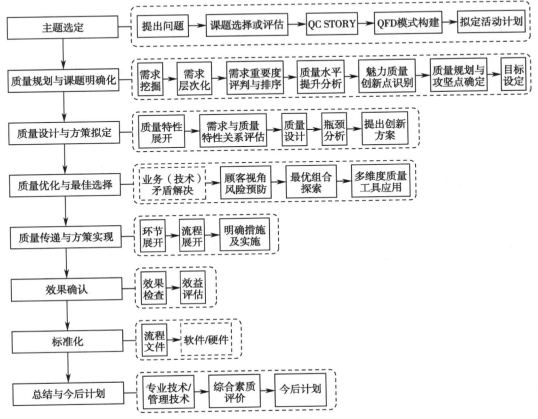

图 5-58　QFD 创新型品管圈总程序图

1. 主题选定　QFD 创新型品管圈在制订方案、开展活动之初即要确定本次方案或活动的主题并制订相应活动计划，确保目标可以实现，其包括五个步骤。

（1）提出问题：品管圈根据客户（患者）需求、潜在需求、组织内部发展需求以及与行业内先进性对比等要求分别从①科室、职能部门、环节；②产品、服务、体系满意度；③模式、流程 / 临床路径等方面识别组织内部现存在的问题或需要改进的地方。同时，品管圈成员需将急需解决或改进的问题罗列出来。针对问题，品管圈成员可以通过头脑风暴进行分析讨论，提出为达到目的的所有解决途径和办法，并形成参考课题。

（2）课题选择或评估：在提出主要问题后，团队成员需要从各方面进行评估、筛选出项目的对象、范围及选题。可以采用流程开始 / 结束表、SIPOC 分析法、满意度调查、排列图和矩阵评估法来进行评估。

1）流程开始 / 结束表：根据流程开始 / 结束表，品管圈从实现目标出发，通过流程开始到结束的明确化要求，明确从流程开始到结束所需的各个步骤、指标、资源配置等条件，对课题各方面进行评估，以选择适宜课题。

2）SIPOC 分析法：按"Supplier（供应者）—Input（输入）—Process（流程）—Output（输出）—Client（客户）"的顺序对课题进行流程梳理，明确选择此课题的目的，并通过分析，识别流程角色，了解流程供应者，以及流程的真实客户。

3）满意度调查：品管圈成员根据所提出的问题进行满意度调查问卷设计，通过对调查结果进行统计分析后，取最关键的影响因素作为改进课题，进行分析改进。

4）排列图：排列图是将出现的质量问题和质量改进项目按照重要程度依次排列而采用的一种图表，通过对排列图的观察分析可以抓住影响质量的主要因素，品管圈区分"微不足道的大多数"和"至关重要的极少数"，从而使组员关注于重要的类别并进行选题评估与抉择。

5）矩阵评估法：圈员通过 KJ（亲和图）法等方法将需要解决的问题所要考虑的因素分别列出，通过将这些因素分别置于矩阵图的行和列上，行和列的交叉点中用数量（一般为 1～9）来描述这些因素之间的对比关系，得出每行的总分，通过汇总统计，定量地给各个因素的重要性进行排序，再通过每个选题对于解决这些要素的重要性进行评估后打分，通过加权平均得出最优选题。

（3）QC story：在明确选题后，我们需要判定其是否为 QFD 创新型问题，首先分析该选题是问题解决型还是课题研究型，若为课题研究型，则继续判断其是课题研究型或是 QFD 创新型。

问题解决型活动主要针对既有的、延续的工作中现状与标准出现的差距（问题），以既有的工作方法为前提予以解决，在实施中追寻原因，对现状工作进行部分改进。而课题研究型主要针对新的、无既往经验的工作，在新的期望与目标产生后，通过新的工作方法达成新的期望值。

对于课题研究型，我们根据目标、问题、工具、顾客（患者）导向、魅力质量打造具体方法、方案优化及障碍消除等进行课题研究型及 QFD 创新问题判定。

（4）QFD 模式构建：明确课题的范围、顾客与相关方，需要通过 QFD 模式构建，来理清相互之间的逻辑关系。最典型的通用 QFD 模式有四阶段模式和 64 个步骤构成的综合（AKAO）模式，而应用于不同行业、对象及范围，所需要构建的质量屋类型和数量，以及集成应用的质量工具，有所不同。

（5）拟定活动计划：为了更好地进行活动进程管控，提高活动开展效率，根据 5W1H 原则构建活动计划表甘特图，确保各项工作有序进行。

2. 质量规划与课题明确化

（1）需求挖掘：质量功能展开（QFD）的输入来自顾客（患者）和价值相关方的需求。需求挖掘是整个质量屋技术（HOQ）运用的始端，其关系到需求展开和质量特性展开的全面性。

（2）需求层次化：许多需求在实质上表达的同一种意思，或包含了一个和多个的需求。因此有必要对相似的或者同一类的需求进行归类和整理。可以用 KJ 法（亲和图法）或树图等将需求聚类或层次化方法，以便于理解。

KJ 法（亲和图法，affinity diagram），由川喜田二郎于 1970 年提出，即把看上去根本不想收集的大量事实如实地捕捉下来，通过组合和归纳，发现问题的全貌，后来他将其与头脑风暴相结合，发展成包括提出设想和整理设想两种功能的方法，就是 KJ 法。KJ 法的分组示例如图 5-59 所示。圈组成员先收集三次水平的需求，然后将意思相近的亲和、归类为二次水平，所有的需求亲和归纳为一次水平。通过层次化，圈组对需求的理解更清晰，也可以检查需求收集的完整性,防止需求的遗漏。

（3）需求重要度评判与排序:在将需求层次化以后,还需要确定患者与相关方需求的重要度。需求重要度评判的方法有李克特法、德尔菲法、模糊 AHP 理论、粗糙集 AHP、神经网络等。

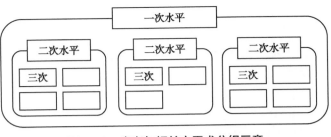

图 5-59　患者与相关方需求分组示意

（4）质量水平提升分析:确定好需求的重要度后,需要设定与需求相对应的质量水平,质量水平提升分析需要以患者及相关方的角度对本医院的水平与竞争医院的水平进行对比评价,从而设定提升后的质量水平。

（5）魅力质量创新点识别:利用 KANO 模型识别魅力质量创新点。KANO 模型将顾客的质量需求分为魅力质量需求、一维质量需求、当然质量需求、无关心质量需求。圈组成员邀请圈组内外部专家组成 KANO 分析小组,根据 KANO 模型的分类方法,对每个需求按照不同的实现程度所对应的患者与相关方的满意程度进行分析(图 5-60,彩图见文末)。

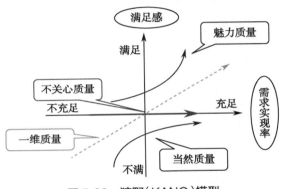

图 5-60　狩野（KANO）模型

（6）质量规划与攻坚点确定:质量规划过程就是将需求进行相对权重计算的过程,综合重要度、水平提升率及魅力值对需求进行质量规划。对需求的相对权重进行排序,经过圈组的讨论,结合实际情况,可选择相对权重较高的几项为攻坚点。

（7）目标设定:目标设定可以从质量规划中的攻坚点的需求来设定,也可以从项目的最初选择的范围入手,从更高层次设定目标。圈组可以将攻坚点的需求先行转化为可测量的质量特性,对可测量的质量特性设定目标。

3. 质量设计与方策拟定

（1）质量特性展开:质量特性是指成为质量评价对象的特性、性能。质量要素是指评价质量的尺度,当该尺度可以计量时就称为质量特性。质量特性抽出完成后,用 KJ 法整理,构造质量特性展开表。

（2）需求转化为质量特性:在进行重要度变换之前,需要对"需求 - 质量特性"二维关系矩阵进行评判打分,将定性的关系评价转化为定量的关系评价。之后通过采用比例分配法或独立配点法,计算质量特性的重要度。

（3）质量设计:在质量设计阶段要完成质量特性重要度的转换、质量特性竞争性评估、设定质量特性的设计值。

步骤一:重要度转换

将需求权重转换为质量特性权重,方法一般有比例分配法与独立配点法,通常独立配点法比较常用。

1）比例分配法:在质量屋中,对◎、○、△进行数值化,求行(需求项)的重要度总和,将总和根据◎、○、△数值的大小按比例进行分配，然后将纵向合计作为质量特性重要度的方法，称为比例分配法。

2）独立配点法：独立配点法是将需求重要度直接与◎、○、△的数值相乘，再纵向合计的方法。◎、○、△符号的数值一般用5:3:1，也有用4:2:1或3:2:1。

步骤二：质量特性竞争性评估

质量特性的竞争性评估由圈组成员或内部专家实施，是对质量水平的评价。一般来说，需求竞争性评估同质量特性竞争性评估结果是一致的，但两者也可能相互矛盾。主要可能因为特性测试并没有真正反映患者与相关方的需求，或者是除了已选择的质量特性外，还有某些尚未列入的质量特性对该需求存在"强"的关系。

步骤三：设定质量特性设计值

综合考虑质量特性重要度、质量特性竞争性评估结果、实施成本和可调配资源设定具体的质量特性设计值，使其成为具有市场竞争力而所需达到的规则值的最低标准。

（4）瓶颈分析：瓶颈分析是质量特性的重要度与难度的二维分析图，在质量特性重要度的基础上，分析每个质量特性实现设计值的难度，从1～10分进行评估（图5-61）。

（5）提出创新方案：质量设计值的组合就是整体改进方案或服务（产品）设计方案。圈组可以结合互联网、人工智能、物联网等技术与医院的管理相融合，有必要时也需要通过文献查询、循证医学等方法来确认方案是否合理。最终圈组确定不同类型质量特性的应对措施，选择不同的策略来实现质量特性的设计值，为后续的方案优化和实施具体措施提供基础。

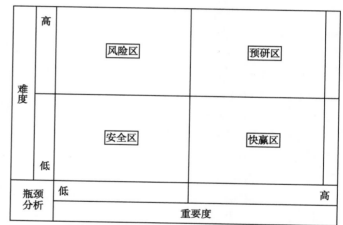

图5-61 瓶颈分析

4. 质量优化与最佳选择

（1）TRIZ业务矛盾解决：对于质量特性自相关矩阵中的负相关问题，用TRIZ进行冲突分析、冲突判定及冲突解决。首先，对质量屋中相关矩阵中呈负相关关系的质量特征进行冲突分析；其次，根据不同冲突的判定准则判断冲突的种类，查找阿奇舒勒矛盾矩阵表，得到推荐的发明原理，根据发明原理探讨矛盾解决思路，从而优化方案（图5-62）。

（2）FMEA患者视角风险预防：失效模式与影响分析（failure mode and effect analysis，FMEA）能用来找出过程中潜在的质量问题或失效模式，分析所造成影响的严重性，发生频率及现有控制手段所能检出的难易程度，以便及时采取预防措施。

首先，用QFD方法将顾客（患者）需求转化为质量特性，进而通过质量特性-失效模式质量屋（图5-63），展开至失效模式，得到风险控制重点。FMEA是从产品或服务设计过程中可能出现的失效角度，建立失效模式与质量特性的关系，识别出顾客重点关注的失效模式。

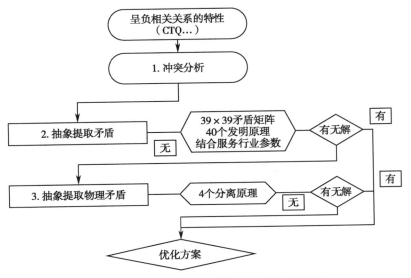

图 5-62　QFD 与 TRIZ 融合的矛盾解决路径

　　QFD 与 FMEA 结合能用来分析业务开展方案的风险能否满足顾客（患者）的需求，分析与新服务系统、过程关联、环节及其相互连接有关的失效。对所有失效模式进行在线评审，关注与验证是否所有失效模式都有了恰当的控制方法（预防和探测），并且有效的运作（图 5-64）。

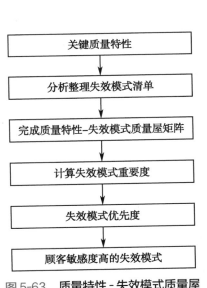

图 5-63　质量特性 - 失效模式质量屋构建路径

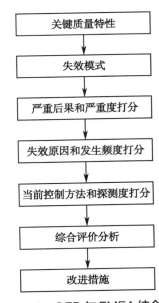

图 5-64　QFD 与 FMEA 结合的风险管理优化路径

　　5. 质量传递与方策实现　质量传递与方案实现包含方案的分解、对策具体制定与实施等，在实际项目中可以根据项目特点对质量屋进行添加或裁减，以下对质量特性与环节 / 流程质量屋、流程 - 措施质量屋进行讲解（图 5-65）。

　　（1）质量特性与环节 / 流程质量屋：当对象比较复杂的时候，质量特性可以按照质量特性 - 环节质量屋，环节 - 流程质量屋逐次传递，找出关键流程，必要时开展流程改进或流程重组。

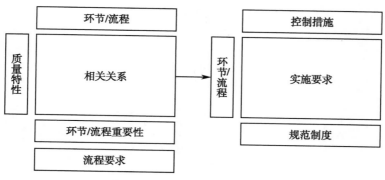

图 5-65　质量传递与方策实现

（2）流程 - 措施质量屋：通过"流程 - 措施质量屋"找到重点控制措施。根据重点措施制定具体化的可实施对策，确保质量设计值的实现，最终达到满足需求的目的。

6. 效果确认　效果检查是指所有对策全部实施完毕后，根据方法或服务项目，通过搜集的客观数据进行效果检查，以确认品管圈明确的课题目标是否达成。如果达成目标，说明 QCC 活动取得较好的成效；如果未达成，需要查找原因所在，必要时需进行新一轮的 PDCA 循环。

7. 标准化　对实际的或潜在的问题制定共同的和重复使用的规则的活动，称为标准化。实施标准化管理可以使有效方策得以维持、取得成果得以巩固，同时在一定范围内推广应用，最终实现持续改进的目的。

8. 总结与今后计划　当项目结束时，项目组成员需要对所做的工作认真分析研究，归纳经验教训，提高认识，明确方向，以便进一步做好工作，亦可为后续工作计划提供指导和依据。

（刘庭芳　张　丹）

参 考 文 献

1. 石川馨. 质量管理入门：第三版 [M]. 刘灯宝，译. 北京：机械工业出版社，2016.

2. 刘庭芳. 医院管理工具 [M]. 北京：中国协和医科大学出版社，2022.

3. 刘庭芳，刘勇. 中国医院品管圈操作指南 [M]. 北京：人民卫生出版社，2012.

4. 熊伟，刘庭芳. QFD 创新型品管圈 [M]. 北京：中国标准出版社，2020.

5. 何桢. 六西格玛管理 [M]. 3 版. 北京：中国人民大学出版社，2014.

6. 乔治. 服务业精益六西格玛实践指南：用精益速度和六西格玛质量提升服务与业务水平 [M]. 王朝应，杨东，浦亮元，译. 北京：机械工业出版社. 2019.

7. 国家卫生计生委医政医管局. 国家临床路径（内科部分）[M]. 北京：人民卫生出版社，2018.

8. 郑小平，高金吉，刘梦婷. 事故预测理论与方法 [M]. 北京：清华大学出版社，2009.

9. 高天，张绪柱. 精益医疗管理中国实践 [M]. 济南：山东大学出版社，2019.

10. Kaplan R S, Norton D P. Alignment: using the balanced scorecard to create corporate synergies[M], Boston：Harvard Business School Press, 2006.

11. 郝宏恕，张丹. HFMEA 与 RCA 操练手册：医疗质量事前系统预防与事后根因改善 [M]. 北京：中译出版社，2022.

12. Andersen B, Fagerhaug TN. ASQ pocket guide to root cause analysis[M]. Milwaukee, Wisconsin: ASQ Quality Press, 2013.

第六章
医疗质量与安全的信息化管理

教学要点

1. 了解医疗质量与安全信息化管理内容和相关技术。
2. 了解医疗质量安全核心制度、医技科室、护理中的信息化管理应用。
3. 了解医疗质量持续改进中在单病种、多学科诊疗、全过程成本精确管理方面的信息化管理应用。
4. 了解医疗安全风险防范与监督中的信息化管理应用。
5. 阅读国内外医疗质量与安全信息化管理案例。

第一节 医疗质量与安全信息化管理的基本理论与任务

一、信息管理基本原理

提高医疗质量和保障医疗安全是开展医疗工作的永恒追求,是医院管理的核心内容。2016 年 8 月召开的全国卫生与健康大会上,习近平总书记指出"要坚持基本医疗卫生事业的公益性,不断完善制度、扩展服务、提高质量,让广大人民群众享有公平可及、系统连续的预防、治疗、康复、健康促进等健康服务。要坚持提高医疗卫生服务质量和水平,让全体人民公平获得。"当年 9 月,国家卫生计生委颁布《医疗质量管理办法》,内容包括建立国家医疗质量管理相关制度;明确医疗质量管理的责任主体、组织形式、工作机制和重点环节;强化监督管理和法律责任。为提升医疗质量与安全,从国家卫生健康委到各医疗机构都非常重视建立医疗质量与安全信息化管理能力,通过推广信息化管理促进医疗质量与安全的持续改进。

信息化管理是指为了有效地开发和利用信息资源,以现代信息技术为手段,对信息资源进行计划、组织、领导和控制的社会活动。在医疗质量与安全的信息化管理中,就要求我们基于医院医疗活动中产生的各类信息资源进行利用和开发,应用信息技术来帮助质量管理部门、临床医务人员等对医疗活动全过程中各类涉及医疗质量与安全的行为进行管控。

从信息化管理理论和医疗质量与安全管理实践中,我们都可以发现信息资源是进行医疗质量与安全管理的最重要资源,因此信息化管理的第一个环节就是实现对信息资源的有效采集。在医疗信息化领域中,从电子病历系统、电子医嘱录入系统,到影像存储与传输系统(picture archiving and communication system,PACS)等都为实现医疗质量与安全管理提供了直接的信息资源。因此,医疗机构中信息系统的完整覆盖,特别是临床信息系统的建设与应用是实现信息资源有效采集,提升医疗质量与安全信息化管理能力的基础。

信息化管理的第二个环节是信息传输,包括信息在时间和空间上的转移,信息只有及时准确地送到需要者的手中才能发挥作用。信息传输需要解决信息的存储、信息网络互联互通等问题。医疗质量与安全信息化管理是一个对信息资源进行互联、共享、融合的过程,它涉及医疗机构内部多个不同信息系统中信息资源的综合利用,甚至涉及跨医疗机构的信息资源共享利用。利用网络通信技术、互联网技术等,可以帮助涉及医疗质量与安全的信息快速传递、共享和反馈,成为提升医疗质量与安全管理效率的重要手段。

信息化管理的第三个环节是信息加工处理,包括信息形式的变换和信息内容的处理。信息形式的变换是指信息按约定标准进行共享并使接收者能够准确识别。信息内容的处理是指对原始信息进行加工整理,深入揭示信息的内容。在医疗质量与安全信息化管理中,一方面就是要通过信息形式的变化和信息内容加工,实现各信息系统原始采集的信息资源转化成可被识别的质量评价指标。另一方面,更重要的是基于这些信息资源建立统一的质量评价体系,并进行质量评价指标的统计、分析、比对,以进行持续的质量改进,成为提升医疗质量与安全管理的核心能力。

近年来,随着大数据、人工智能等新兴信息技术的发展,为医疗质量与安全信息化管理带来了新的机遇。特别是存储计算能力的大幅增长,数据的获取渠道和获取方式多样化、自动化、规范化,使基于信息资源(数据)的医疗质量与安全信息化管理应用场景和应用模式得到拓展。医疗质量与安全信息化管理将向着智慧化、互联化方向进一步发展。

二、医疗质量与安全信息化管理的主要任务

医疗质量与安全管理几乎涉及临床医疗的每个细分领域,其中信息化管理的应用在这些领域中也几乎都有涉及。因此,在 2016 年 11 月 1 日施行的《医疗质量管理办法》中第三十二条提出:医疗机构应当强化基于电子病历的医院信息平台建设,提高医院信息化工作的规范化水平,使信息化工作满足医疗质量管理与控制需要,充分利用信息化手段开展医疗质量管理与控制。建立完善医疗机构信息管理制度,保障信息安全。第三十八条提出:县级以上地方卫生计生行政部门应当建立医疗机构医疗质量管理评估制度,可以根据当地实际情况,组织或者委托专业机构,利用信息化手段开展第三方评估工作,定期在行业内发布评估结果。可见,充分发挥信息化手段在医疗质量管理领域的重要作用以达成公示。

根据《医疗质量管理办法》,可以看到医疗质量与安全信息化管理主要涉及以下几个方面。

1. **医疗质量保障方面** 应用信息化进行相关医务人员执业资质、医疗技术和手术资质的管理,并在医疗活动中基于信息系统进行资质认证。对药品、医疗器械、耗材等建立信息库管理,并实现规范应用的事中、事后监管。利用临床信息系统,在临床医疗中落实医疗质量安全十八项核心制度,并基于临床数据实现事后的信息化督察。应用处方审核系统、处方点评系统等,加强药事管理的事中、事后质量干预能力。应用护理管理系统开展护理质量全程管理。应用质控管理信息系统开展检验、放射、超声、病理等医技科室的质量管理,覆盖检查、检验全过程,支撑开展室内质量控制和室间质量评价,并基于电子病历系统等实现临床检查检验结果互认。基于医院信息系统开展门急诊管理,加强门急诊医生的资质管理,通过建立互联网患者服务平台优化患者服务流程。建立专门的院感信息系统,通过汇集电子病历、电子医嘱数据对抗菌药物合理使用、医院感染等进行监测,并及时给出预警。依托电子病历系统,在临床医疗过程中对病历书写及时性、完整性、规范性进行实时的监测和提醒,并基于人工智能技术逐步实现对病历内容真实性、准确性、客观性进行评价。

2. **医疗质量持续改进方面** 医疗机构可建立医疗质量指标统一展示平台,形成医疗机

构自身医疗质量管理相关指标体系,通过融合医疗机构内各相关信息系统数据实现医疗质量指标的快速生成、多维分析能力。并利用信息系统实现医疗质量和安全问题的快速预警、及时反馈、有效干预。利用医疗大数据和人工智能技术,在临床专科中开展单病种质控管理,通过智能决策辅助帮助临床医务人员减少医疗差错,规范诊断和治疗方案,提升单病种内涵质量。通过多学科会诊管理系统,支持开展远程会诊、多学科诊疗等新诊疗模式,提升会诊效率和质量。应用互联网技术,开展更广泛的满意度监测,提升满意度监测的真实性。应用信息技术在全过程成本精确管理、医保支付管理中实现成本数据的细粒度采集和快速的量化分析、反馈。

3. 医疗安全风险防范方面　建立医疗质量(安全)不良事件报告系统,实现覆盖医疗、护理、药品、医疗器械等一体化的不良事件信息采集、记录、报告、审核、干预、后评价管理,促进信息共享和持续改进。

4. 监督管理方面　根据医疗机构医疗质量管理评估制度,利用信息化手段开展内部评估和第三方评估。依托医院自身医疗质量指标统一展示平台,实现与国家和各行政区域的医疗质量管理与控制信息系统的互联互通,提升管理效率。

三、医疗质量与安全信息化管理中的主要技术

要提升信息化在医疗质量与安全管理中发挥的作用,离不开信息化技术自身的发展,及其与应用间的有效融合。从管理信息系统的引入,到近年来大数据、人工智能技术的应用,医疗质量与安全信息化管理的能力有了大幅提升。

(一) 管理信息系统

管理信息系统(management information system,MIS)是一个不断发展的新型学科,MIS的定义随着计算机技术和通信技术的进步也在不断更新。1985年,MIS的创始人高登·戴维斯(Gordon B. Davis)提出:MIS是一个利用计算机硬件和软件,手工作业,分析、计划、控制和决策模型,以及数据库的用户——机器系统。它能提供信息,支持企业或组织的运行、管理和决策功能。在现阶段普遍认为,管理信息系统是由人和计算机设备或其他信息处理手段组成并用于管理信息的系统。它一般是由多个子系统联合集成而成,用户可利用管理信息系统对各类信息进行收集、传递、储存、加工、维护和使用,并可通过数据模型得到所需的决策数据。

目前,国内的各级各类医院都已引入了管理信息系统,一般被统称为医院信息系统(hospital information system,HIS)。HIS的建设从以财务、药品和管理为中心,已发展到以患者信息为中心的临床业务支持和电子病历应用,为医疗质量与安全信息化管理提供了数据支持和流程优化能力。在实践中,医院信息系统由几十个,甚至上百个子系统构成。其中同医疗质量与安全密切相关的包括:

1. 医院管理信息系统(hospital management information system,HMIS)　主要面向医院门急诊、住院流程中的经济运行管理,解决患者注册、挂号、付费、排队、取药等业务的信息化,是国内医疗机构最先引进的信息系统,也是医院中应用最广、最被熟知的信息系统。随着医院信息系统的发展,HMIS目前仅是HIS的一个重要组成部分,因其应用最早,也被长期以HIS这个概念代称。

2. 电子病历(electronic medical record,EMR)**系统**　是指以提高医疗质量和医疗

工作效率为目的的患者医疗信息采集、处理、存储、传输系统，也可被称为临床信息系统。电子病历系统不是一个独立的系统，在狭义上它一般包括医生在开展门急诊、住院业务时记录电子病史，调阅相关临床信息使用的信息系统。从广义上它还包括电子医嘱录入系统、护理信息系统、检验信息系统、影像存储与传输系统等。

3. **电子医嘱录入系统**（computerized physician order entry，CPOE） 是指提供医生医嘱录入和传递、辅助护士处理功能的系统。通过嵌入医学知识库，可以对医生下达医嘱过程进行自动核查，避免医嘱错误；电子化的传递和处理避免了护士重复转抄，提高工作效率，减少转抄出错机会。

4. **护理管理信息系统**（nursing information system，NIS） 提供患者生命体征记录和各类护理文档记录功能，支持临床医疗为目标的各类床旁移动护理管理功能，实现医嘱从下达到执行的闭环管理。护理管理信息系统中也包括专门为护理质量监管提供支持对护理质量管理系统。

5. **实验室管理信息系统**（laboratory information system，LIS） 支持从标本接受、预处理到检验报告的整个检验工作流程，能够与自动化检验仪器连接，控制检验仪器的工作并采集检验结果。其中一般都包括检验质量控制管理功能。

6. **影像存储与传输系统**（picture archiving and communication system，PACS） 可实现放射影像的数字化采集、存储、阅片和网上共享。PACS 一般与放射信息系统（radiology information system，RIS）配合应用。RIS 主要实现放射科内部的工作流程管理，起到优化流程的作用。数字化阅片可以提高诊断质量，缩短临床科室获取影像的时间。目前 PACS 已从最初的放射影像发展到超声、内镜影像的综合管理。

（二）大数据技术

1. **大数据技术的定义** 最早提出大数据时代到来的是全球知名管理咨询公司麦肯锡。麦肯锡称："数据，已经渗透到当今每一个行业和业务职能领域，成为重要的生产因素。人们对于海量数据的挖掘和运用，预示着新一波生产率增长和消费者盈余浪潮的到来。"对于什么是大数据，麦肯锡全球研究所给出的定义是：一种规模大到在获取、存储、管理、分析方面大大超出了传统数据库软件工具能力范围的数据集合，具有海量的数据规模、快速的数据流转、多样的数据类型和价值密度低四大特征。国际商用机器公司（International Business Machines Corporation，IBM）则提出大数据有"5V"特征，即大量性（volume）、多样性（variety）、价值性（value）、实时性（velocity）、真实性（veracity）。

2. **医疗大数据** 医疗行业的数据已经呈现出大数据的主要特征，即：

（1）数据规模大：例如一份 CT 影像约为 150MB，一份数字病理切片影像约为 500MB～2GB。

（2）数据结构多样：医疗数据通常会包含各种结构化表、非（半）结构化文本文档、医疗影像等多种数据存储形式。

（3）数据价值巨大：医疗数据不仅与每个人的健康息息相关，对这些数据的有效利用更关系到国家乃至全球的疾病防控、新药品研发和顽疾攻克的能力。

（4）数据增长快速：一方面，医疗数据往往需要在线或实时进行数据分析处理。例如，进行快速的检验结果报告和危急值提醒等。另一方面，随着信息技术发展，越来越多的医疗信息被数字化，医疗领域数据的增长速度将依然会很快。

3. 大数据技术　基于大数据的定义，大数据技术可以定义为一系列软件程序，旨在分析、处理和提取来自极其复杂的大型数据集的信息，而传统数据处理软件无法处理这些信息。大数据技术主要包括面向大数据生命周期的四类技术集合：大数据采集、大数据预处理、大数据存储、大数据分析。

（1）大数据采集技术：包括数据库采集（基于关系型数据库和非关系型数据库进行数据采集）、网络数据采集（借助网络爬虫或网站公开应用接口，从网站获取非结构化或半结构化数据）、文件采集（对日志、文本等文件进行采集和处理）等技术。

（2）大数据预处理技术：包括数据清理（对遗漏数据、噪声数据、不一致数据进行处理）、数据集成（将不同数据源中的数据，合并存储到统一数据库）、数据转换（根据业务规则对异常数据进行清洗，以保证后续分析结果准确性）、数据规约（在最大限度保持数据原貌的基础上，最大限度精简数据量，以得到较小数据集）等技术。

（3）大数据存储技术：用存储器，以数据库的形式，存储采集到的数据的技术。较典型的技术如：基于大规模并行处理（massively parallel processing，MPP）架构的新型数据库，具有 PB 级数据存储和分析能力；基于分布式系统基础架构 Hadoop 的存储，善于处理非结构、半结构化数据、复杂的数据挖掘和计算模型；大数据一体机，一种专为大数据的分析处理而设计的软、硬件结合的产品。

（4）大数据分析技术：包括可视化分析（借助图形化手段，清晰、有效表达信息内涵）、数据挖掘算法（通过建立数据挖掘模型对数据进行试探和计算）、预测性分析（结合多种高级分析功能，如统计分析、预测建模、文本分析等，预测将来事件，为决策提供依据）、数据质量管理（对可能引发的各类数据质量问题，进行识别、度量、监控、预警）等。

由此可见，大数据技术为医疗质量与安全信息化管理中面对的大规模数据提供了处理分析能力。

（三）人工智能技术

1. 人工智能的定义　在 1956 年美国汉诺斯镇达特茅斯学院召开的达特茅斯（Dartmouth）会议上，科学家们首次提出人工智能（artificial intelligence，AI）这个术语。有定义认为人工智能是研究、开发用于模拟、延伸和扩展人的智能的理论、方法、技术及应用系统的一门新兴技术科学。

人工智能是计算机科学的一个分支，它企图了解智能的实质，并生产出一种新的能以人类智能相似的方式做出反应的智能机器。该领域的研究包括机器人、语言识别、图像分析、自然语言处理和专家系统等。当下人工智能有许多的发展方向，其中在医疗质量与安全信息化管理中应用较广泛的包括：图像识别、自然语音处理、知识图谱等。

2. 图像分析技术　是指利用计算机对图像进行处理、分析和理解，以识别各种不同模式的目标和对象的技术，是人工智能深度学习算法的一种实践应用。图像识别技术的过程分为信息的获取、预处理、特征抽取和选择、分类器设计和分类决策。图像分析任务常用的是深层神经网络深度学习方法。目前，医学图像分析的典型应用包括：医学图像定位与检测（识别医学图像中的特定目标，如组织器官和病灶区域，并确定具体物理位置）、医学图像分割（识别医学图像中病灶等目标区域内部体素并标识外部轮廓）、医学图像分类（对医学图像中病灶的轻重程度进行量化分级）。

3. 自然语言处理（natural language processing，NLP）技术　指研究能实现人与计

算机之间用自然语言进行有效通信的各种理论和方法。自然语言处理是一门融语言学、计算机科学、数学、逻辑学于一体的科学。因此，这一领域的研究与语言学有着密切的联系，其重点在于研制能有效地实现自然语言通信的计算机系统，特别是其中的软件系统。早期的自然语言处理基于规则来建立词汇、句法语义分析、问答、聊天和机器翻译系统。之后发展为利用带标注的数据基于统计的机器学习方法来进行处理。目前，已发展为基于神经网络的深度学习方法进行自然语言处理。典型的应用包括信息抽取（即将嵌入在文本中的非结构化信息提取并转换为结构化数据的过程）、自动文摘（即按照某一规则自动地对文本信息进行提取、集合成简短摘要的一种信息压缩技术）

4. 知识图谱（knowledge graph，KG）技术 是指把很多零散的知识用语义的关系来组成一个有关联的图。知识图谱是一种基于图的数据结构，由节点、边和属性值构成，每个节点表示一个"实体"。知识图谱利用知识工程为大数据添加语义/知识，使数据产生智慧，完成从数据到信息到知识，最终到智能应用的转变过程。典型的应用包括实现对医疗数据的洞察、提供医疗质量问题的答案、为医疗安全决策提供支持、改进用户体验等。

第二节　医疗质量保障中的信息化管理应用

一、基于电子病历的医疗质量安全核心制度信息化管理

在我国已发布实施的《医疗质量管理办法》中，建立了医疗质量安全核心制度体系。总结提炼了18项医疗质量安全核心制度，要求医疗机构及其医务人员在临床诊疗工作中严格执行。这18项医疗质量安全核心制度是医疗质量保障中信息化管理应用的重点。18项医疗质量安全核心制度主要包括：首诊负责制度、三级查房制度、会诊制度、分级护理制度、值班和交接班制度、疑难病例讨论制度、急危重患者抢救制度、术前讨论制度、死亡病例讨论制度、查对制度、手术安全核查制度、手术分级管理制度、新技术和新项目准入制度、危急值报告制度、病历管理制度、抗菌药物分级管理制度、临床用血审核制度、信息安全管理制度。

1. 首诊负责制度 主要是指首诊科室和首诊医师应对其所接诊患者，特别是对危、急、重患者的诊疗、会诊、转诊、转科、转院、病情告知等医疗工作负责到底的制度。通过信息化手段，可以完整记录患者的诊疗过程，采集每一个诊疗节点的负责医务人员、诊疗病史、诊疗时间等，帮助质量管理部门进行事中、事后的回溯、评价和反馈，以保证首诊负责制的落实和执行。

2. 三级医师查房制度 指在患者住院期间，应由主任医师（或副主任医师）、主治医师和住院医师三级医师定期进行查房的制度，是保证医疗质量和安全的重要环节。在日常医疗中，三级医师应基于信息系统书写查房电子病历，并进行电子签名，记录时间戳。医务管理部门可据此核查三级医生查房落实情况，系统会对未及时查房或未及时记录病史等情况进行自动分析，一方面提供给医疗质量管理部门进行督察，另一方面也可以短信、企业微信等形式向负责医师发出提示，督促其按时完成。

3. 会诊制度 随着现代医学的发展，医学专业越分越细，会诊制度能为患者提供不同专业的及时有效的诊断和治疗，保障医疗安全。在医院实际管理中，会诊资质、时间难以保证；会诊申请过滥，会诊前准备工作不到位等问题一直存在。基于电子病历的信息化会诊流

程，可以快速发起会诊，及时提醒会诊医生确认会诊请求，并可帮助会诊医生提前了解电子病历，进行会诊电子病历的记录。同时，管理部门可基于会诊管理系统对会诊响应时间、完成时间、会诊病历质量等进行快速的数据分析和质量评价。而远程医疗会诊系统则进一步将高清视频设备、专用网络、医疗信息系统、医学影像技术以及大数据技术等相结合，突破传统会诊在时空方面的限制，为基层医疗机构医疗工作的开展提供支持，确保医疗服务的多元化和高效化。

4. 值班和交接班制度　指医疗机构及其医务人员通过值班和交接班机制保障患者诊疗过程连续性的制度。实施和使用电子值班和交接班信息系统，可充分利用电子化书写模板和数据共享的优势，一方面协助医务人员提高值班和交班的内容质量，另一方面通过对电子病历系统的数据引用，可提升交接班效率。

5. 分级护理制度　护理级别分为特级护理、一级护理、二级护理和三级护理等四个等级。患者入院后，由医生根据其病情确定护理等级。分级护理制度保证了对不同病情的患者实施相应的护理和照顾。信息化在分级护理制度落实中的应用，首先体现在利用人工智能技术，根据患者病史、检查检验结果、体征等数据为医护人员动态推荐护理等级，保证护理等级设定的科学性。其次可帮助护理部实现基于护理级别的工作量统计与分析、护理级别设定科学性评价。

6. 疑难病例讨论制度、术前讨论制度、死亡病例讨论制度　这三个制度，都要求在诊疗过程中对疑难、急危重、手术、死亡等需重点关注医疗安全的病例等进行事前和事后的集体分析和讨论，以帮助确定诊疗方案，并检视诊疗过程中的缺陷，促进医疗内涵质量不断提高，患者安全得到保障。应用信息化手段，可以帮助建立这三类讨论的电子病历记录，并通过设定讨论文书的模板，保证讨论内容的完整性、规范性。同时，根据这三类讨论文书的记录时间，可对是否按规定时间、规定参与人员开展相关讨论等进行事后的督查，帮助医疗质量部门进行事后的质量评价。

7. 急危重患者抢救制度　指为控制病情、挽救生命对急危重患者进行抢救并对抢救流程进行规范的制度。应用信息化手段可以精准记录急危重患者抢救的关键时间节点，如首次医疗接触时间、开始抢救时间、进行必要检查时间等。同时可以记录急危重患者的抢救医嘱，抢救病史，为事后的治疗流程和诊疗方案评价等提供支持。

8. 查对制度　主要是在医嘱执行、药品配发、手术、血液配输、标本处理及各类检查等过程中要求对患者的基本信息、医嘱内容、执行流程的仔细核对，多次核实，如执行医嘱的"三查七对"、交叉配血试验前后的"双查双签"等，确保对正确的患者进行了正确的治疗。显而易见，查对制度的核心要求在于落实严格的信息核对。目前较为主流的信息化方式是以医嘱系统、HIS 为主体，与护理系统、输血系统、病理系统、检查登记系统等分别进行组合。根据业务查对的节点要求，利用手持掌上电脑（personal digital assistant，PDA）、扫码器等设备，对患者采取问询和手环扫描相结合的方式进行身份、医嘱信息的确认，而对药品、标本、检查等则通过标签扫描方式录入后由系统间进行自动匹配，实现各类信息的核对并形成信息确认的记录，最终归并到电子病历系统，以便于管理和追溯。

9. 手术安全核查制度、手术分级管理制度　根据中国医院协会编制的《中国医院质量安全管理　第2—9 部分：患者服务　手术服务》可将手术服务质量安全标准大致分解梳理为 3 个环节（术前、术中、术后），4 大类别（医疗制度管理、器械耗材和设备管理、医疗文书管理、诊疗质量管理），27 项核心监测要素（即各类手术评估、风险评估、术前讨论等），及更细化的关键监测条款。在实际应用中，一般基于电子病历系统、护理系统，围绕手术核心医疗制度、手术医疗文书质量和手术质量进行监测。核心医疗制度监测将每项制度的最基本要素进行梳理、细化，实现制度落实的时限、内容实时监测与预警。以手术分级管理制度为例，对手术按照手术分级管理目录进行分级，并依据中国医疗服务操作项目分类与编码，监测手术分级制度落实情况。对手术医疗文书质量管理和对手术质量监测两项皆可通过电子病历内对医疗文书的规范化、指标项颗粒度的细化和医疗字典的详细化，实现对文书的自动化监测和人工核查确认。同时基于大数据和 NLP 技术，将电子病历与临床决策支持系统（clinical decision support system，CDSS）结合，提高文书录入的准确性、完整性、便捷性，并为临床路径的实现提供依据。

10. 新技术和新项目准入制度　新技术、新项目的广泛开展，可以有效地提高医院的知名度与核心竞争力，但新技术、新项目的开展存在一定的风险，尤其是涉及重大伦理问题、高风险、安全性及有效性尚需进一步验证的医疗技术，直接关系到患者安全与医院的社会声誉。结合医院实际情况，遵循诊疗规范与医学伦理，信息化应用常以流程管理、档案管理的方式出现，如在医院办公系统医务管理模块，实现医院临床新技术申请、风险管理、技术审核、伦理审核、疗效评估等论证过程，从而规范化、档案化新技术和新项目的准入，使新技术的应用有理有据，可追溯可管理。

11. 危急值报告制度　检验、检查危急值的快速甄别、审核、发布、及时接收、处置以及对全流程的质量监控、分析等是危急值管理的质量把控重点，也是医院信息系统应用的目标和方向。信息化过程中通常将危急值嵌入 PACS、LIS 等业务系统，以便第一时间识别危急值指标，经医技科室复核确认后一键自动发送，护理系统可按医院规定设置是否自动锁定，同时床位医生收到短信或微信提醒，住院医师工作站会弹出警示，直至完成处理后医技科室收到确认反馈。若危急值超过 10 分钟无人接收，系统自动提醒医技部门人工核实，医院质控管理部门定期追踪危急值处理结果，实现闭环管理。

12. 病历管理制度　目前，国内多数医院已上线应用了电子病历系统。电子病历质量管理目前多以病历的形式质量控制为主，主要是针对病历书写的格式、完整度及时效性进行质控管理。在医院内对入院记录、病程记录、手术记录、出院记录等建立一系列质量监控体系。通过监控电子病历中的入院时间、病历书写时间、手术时间、手术记录时间、医嘱时间等时间点的时效性，实时提醒医生在规定的时间内完成文书录入及相关操作的时间合理性。实现事前、事中与事后的一体化监测提醒与考核，将传统终末质控前置到临床各阶段的过程质控，使质控工作贯穿整个诊疗环节。

而病历的内涵质量控制是病历质控中最为重要、最为复杂的内容，也是病历质控中的重点和难点。近年在人工智能技术的发展带动下，通过人工智能算法分析结构化、半结构化文本快速找到病历内涵缺陷已有初步应用。具体思路是基于医学术语本体，对海量数据进行深度机器学习，在知识图谱的基础上更深入地构建一个具有质量分析能力的智能模型，从而实现基于人工智能内涵质控。

13. 抗菌药物分级管理制度　抗菌药物的分级管理一直是合理用药的要求之一。在信息化应用中通常通过授权、审核、后期追溯分析等方式提供支持。根据卫生部 2012 年发布的《抗菌药物临床应用管理办法》，医院信息系统内根据职称、院内资质准入、科室、药物品种、使用时长等,对药物使用进行授权管理。同时,开立药品时能够根据诊断、检验结果、年龄、药理作用等自动提示,如超适应证用药、肝肾功能异常、药物与性别关联、配伍禁忌提醒等。急诊处方超三天、门诊处方超过七天用药将弹出提醒并要求原因填写。对于特殊使用级抗菌药物先行实施专档管理。二是用药由药师在线审核,对于不合理用药实时发送短信提醒,电子病历系统同步反馈审核意见并可查看点评明细。医生、药师双方可在线沟通处方。医师修正医嘱后护士站实时提醒,确保诊疗及时性。药师根据合理用药提示结果进行点评。三是建立住院患者"特殊使用级"抗菌药物使用会诊审批制度,由专业临床药师进入专家库,参与会诊和审核,并自动上报数据,定期核查和分析。

14. 临床用血审核制度　实践中信息系统会对输血环节进行全流程监控,系统详细记录每个环节的执行时间及执行人。医疗质量管理部门可实时查询基于输血闭环的质控数据,如输血执行及时率(<30分钟完成执行比例)、血袋废弃不规范率(保存<24小时的比例)等。同时对输血各环节实现闭环信息化管理,在输血申请环节进行用血安全检查监控;在配血发血环节自动审核患者输血品种,避免错误;在输血执行环节,在系统上完成执行PDA双人核对、血袋废弃PDA执行和输血不良反应上报。

15. 信息安全管理制度　信息安全管理制度重点是落实信息化应用中患者诊疗信息的安全,是对医疗机构患者诊疗信息的收集、存储、使用、传输、处理、发布等进行全流程系统性保障的制度。这一制度要求医院建立完整的信息安全保障体系,在信息系统网络、硬件设备、软件系统中都应落实安全防范措施。在信息系统网络上做到内外网物理隔离,并根据网络访问要求合理规划访问授权和网络过滤。部署防火墙、入侵防御、入侵检测、上网行为管理、网络版防病毒产品等安全防护设备和软件。对服务器、终端电脑关闭非必要访问端口,关闭U盘等外部访问设备权限。对信息系统定期进行渗透测试和漏洞扫描,对软件进行加固升级。对信息系统的访问进行详细的分级授权管理,对关键数据进行加密存储。但是面对物联网、互联网等新型应用的普及,医院中落实信息安全管理制度仍须在技术和管理两个方面不断发展和落实。

二、医技科室质量管理中的信息化应用

医技科室也被称为辅助诊疗科室,主要是指运用专门诊疗技术或设备,协同临床各科诊疗疾病的技术科室,一般包括药剂、检验、放射等科室。医技科室专业性强,具有相对独立性,很多医技科室都借助专用仪器设备和专门技术开展业务工作,因此其质量与安全也日趋成为医疗质量与安全管理的重要组成部分。

(一)药事质量管理中的信息化应用

药事服务在医院的发展和医师的诊疗中都起到了至关重要的作用,药品的使用和管理一直都是医院管理的重要内容。《医疗质量管理办法》中要求,医疗机构应当加强药学部门建设和药事质量管理,提升临床药学服务能力,推行临床药师制,发挥药师在处方审核、处方点评、药学监护等合理用药管理方面的作用。临床诊断、预防和治疗疾病用药应当遵循安全、有效、经济的合理用药原则,尊重患者对药品使用的知情权。因此,推进药事质量管理的信息化,提高药品使用和管理的科学性,对于医疗质量的提高具有巨大的促进作用。

1. 处方审核的信息化应用　在门诊和住院医生工作站通过构建以用药知识库为核心的在线智能审方系统,对临床用药的合理性、适宜性进行审核,是目前最常应用的药事质控手

段。在线智能审方系统可自动对患者处方或医嘱中的药品间配伍、用药剂量、给药频率、给药途径进行审核,并依据药品适应证、禁忌证等与患者个体病史进行比对。在线智能审方系统一般会设置审核结果的警示级别。对于高警示级别,医师在开具处方或医嘱时,系统会进行严格拦截,并给出拦截理由的说明。对于中警示级别,系统一般会弹窗进行提示,并要求医师选择是否继续提交此处方。如医师选择继续提交,可能会被要求录入具体理由。对于低警示级别,系统一般仅会进行提示,医师无须主动干预。这些警示及医师的操作都会以日志形式进行记录,以备后续的核查。

在医疗机构中,药事部门在应用在线智能审方系统基础上,基于系统给出的审核结果,会由药剂师进行在线的复核,进一步提升审方的严谨性。

从上述中可以看到,在线智能审方系统的关键在于用药知识库的完善性。用药知识库是国内最早建设的临床知识库之一,已有多家厂商通过历年来的积累,形成了较完善的用药知识库,并且建立了用药知识库的持续更新机制。

2. 处方点评的信息化应用 事后处方点评与事中的处方审核一起,都是医院进行药品临床应用管理的重要组成部分,是提高临床药物治疗水平的重要手段。传统的处方管理模式,大多以实时提醒督促医生合理用药,缺乏完善的多层次回顾式的处方监察管理体系,对于大量的医生处方只能每月随机抽取少量处方进行点评,人工查阅统计,没有统一标准对不合理用药进行评价,缺乏说服力和权威性。基于信息化方式建立的处方点评自动化模式,可以依据处方点评细则,进行大样本的处方自动预点评。典型的点评项包括处方中抗菌药品使用比例、注射剂使用比例、联合用药不适宜情况、重复给药情况、配伍禁忌情况、是否会产生药物不良反应及潜在的具有临床意义的药物相互作用等。处方点评系统会自动抽取电子处方,在每天固定的时间将处方、医嘱进行预点评,药事管理工作者只需对预点评结果存在问题的处方、医嘱进行再次评估确认即可。处方点评的结果会同步推送给当事医师,由医师予以确认,并对其中点评为不合格的处方说明原因,提出后续整改方案。另外,所有点评结果一旦确认,将被在线保存,并生成分析报表,作为医师晋职、评优以及医院持续医疗质量改进的依据。

3. 抗菌药物使用监管的信息化应用 实施抗菌药物分级管理制度,是促进合理用药、严格使用指针、减少耐药细菌出现的必要措施。基于信息系统,在临床医疗过程中执行抗菌药物的分级管理,在事后进行评价和监管,是有效实施抗菌药物分级管理的重要手段。在实施信息化抗菌药物分级管理前,药事部门应在 HIS 系统中负责审定、维护抗菌药物属性级别,医务部门负责临床医生的培训考核以及抗菌药物处方级别的授权维护。

在临床医疗过程中,医师在下处方和医嘱时,信息系统会根据医师职称、抗菌药物等级进行自动校验:一般医师都可基于病情需要开具非限制使用级抗菌药物处方;主治医师可开具非限制使用级、限制使用级抗菌药物处方;副主任以上职称医师则可开具所有级别的抗菌药物处方。对于特殊使用级抗菌药物,若副主任职称以下医师使用,系统会自动提示其越权适用抗菌药物,需在线填写申请单,经高级职称医师与临床药师审核确认、提交后,方可使该处方生效。如患者在临床治疗中需再度使用特殊使用级抗菌药物,信息系统会要求进行专家会诊,审核用药指征并记录专家会诊意见后,方可开具此药物。针对严重性感染、免疫功能低下等患者仅仅使用限制应用类抗菌药物的敏感情况下,即可使用限制类抗菌药物。在信息系统中,一般还会对每次抗菌药物的使用量进行限制,防止抗菌药物的滥用。

除上述事中控制,医院还会借助处方点评系统重点对抗菌药物的使用进行事后的监管,如根据特殊使用级抗菌药物使用会诊记录,对其必要性、用量等进行评价、反馈。医院医疗质量管理部门、药事部门还会借助信息系统分析抗菌药物使用率、抗菌药物使用强度、接受抗菌药物治疗患者微生物检验样本送检率等指标,并从药物品种、使用科室、签开医生等维度进行综合评估,不断促进抗菌药物的规范使用。

(二)临床检验质量管理中的信息化应用

近年来,我国对临床实验室质量管理要求不断提高,实验室质量指标逐步被应用于各临床实验室内部监测。而对临床实验室的质量管理需要覆盖检验全过程中每一个可能发生问题的环节,并对风险进行分层识别。国家卫生计生委于 2015 年发布了《国家卫生计生委办公厅关于印发麻醉等 6 个专业质控指标(2015 年版)的通知》,其中涉及 15 项临床检验专业医疗质量指标并建议实施,以有效控制和监测检验全过程、量化质量水平、提高服务能力等。通过人工收集和计算质量指标是一项非常烦琐的工作,必须花费较大时间、精力用于质量指标数据的采集。因此,越来越多的医院应用 LIS 完成质量指标数据收集和计算工作,提高统计效率和准确率,实验室也能通过质量指标的动态变化实时监控并及时找出有效的质量改进方向。

1. 检验质量控制的主要功能 一个基于 LIS 的典型检验质量控制模块包括以下功能:质控品设置(包括质控品名称、批号、有效期等)、质控计划设置(如用于开机检查的质控计划、检测批质控计划、特种测定物质的质控计划等)、质控项目设置(一般与开展的临床检验项目一致)、质控规则设置(根据检验仪器、检测方法和所用试剂等设定满足监测质控结果要求的质控规则)、质控结果评价与处理(应提供质控测定结果显示、质控图显示、质控结果在 /失控提示等。如判定失控,应对失控原因、处理措施、失控结果处理确认等进行处理)。

2. 室间质控功能 基于 LIS 的检验质量控制模块还应支持室间质控。室间质控是指在卫生主管部门领导下,由临床检验质控中心(或参考实验室)负责组织,向各实验室定期发出质控品(已知菌株或模拟标本),在各实验室不知质控品正确结果的情况下,要求各实验室在指定日期回报结果。临床检验质控中心负责综合分析各实验室回报结果,找出实验室自身不能发现但已经发生的问题,提高各实验室的检验水平。因此,检验质量控制模块还应支持质控品的接收登记、结果登记、结果回报、室间质评回报及分析等,帮助完整记录室间质控的各个环节数据。

(三)放射检查质量管理中的信息化应用

随着医学影像学的迅猛发展,放射检查已成为临床诊断、指导治疗、预后判断的重要辅助手段,放射医疗质量与质控管理也越来越受到高度重视。为此,在医院内已普遍建立放射诊断质控体系,医疗卫生管理部门也组织成立放射诊断质控中心,开展相关质控监管工作。传统放射诊断质控中心对于各医院质控管理、培训、督查、数据填报等工作采用现场督查、纸张记录、人工统计结果等传统模式上,对质控的覆盖面、质控工作的效率、质控结果的及时反馈和质控成效的持续改进都是一种制约。

1. 放射诊断质控的信息化应用 越来越多的放射诊断质控中心开始采取信息化手段来开展质控工作。在影像质量管理方面,运用放射质控信息系统与医院 PACS/RIS 实现自动数据对接,根据预设抽样规则,自动进行图像和报告进行抽样。如针对亚专科、机房、技师和诊断医生、患者性别 / 年龄、抽样份数等维度设定条件后,进行自动抽样,避免人为因素感染。质控专家可以通过系统浏览抽样的图像和报告，在线完成质控打分。系统的应用还能简化影像质量评价结果统计分析，自动生成各种统计图表，如自动统计一个时间段内的甲片率、乙片率、丙片率和废片率，优良报告率、中等报告率等，并对影像质量评价的扣分因素进行汇总统计，以便对图像、报告质量进行针对性的整改，持续提高影像诊断质量。放射质控信息系统还能提供放射设备运行管理质量的记录，包括设备运行记录、设备监测保养记录、设备维修记录、设备培训记录等。此外，放射质控信息系统亦可汇总记录放射检查危急值报告记录、不良事件记录、病案讨论记录、病例随访记录等，为提升放射科的质量管理水平和管理效率提供支持。

2. 放射诊断质控中人工智能应用　随着放射诊断大数据和人工智能技术发展，部分放射诊断质控中心在质控系统中开始引入 AI 能力，进一步实现放射质控工作流程的自动化与智能化。在图像质控方面，利用图像识别、深度学习等技术，自动对拍摄的图像质量进行判别，常见的自动判别包括：摄片体位是否正确、曝光剂量是否符合设备推荐参数、影像层次是否能清晰分辨相关组织、是否存在伪影、是否存在异物等。在诊断报告质控方面，通过"自然语言处理技术、结构化报告、大数据挖掘＋专家共识"等建立相应疾病的诊断报告标准，用以智能化评判结果报告的诊断质量。智能质控手段的引入，进一步节约了质控专家的时间，提高了诊断效率，也减少了人为因素对质控督查工作的干扰，进一步保证质控结果的客观公正性。

三、护理质量管理中的信息化应用

护理质量管理是医疗质量管理中重要一环，主要包括质量监察、指标监测、评价及质量待续改进。要全面落实护理各项质量与安全制度，离不开信息系统的支撑。在传统上，医院往往采用人工方法进行护理质控，护理部对护理质量日常督查、每月／季度／年度护理质量督查结果均需要手工记录、统计和分析，资料的分类整理归档和保存需要花费大量的人力和物力。通过护理管理系统的使用，护理管理人员从着力改善重点流程和关键环节出发，对护理核心流程实施全流程管控，借助信息化手段进行护理质量把控，提高护理工作效率，提升护理服务品质。

（一）护理管理信息系统中质控管理的功能

在医院中，一般会建立"护理部—质控小组—病区"三级护理质量垂直管理架构，发布并实施护理质量管理相关制度、职责与内容要求，构建护理管理信息系统，实现护理质量管理，落实基于质量环（PDCA 循环）的护理质量管理目标和持续改进。在护理管理信息系统中一般会包括质量模型设置、三级质控、质量检查执行、质量检查分析、持续改进与效果追踪等应用。

1. 质量模型设置　在质量模型设置内，护理部可将基础护理、护理安全等质量评价标准细则、满意度调查表等模型导入信息系统，所有模型的指标、权重都可根据需要进行修改、增减和调配。基于这些质量模型，运用护理管理系统可推广整体护理和专科护理的理念，让护理质控更具个性化和辩证性。比如基础护理质量评分这一个质量标准，在系统会将模型细分到 3～4 层不同原因导致的扣分类型，以深层次找出问题症结，展示护理质控管理的效果。

2. 三级质控　分为护理部、质控组和病区质控。各级质控管理者根据检查重点内容选择相应模型，并对质量督查时间、病区等进行任务设置和分配，护理部可随时查看各组质量管理完成进度、持续改进情况等。

3. 质量检查执行 护理质量管理人员可利用平板电脑等移动终端设备执行质量检查，根据质控模型对发现的问题点选相应内容并保存，系统就能够准确记录问题的详细信息并自动评分和统计，被检查人和护理部可以在第一时间收到检查的结果并及时反馈。

4. 质量检查分析 护理管理信息系统中可自动提取质量检查中记录的各种质量管理数据，生成各类统计报表并进行分析。包括每个科室各类质控模型的得分情况、同比环比、得分的趋势、科室的排名，通过帕累托图等工具帮助护理管理人员定位到重点和高频问题，由质控小组和护理部跟进决策，采取针对性地整改措施。

5. 持续质量改进 通过发现问题、成立改进小组、分析原因、明确改进规范到最后的改进结果等多个步骤的闭环管理，对护理质量进行持续改进。

（二）护理管理信息系统中质控管理的作用

从护理管理信息系统的应用中，可观察到对医院的护理质量管理起到以下的作用：

1. 改进质量管理模式 系统通过可随身携带的平板电脑等移动设备即可完成各类护理质量检查活动，使传统的护理质量检查手工记录和人工统计分析转变为移动互联信息化操作，这使护理质量管理更加便捷和高效。

2. 实现护理质量管理标准化 通过内置各类护理质量检查模型，使质量检查过程客观化、标准化。另外，信息系统能够具有智能提醒功能，使护理质控组和护理部能实时知晓质量检查任务的执行情况。

3. 推进全流程的质量控制 信息系统应用实现了质量闭环管理流程，完善质量控制工作。护理人员可随时查询各项指标，对关键环节进行实时监测，将传统的周期质量评价反馈后的质量控制转化为过程质量控制的实时跟踪质量控制，使护理质量管理从被动监测转变为主动监测，为持续改进质量提供手段和依据。

4. 实现全方位决策支持 护理部可基于信息系统对所关心的护理数据进行实时查询和统计分析，支撑管理决策。以护理排班数据为例，管理人员可完成全院当日在班人员统计，完成月、季、年全院或某病区护士出勤情况及各种班次统计。通过可视化方式，反映实时或一定周期内的床护比、护患比等数据，帮助护理部对比全院各科室护士工作量和单位时内护士人均负荷，为实施科学合理的护理配置提供参考依据，帮助护理部发挥督导、协调、管理职能。

第三节 医疗质量持续改进中的信息化管理应用

一、单病种质量管理与控制中的信息化应用

特定（单）病种质量控制是一种以病种为单位的全程医疗质量管理方法，运用具有循证医学证据，直接影响患者转归、预后及安全的质量指标对医疗行为实施标准化控制。能够有效测量临床诊疗规范性，对提高医疗服务水平、促进医疗资源合理利用具有重要价值。

我国自 2009 年印发《第一批单病种质量控制指标》以来，持续加强对医疗机构开展单病种质控管理工作的监管力度，不断扩展单病种质控范围。原国家卫生计生委发布的《医疗质量管理办法》的第二十八条提出，医疗机构应当加强单病种质量管理与控制工作，建立本机

构单病种管理的指标体系，制订单病种医疗质量参考标准，促进医疗质量精细化管理。2020年，国家卫生健康委将单病种质控范围扩展至 51 个病种，并制定了 612 项质量控制类指标，要求医疗机构落实单病种管理工作。

（一）以管理信息系统为依托实现单病种质控指标数据提取

单病种质控指标的选取具有科学性、代表性，涉及疾病的过程质量，且多来源于患者住院病历，有利于指标数据的提取，帮助医院以指标量化的方式进行循证管理。在早期，由于国内医院电子病历应用水平有限，结构化电子病历建设程度低，影响指标的可操作性与提取。因此，国家在推行单病种质控的同时，强调信息化手段的运用。

在信息化浪潮与国家政策的引导下，信息技术支撑医疗领域逐渐步入全院级管理信息系统阶段。这个阶段的特征主要体现在医疗信息数字化采集并纳入管理信息系统统一管理，例如医学影像数字化、临床检验数字化、患者病历数字化等。电子病历系统的广泛应用以及结构化电子病历的建设、数据采集技术的发展，为单病种质控指标的提取奠定了信息基础，提高指标提取的可操作性。部分医院也建设起医疗质量指标监测平台，实现单病种质控指标的集中汇聚与可视化。

全院级管理信息系统也推动临床工作便捷性的提高。由于部分单病种质控指标涉及疾病风险的危险分层，需要采用各类评估量表完成，例如静脉血栓栓塞症（VTE）风险评估的 Caprini 评分表（外科）、Padua 评分表（内科），以往医护人员主要使用纸质的评估表，完成评估后记录到患者病历中。管理信息系统应用后，医院信息部门将相关评估量表电子化、模板化，医护人员记录患者病历时可直接线上调取评分表，人工完成疾病危险分层，一定程度上简化了工作流程。

（二）以大数据、人工智能技术为依托实现单病种质控的全程感知预警

1. 构建全程实时动态的单病种评价体系　全院级管理信息系统阶段促使医疗大数据沉淀速度加快，很大程度解决了单病种质控指标的可操作、可提取问题，但对诊疗内涵干预有限。医院单病种质控管理仍面临诸多问题与挑战：①超过 70% 的医院采取事后抽样的方式进行单病种质控，缺乏过程监管；②同一病种在不同科室的诊疗路径差异大，部分医生对指南认知不足，指标执行率不高等。由于指标执行是指标提取的基础，加强医疗过程行为控制成为医院迫切而现实的问题。

2018 年 8 月，国家卫健委发布《关于进一步推进以电子病历为核心的医疗机构信息化建设工作的通知》，将医疗决策支持纳入高级别电子病历应用水平的重要考核内容。另一方面，大数据、人工智能等新一代信息技术快速演变与渗入医疗领域。多重因素驱动医院从数字化医疗建设阶段向智慧医疗阶段迭代，在智慧医疗阶段的主要特征是互联互通、医疗协同、感知预警；支撑医院单病种管理流程改造，构建全程实时动态的评价体系。

构建单病种全程评价体系是借助信息化手段将医疗质控管理贯穿诊疗全过程。在医院已建立的单病种质控指标体系与质控标准基础上，利用人工智能技术挖掘真实医疗环境中的诊疗数据，发现知识关联，建立推理模型与数据模型，实现单病种质控关键诊疗环节的感知预警，自动出具质量报告，为业务终端不同角色提供质控管理所需的数据服务和知识服务。

面向诊疗业务提供知识服务是智慧医疗阶段的重要标识，主要是根据疾病特点进行医疗行为实时干预。例如，对急性脑梗死、急性心肌梗死等临床已明确诊断的病种，依据诊疗路径进行质量缺陷提醒；对 VTE、房颤相关卒中等住院患者潜在疾病风险，根据预防流程进

行风险筛查、动态预警与预防医嘱监测，将疾病危险分层自动化，消除评估工作的人力投入。由此提高临床工作效率，引导临床及时、规范执行质控指标，将质量评价环节前置到诊疗过程中，提升医疗服务输出的质量。

2. 信息技术在单病种质控全程感知预警的具体应用 利用人工智能进行单病种质控管理的核心是基于医疗数据构建知识推理引擎，其关键步骤：一是确定业务场景所需采集的数据项；二是对多源异构数据进行标准化处理，完成语义消歧；三是在标准的信息基础上完成知识发现、重组与推理，结合业务场景问题转化为应用。整个构建过程见图6-1。

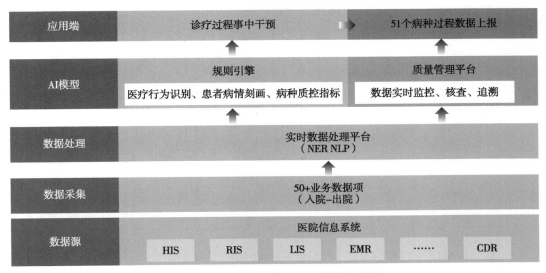

图6-1 单病种质控全程感知预警构建过程

（1）业务数据采集：人工智能从医疗数据中挖掘关键信息，不同业务场景对数据集成的要求不同。例如，诊断心衰需要心脏彩超数据，诊断大肠癌需要病理数据，这些数据被分散在医院的业务系统中，需要将这些数据聚合到信息系统的决策引擎中心，支持业务应用。

在信息化实践中发现，与临床诊疗行为结合越紧密的应用，对数据项的要求越高。以VTE为例，风险评估是防治工作的基础，而VTE评估体系繁杂，Caprini评估量表中患者病史、卧床时间、检验信息等危险因素超过30项。为支持人工智能自动挖掘相关信息准确完成评估，医院在部署VTE智能防治业务场景时，需集成的功能及业务系统如表6-1：

（2）数据标准化表达：通过数据采集程序直接采入的临床数据存在离散性、高维度、多源异构性突出等特点，需要利用自然语言处理技术进行医学命名实体、关系实体的抽取和标准化。由于中文电子病历具有独特的语言特性，总体识别难度较大、识别的实体类型粒度更细，所以自然语言处理技术的第一步是建立完整、标准的中文病历实体分类标签体系，使下游业务需要依赖的信息能够被识别到，提高业务场景应用效果。

自然语言处理技术在完整的标签体系基础上，不只识别命名实体、临床关键变量及变量关系，还通过分句、分词、标注、实体链接、实体编码过程（图6-2），识别否定、推测、假设、条件、个人病史、家庭病史等语义，以及严重程度、解剖位置等各种修饰，完成患者临床数据的分类提取与标准化处理（图6-3）。

表6-1　VTE智能防治业务场景需集成的数据

序号	集成业务/数据项	业务系统	序号	集成业务/数据项	业务系统
1	医嘱开立	住院电子医嘱系统	16	手术申请	HIS
2	检验开单	住院电子医嘱系统	17	诊断记录	HIS
3	检查开单	住院电子医嘱系统	18	转科记录	HIS
4	手术申请	住院电子医嘱系统	19	出院记录	HIS
5	转科申请	住院电子医嘱系统	20	字典信息	HIS
6	病历书写	住院电子医嘱系统	21	检验记录	LIS
7	诊断录入	住院电子医嘱系统	22	检验结果记录	LIS
8	护理记录	NIS	23	微生物信息	LIS
9	体征录入	NIS	24	检查记录	RIS
10	患者信息	HIS	25	检查结果记录	RIS
11	入院记录	HIS	26	生命体征记录	NIS
12	医嘱记录	HIS	27	评估表记录	NIS
13	检查申请	HIS	28	评估表明细记录	NIS
14	检验申请	HIS	29	护理记录	NIS
15	会诊申请	HIS	30	手术记录	手术麻醉系统

　　（3）基于标准信息的知识发现：医院在单病种质控系统中建立包括疾病知识、知识规则的知识图谱，知识图谱结合自然语言处理形成的标准化数据，以及医院制定的质控规则，采用深度学习算法构建知识推理引擎，通过人机接口交互提醒，解决医疗业务中的应用问题。例如，将住院患者的病历信息标准化处理后，能够与系统中嵌入的评估量表危险因素对应，自动预测患者个体在未来一段时间内患某种疾病或事件（VTE、脑卒中等）的风险概率；识别患者的病历内容变化，实时预警其风险变化，提升临床评估质量与效率。

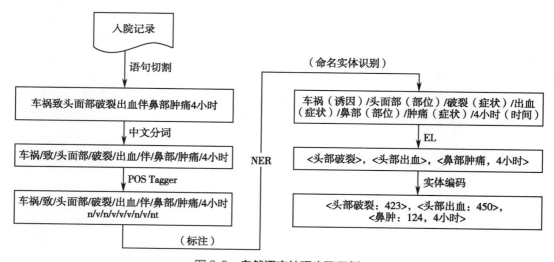

图6-2　自然语言处理步骤示例

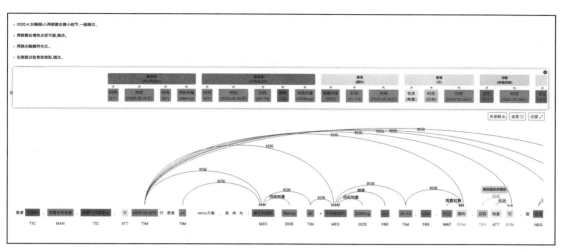

图 6-3　自然语言处理结果示例

（4）基于标准信息的数据模型：国家在推进单病种质控管理工作中，明确医院要统计、分析、报送单病种相关质量监测信息。医院上报数据包括单病种病例的基本信息、过程指标、资源消耗类指标等，项目覆盖面广，人工填报普遍存在效率低下、填写遗漏、错误等问题。

医院围绕单病种数据上报字段要求，基于自然语言处理的人工智能系统形成的标准化数据集，定义以病种为核心的数据集模型，可设计高效的数据上报流程。一是面向医院管理决策层面，提供多维度输出单病种质量控制类指标数据与业务报表；二是面向数据报送国家平台层面，为临床提供事中填报提醒、表单项目自动填报等功能，提升数据上报效率。

医疗大数据与人工智能技术结合，能够一定程度上解决临床个体知识积累速度慢、信息分析能力不足等问题，提醒临床忽略或没想到的重要信息，改善医疗服务输出的质量；并通过医疗数据的标准化转化，实现数据的多维度应用，助力推进医院单病种精细化管理进程。

二、多学科诊疗中的信息化应用

在《医疗质量管理办法》第二十七条提出医疗机构应当推行"以患者为中心、以疾病为链条"的多学科诊疗模式。多学科诊疗（multi-disciplinary team，MDT）模式是指由多个学科专家针对同一患者同一疾病共同讨论、交流，以循证医学为准则，为患者制定个性化、专业化、综合性的治疗方案。MDT 模式下能缩短患者诊断、治疗等待时间，增加治疗方案的可选择性，一定程度上降低患者的诊疗费用，提高患者满意度。尤其在肿瘤、疑难复杂、危急重症等病种的患者临床诊断与治疗发面显得尤为突出。同时，MDT 日常组织有利于带动整体学科建设，特色学科辅助常规学科的共同进步，提升医院的整体医疗能力水平。

由于多学科诊疗模式的特点，组织开展 MDT 中存在以下的管理需求：线下组织效率比较低、多学科协作流程及行为缺少规范、常态化 MDT 质量难以得到有效控制和提升、MDT 所需的数据难以整合、积累和利用、传统团队局限于定点协作等。因此依靠信息化手段是促进 MDT 常态化、高效率、高质量运行的重要方法。

多学科诊疗中的信息系统的应用一般包括以下几个方面：

一是将以往传统的线下多学科诊疗病例讨论模式实现信息化转变和实现线上流程。如 MDT 病例预约登记、多学科团队的组织安排、待处理工作自动通知等。部分医院在 MDT

的组织中还同企业移动办公应用整合,提高多学科专家统一协同诊疗、会诊的高效性、便捷性。

二是实现患者院内已有诊疗数据的统一接入和集中展现,在统一界面中方便各学科专家快速了解患者病史,提高诊疗效率。同时允许患者在信息系统中上传在外院的就诊资料,使病史更完整。部分医院还运用光学字符识别(optical character recognition, OCR)技术,对患者上传的病史、检验检查报告等内容进行自动识别提取和再编辑,提升数据录入便捷性。

三是实现在线的远程多学科诊疗。借助互联网技术,参与专家无须再统一到固定地点完成 MDT,专家们可以在线进行病历讨论,完成诊疗方案投票,在线形成多学科诊疗报告。部分医院在 MDT 诊疗中引入语音识别技术,方便团队专家在发表诊疗意见时直接录入语音,智能识别转换为文本,提升专家讨论便捷性。

四是提升多学科诊疗的质量管理。在信息系统支撑下,可以实现 MDT 病例讨论所需的关键数据完整性校验、团队成员的资质校验、最终诊疗方案投票决议、日常业务运营指标分析,形成"过程质控 + 管理质控"的综合质量管理模式。其中,指标分析可实现 MDT 病例治疗效果分析、MDT 日常经济学分析等。特别是对 MDT 诊疗中遇到的典型病例,完整保存的多学科讨论经过、治疗方案和效果评价,对今后的质控决策、典型病例再学习、临床科研都具很高的价值。

三、全过程成本精确管理中的信息化应用

开展医疗服务中控制医疗成本,提高医疗资源利用效率也是医疗机构提升医疗质量管理水平的重要一环。《医疗质量管理办法》中就要求"医疗机构应当开展全过程成本精确管理,加强成本核算、过程控制、细节管理和量化分析,不断优化投入产出比,努力提高医疗资源利用效率。"

新医改以来,我国逐渐推开适应不同疾病、不同服务特点的多元复合式医保支付方式。按疾病诊断相关分组(diagnosis related group, DRG)付费制度作为控制卫生费用增长的有效途径,使医院在提供医疗服务前就已掌握该疾病资源消耗的限额,目前已在全国 30 个试点城市运行。在此基础上,2020 年国家医疗保障局再推病种分值付费(diagnosis-intervention packet, DIP)制度,激励医院转向自主成本控制、总额控制,促进医院达到成本绩效管理和医疗服务能力的平衡。

新医保支付方式驱动医院将成本管理与自身业务良好结合,构建基于 DRG/DIP 的成本核算体系,结合分组技术、临床路径等有效优化目前的公立医院成本核算。无论医院运行的是 DRG 或 DIP 付费路径,对医院传统的管理方式都带来巨大冲击,必须提升信息化水平来应对。首先,医院成本管理是一项数据量庞大的系统工程,涵盖病案管理、费用结算管理、手术麻醉管理等方面信息,需要医院信息系统提供有力的数据服务;其次,以 DRG 成本管理为例,是医院通过病组成本核算和分析,提出病组成本控制措施,降低病组成本的过程。故而 DRG 成本核算体系主要是围绕 DRG 分组技术展开,需要解决 DRG 入组率低、入组异常等现实问题。下面以 DRG 成本核算体系为例,可以看到信息化支撑医院加强成本管理的具体应用过程。

1. 提供全成本核算的数据能力 基于 DRG 的医院成本核算方法主要采用作业成本法,其工作流程主要是:①先核算各临床科室全成本;②核算临床科室及医技科室各医疗项目成

本;③基于前述流程累加形成 DRG 病组成本。医院利用数据采集技术可解决成本核算所需数据的采集、整理问题。在此基础上,利用机器学习算法依据作业成本法工作流程构建数据模型,帮助医院快速生成各类分析报告,测算全院医疗服务项目成本、病种成本、DRG 病组成本,促进医院加强精细化管理。

2. **实现智能疾病诊断相关分组** 准确的 DRG 分组及权重是 DRG 成本核算的基础,而 DRG 分组是一项较为复杂的技术:首先按病案首页主要诊断进行主要诊断大类(major diagnostic categories,MDC)分类,其次根据病例有无接受手术或操作进行内科组、外科组、非手术操作组的核心疾病诊断相关组(adjacent DRG,ADRG),最后结合病例个体因素、并发症及合并症等生成最终 DRG 组。整个 DRG 分组流程见图 6-4。

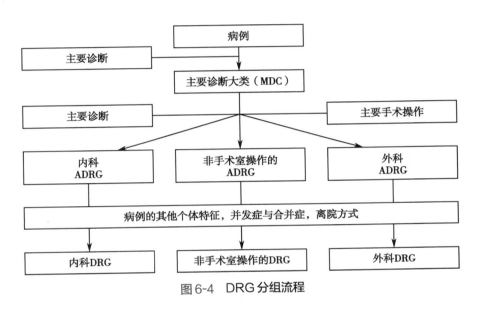

图 6-4 DRG 分组流程

医院根据当地城市制订的 DRG 分组付费方案和细分组方案,更新院内样本病例数据测算方法,利用自然语言处理技术与深度学习算法,对医院历史病例数据进行清洗、标准化,按数据测算规则对纳入病例自动进行多轮测算,出具分析报告,帮助医院掌握权重、病例组合指数(case-mix index,CMI)、费用消耗指标等 DRG 相关指标数据,为 DRG 分组的人工智能应用提供样本数据作为参考。

人工智能算法模型以数据治理为基础,能够在医院实施 DRG 分组过程中实时结合患者真实病情与分组方案,提供病例的入组推荐、费用预测、例均费用超标等指标预警的功能支撑,实现智能疾病诊断相关分组,确保入组准确。其技术路径主要是:将算法模型导入医院电子病历系统中,通过接口与 HIS、LIS、RIS 等业务信息深度集成,在临床操作电子病历时,提取更为完整的病历信息,利用自然语言处理方法从医学文本中抽取出医学实体与医学关系,基于主要诊断选择规则、疾病智能编码方法等,得到 DRG 编码分组,运用机器学习算法建立 DRG 编码及病例个体特征与费用之间的关联,对住院费用进行预测,得出最终 DRG 分组结果。

第四节　医疗安全风险防范与监督中的信息化管理应用

一、医疗质量（安全）不良事件报告中的信息化应用

医疗质量（安全）不良事件是指在医院内被工作人员主动发现的，除患者自身疾病自然过程外的各种因素所致的不安全或不良事件。它一般分为两类：一类是需及时处置的或无须处置的及尚未形成事实的隐患，其可通过开展质量持续改进活动而避免发生；另一类是患者诊疗过程中意外发生的、不希望发生的或有潜在危险的事件/错误（国家法律法规明文规定医院应当署名通报的事件除外）。落实建立与完善主动报告不良事件与隐患缺陷的要求，是保障医疗安全和改进医疗质量的重要举措和方法，对医疗质量的提升具有重大意义。

我国在进入 21 世纪以来，一直在探索建立医疗质量（安全）不良事件报告信息系统，一方面鼓励各级各类医疗机构自身建立院内不良事件报告系统，另一方面在国家卫生健康委组织下建立了医疗质量安全不良事件报告与学习平台，逐步形成质量安全事件强制上报制度。医疗机构建立的院内医疗质量（安全）不良事件报告信息系统是不良事件上报的源头。近年来，部分医院在全院建立统一的医疗质量（安全）不良事件报告信息系统，应用信息化手段为不量事件的发现、反馈、分析、上报提供高效率的支持。

1. 实现不良事件统一管理　不良事件上报路径多、方法杂，不良事件分类标准不统一，不同业务领域建立各自不良事件上报系统是原来医院不良事件上报系统应用中的主要问题。如护理不良事件在护士站进行上报，医疗、医技不良事件在办公自动化工作流中上报，部分不良事件仍采用纸质报表或电子表格（excel）形式进行报送。建立统一医疗质量（安全）不良事件报告信息系统，统一提供各业务条口上报不良事件的入口，在一个系统中提供不良事件描述定级流程、上报审批流程、反馈整改流程、追溯跟踪流程，有效地解决之前不良事件上报中存在的主要问题。同时，该系统还能与医院其他业务系统，如电子病历系统等，实现数据互联互通，使部分上报数据实现自动提取，增强数据准确性，提升填报效率。

2. 建立标准化审核流程　不良事件的审核是不良事件上报系统中重要的一环。上报的不良事件只有经过指定的审核路径才可成功上报。医疗质量（安全）不良事件报告信息系统中提供各类事件上报审批流程的可视化配置能力，医院质量控制部门可通过在线的配置工具实现这些流程的定制。上报事件的审核管理能对各事件进行处理、驳回、转派和结案等操作，对上报的安全不良事件进行有效监控。

3. 建立多元化上报入口和反馈能力　利用互联网等技术，医疗质量（安全）不良事件报告信息系统可提供医务人员在医院电子病历系统、办公自动化系统、微信企业号等统一访问入口。同时，通过短信、企业微信等手段，为相关填报、审核人员推送审批消息，提供不良事件上报的便捷反馈能力。系统内置的统计分析功能，则可为不良事件监管部门提供完整的数据分析，如不良事件分类统计、不良事件等级统计、各科不良事件发生数统计等，便于主管部门决策。

二、应用信息化工具开展医疗质量与安全持续跟踪和评价

《医疗质量管理办法》中要求：医疗机构应当对本机构医疗质量管理要求执行情况进行

评估，对收集的医疗质量信息进行及时分析和反馈，对医疗质量问题和医疗安全风险进行预警，对存在的问题及时采取有效干预措施，并评估干预效果，促进医疗质量的持续改进。因此，在医院中应建立全程医疗质量控制体系及管理改进流程。同时，引入医疗质控数据分析平台，作为结果质控手段进行关键质控指标的监控和预警。同时引入医疗管理质控督导系统作为过程质控手段，进行 PDCA 式的循环监督和改进，以正确有效地实施标准化医疗质量管理。

1. 医疗质控数据分析平台的应用　医疗质控数据分析平台一般以数据仓库（data warehouse，DW）、联机分析处理（online analytical processing，OLAP）和数据可视化技术为基础。其中数据仓库将对接电子病历、LIS、RIS、护理信息系统等，实现医疗质控所需数据的统一汇总。联机分析处理将根据质控指标模型，基于数据仓库形成指标的多维分析能力。分析人员、管理人员能够针对同一个医疗质控主题，根据已经设计好的分析维度与分析指标做任意组合的交叉分析，选取需要的分析维度与分析指标完成特定的医疗质量分析需求，同时可以从多个角度对数据进行交叉分析，从而快速、交互地得出管理所需的分析结果。常见的分析维度包括：时间（年、月、周、日，及同比、环比等）、院区、临床科室、医生组、医护人员等。通过对数据指标的归纳筛选，可以应用数据可视化技术，为医疗质量管理者提供简洁直观、操作简便的图形化数据展示方式，帮助他们及时、准确、科学地做出决策。常见的可视化图形包括：折线图、条状图、饼图、雷达图、词云图等。

医疗质控数据分析平台应建立"成体系"的医疗质量指标集主题，并根据主题进行展示。常见的指标集主题包括：运营主题、门诊主题、急诊主题、住院主题、护理主题、单病种主题、手术主题、医技主题、药学主题、院感主题、医保主题、病案主题等。

医疗质控数据分析平台在指标可视化展示基础上，可结合企业钉钉、企业微信、短信等手段，及时推送质控指标预警信息，帮助管理者和相关临床科室及时得到反馈，及时解决和纠正质量问题。

2. 医疗质控管理督导系统的应用　医疗质量控制中完整评估、及时反馈和有效干预是质控管理的重要手段。医疗质控数据分析平台解决了已采集的结构化医疗数据为基础的质控指标的监测问题，但对尚未纳入信息化管理或需基于采集的非结构化数据产生的质控指标仍需建立一套有质控人员参与的质控管理系统。同时，在要进一步提高医疗质量控制与管理的科学性、有效性、规范性以及管理效率，也应建立一套以 PDCA 质量环为理念的信息化工具，来切实有效地推进和落实覆盖院、科两级质控体系、三层质控网络的医疗质控督查管理工作。因此，有必要建立一套医疗质控管理督导系统来解决以上二类需求。

一套完整的医疗质控管理督导系统，应具备以下应用能力：

（1）实现质控管理体系和网络在信息系统中的映射：实现院、科两级医疗质控管理体系，三层质控管理网络（分管院领导—职能部门—临床科室）的信息系统构架映射，为整体化、系统化、高效率地推进医疗质控管理工作提供信息技术支持与保障。

（2）环节和终末质量督查管理能力：提供环节和终末质量专项督查结构化表单设计框架支持，实现标准化评分与评价，通过积累可逐步构建为系统化的医疗质量评价及考核体系。

（3）PDCA 闭环管理与持续改进能力：系统应提供"督查方案设计—科室自查—职能部门督查—督查反馈—科室整改—职能部门复核"的全流程信息化医疗质量闭环管理支持，实现 PDCA 循环管理与质量持续改进。

（4）"上传下达"的沟通反馈机制：系统中为职能部门政策、制度下达与临床科室科级质量管理相关资料上传提供平台支持；提供各类督查结构化反馈表单设计框架支持及交互式沟通机制。

（5）质控大数据积累与分析：实现各类质控资料的数据积累，在结构化评价表单设计的基础上，可提供各时间跨度和各维度的数量、频率、质量、效率等指标的数据分析及统计图表展示，为医疗管理决策提供参考依据。

第五节　医疗质量与安全信息化管理案例

一、国外医疗质量与安全信息化管理案例

美国作为医疗信息化程度较高的国家，在依靠信息化助推医疗质量方面，已经走过了单纯的理论探讨和政策研究阶段，超过150个项目都在努力促进信息化技术在质量测量中的应用，美国的相关经验对我国质量测量的发展具有重要的借鉴意义。

美国的联邦级医疗信息化推动机构主要有美国全国医疗信息技术协调官办公室（Office of the National Coordinator for Health Information Technology，ONC），主要负责规划医疗信息技术策略框架，统筹整个美国医疗信息化的发展，采取多种措施来激励采用互操作性电子病历和推进国家健康信息网络（National Health Information Network，NHIN）。美国医疗研究与质量管理局（The Agency for Healthcare Research and Quality，AHRQ）主要负责全美医疗有关改善质量、安全、效率和有效性的研究。美国医疗保险和医疗补助服务中心（Centers for Medicare and Medicaid Services，CMS）直接对有合作的医疗服务提供者进行经济刺激，发挥资金的杠杆作用。最后，通过多方合作，对医疗质量信息化项目形成全面推动。

AHRQ医疗信息技术项目是推动医疗领域信息技术应用的国家战略。该项目包含急诊安全和质量项目、通过医疗信息系统促进质量测量项目、通过医疗信息系统改进质量项目等很多政府支持研究。

CMS通过医师质量报告系统（physician quality reporting system，PQRS）、电子病历激励性上报项目、医院住院质量上报项目等，让医院上报医疗质量相关数据，为CMS提供数据，帮助患者做出就诊选择。

除联邦级项目外，美国州一级层面也有许多项目在推动信息化在质量测量中的应用，如加利福尼亚州开展的按效果付费的医疗服务项目（California Pay for Performance），通过设立常用指标集，为不同医疗服务计划提供标准化的质量报告，患者可以很方便地在加州患者倡议办公室查到医疗服务提供者的质量信息。其他开展信息化质量测量项目的地区还有科罗拉多、夏威夷、印第安纳、爱荷华等州。

美国的众多非政府组织也推动开展医疗质量信息化应用项目，如质量指标开发组织美国国家质量论坛（National Quality Forum，NQF）、医疗质量评价组织 Joint Commission、医疗信息化标准组织（Health Level Seven，HL7）、医疗信息化组织美国医疗信息与管理系统学会（Healthcare Information and Management Systems Society，HIMSS）、医师行业组织美国医学协会（American Medical Association，AMA）等。这些组织制定各种医疗领域标准。NQF制定医疗质量改善的国家目标和优先级，认定评估和报告国家医疗质量和效率的标准，以此促

进国家医疗质量持续改善。医疗质量评价组织 Joint Commission 为美国 17 000 多家医疗机构提供认证。HL7 为医疗领域信息传输提供标准化协议，允许各个医疗机构在异构系统之间进行数据交互。HIMSS 将医院电子病历系统的进展设为 8 个等级（0～7 级），医院可以通过该标准，审查其电子病历应用的现状，并对照标准相应提高，最终提高医疗质量。

【案例来源：梁铭会. 基于医疗信息化的医疗质量评价现状与建议 [J]，中国医院，2014，18（2）：1-3】

二、国内案例一：护理质量信息化管理的应用

某三甲医院自 2018 年启用护理质量信息管理模块，充分利用计算机网络取代传统的质量管理方法，逐步推进护理质量管理信息化建设，从而实现护理质量持续改进。

该院将护理信息学应用于护理质量管理。由护理质控部门构建标准的护理质量标准。由计算机中心将标准输入计算机，建立质量检查数据库，通过护士长、科护士长、医院护理质量管理委员会、护理部质控部门检查，及时将各类护理工作报表等数据输入计算机，使信息得到准确、及时的储存。利用计算机将储存的信息进行运算、统计、分析后，将各科室护理工作质量以报告的形式输出。准确地评价护理工作强度和护理工作质量，从而进行对比分析，查找缺陷，持续改进提高护理质量。上线的护理质量信息管理模块主要包括护理质量检查、不良事件上报及护理质量监测三部分内容。

护理质量检查利用信息化平台，对护理质量问题实时录入信息系统。并对护理质控问题进行原因分析，制定整改措施，落实跟踪评价。通过网上质控系统，护理管理者能对护理单元各项护理工作实时监控及终末评价。确保护理环节质量及终末质量，提高护理管理的时效性。

护理不良事件上报充分采用电脑系统信息联动性的特点，当护理单元发生护理不良事件时，当班护士只需在 HIS 评估模块内填写事件相关信息，不良事件自动即刻实行网络逐级上报，信息系统能自动生成根因分析图，护士长可及时组织科室护理人员进行原因分析，逐级制订整改措施，并跟踪落实整改情况。

护理质量监测主要针对基本质量监测指标、危重症监测指标及护理监测指标发生率等进行数据统计分析。所有数据基于护理质量检查及护理不良事件发生情况，自动生成各项指标。护理管理者能对其进行实时监控，便捷有效。

该院制定的护理质量考核指标由基础与重症护理、患者安全、健康教育与病情掌握、护理文书、临床护理操作技能、病房管理、院内感染监控 7 个考核指标构成。护理质量考核成绩由院级护理质控部门每月至护理单元实地进行统一测评，2018 年质量测评标准进行电子信息化后，由专人检查后将数据录入电脑。所有考核成绩及各个条目的分析汇总均由系统完成。

对比应用护理质量信息管理模块前后两个护理单元的质量成绩，可以发现质量成绩未显著提高，但护理质控条目频次数显著增加。说明在增加检查力度的同时，护理质控成绩仍能维持在一定水平，并且患者满意率逐年提高。其中，实施护理信息管理后，在患者安全、健康教育与病情掌握、护理文书、病房管理四个质量指标方面的得分逐年提高。院内感染监控质量指标和临床护理操作技能质量指标得分虽然在实施护理信息管理后第一年有所下降，但第二年得分有所提高。经分析，其与管理者检查力度增加有关，但通过一段时间护理

信息管理实施后。这两个护理质量指标有所提高,反映出护理信息管理的便捷高效能帮助管理者更好地发现护理质控问题,改善护理行为,提高护理质量。护理不良事件上报例数在实施护理质量信息管理后逐年上升,而简便的不良事件上报流程使得临床护士对于病区发生的护理不良事件做到及时上报,不良事件的线上整改跟踪使得护理管理者能更快速有效地找到原因,解决问题。

通过应用护理质量信息管理,护理质量管理模式由传统管理向信息化管理转变,由粗放型管理向精细化管理转变,由应付检查、被动整改向用数据说话、主动管理转变,由抽检部分护理过程质量向全面获取护理过程质量转变,护理质量管理从"制度管理"阶段进入到"数据管理"阶段。

【案例来源:郑蕾,徐颖,王芳,等. 护理信息学在护理质量管理中的实践 [J]. 解放军医院管理杂,2020,27(5):467-470】

三、国内案例二:单病种质量管理中的信息化应用

某三甲医院借助 AI(人工智能)进行单病种管理推进医疗质量内涵管理智能化,进而实现全院电子病历内涵质控及病案首页规范化填报、单病种监测反馈。

该院在医院信息系统中搭建 CDSS,在抽取国内指南文献、期刊论文中医学规则基础上,利用自然语言处理技术对医院病历进行训练迭代,形成智能知识图谱。并根据《特定(单)病种质量管理手册》与疾病指南设定质控指标建立模型,提供疾病相关风险预测、智能风险分层、规范治疗方案等功能。该模型与电子病历系统相衔接,医生可在书写电子病历时得到相应诊断质控提醒,进行过程质量缺陷预警与干预。该模型首先以急性脑梗死病种作为试点。例如:按国家单病种管理要求,非心源性栓塞患者,无禁忌证时要进行强化降脂治疗。CDSS 在医生诊疗过程中,智能解析患者病历文书、检验检查数据等病历内容,一旦识别缺少这类医嘱,将在电子病历系统医生端弹出对话框实时提醒。通过实时环节监测与事中干预,实现患者入院到出院的全过程疾病规范化诊疗管理。

该院进一步在 CDSS 上实现病案首页和病历书写内涵质量的智能校验。通过设置 AI 模型数据监测规则,在医生书写病历过程中,AI 模型采用自然语言处理技术智能解析所有病历内容信息,通过逻辑性校验、病历智能评分等对书写形式、术语编码、病历内容缺陷进行事中监测,发现缺陷内容实时提示医生及时修改。实时提醒医生注意"主要诊断/手术、操作选择错误""其他诊断遗漏""症状、体征描述不规范"等问题。系统实时提供病历缺陷信息,病案质控人员在线审核,审核后意见即刻发送到医生工作站,提醒医生。

在应用 CDSS 后,2018 年 6—7 月,该院神经内科平均急性脑梗死 11 项质控指标达成率从 70.19% 提高至 93.85%。吞咽功能评估由原来的 35.37% 提升至 95.24%。实现不同质控维度展示:一方面,管床医生可以实时查看某位患者的质控指标完成情况,并及时完善;另一方面,质控人员可以在界面中对科室医生质控指标完成情况进行实时查看。院内 VTE 防治实现自动化、动态节点评估,2019 年 7—9 月,VTE 风险评估率、中高危患者检出数、预防实施率提升约 10 倍。

【案例来源:李小莹,贾茜,冀冰心,等. 基于人工智能的医疗质量管理实践探索 [J]. 中国医院管理,2020,40(12):46-48】

四、国内案例三：不良事件管理中的信息化应用

某肿瘤医院之前不良事件上报的路径多、方式杂乱，数据采集、整理、统计和分析仍用传统的工作方式。特别是同一事件涉及多部门协同工作时，各部门工作人员仅能通过传统的邮件、电话等方式沟通，导致事件上报效率低，采集数据质量差，数据利用率低且无法留痕、回溯等问题。

因此，医院通过不良事件管理系统的建设与应用，实现全院不良事件的统一管理，通过网闸和虚拟技术，系统同时支持医院内网和外网两套网络访问，实现患者及临床数据安全和上报效率的协调。由于不良事件可能发生在不同医疗的环节，管理系统支持从 OA（办公自动化）系统、电子病历系统、护士工作站等多种途径上报，但统一进入院内不良事件的上报平台，利用数据库底层存储格式规范，有效提高报送数据的质量。

根据医院不同管理部门制订各类事件的上报流程，系统可通过简单的配置实现审批流程设置。上报事件的审核管理可对各事件进行处理、追踪、驳回、转派和结案等操作，对医疗安全不良事件进行有效的监控，从而使医院在管理体系、运行机制与规章制度上，进行有针对性的持续改进。而根据预先设置的事件审核流程，事件上报或处理后，下一结点处理人会收到短信提醒，处理人可直接通过移动端或浏览器等方式直接登录进行跟进，明显提高审核效率。同时由于系统自带追溯功能，事件处理和审核能进行查询、导出和分析，从信息化的角度有效地解决了当前不良事件上报亟待解决的问题，进一步提高了工作效率和质量。

不良事件管理系统于 2018 年 10 月正式在全院培训、上线。新系统启用后，不良事件上报数量明显增加，第 4 季度上报增长率为 29.28%，每季度每百张床位上报例数由 22.41 例提升到 29.62 例，提升率为 32.17%。经一段时间整改和规范后，2019 年第 1 季度系统不良事件上报情况明显改善，上报环比增长率下降 7.69%。

【案例来源：黄伊玮，庞娟，衡反修. 基于全院统一的不良事件管理系统建设与应用 [J]. 中国卫生信息管理杂志 2020，17（1）：97-101】

（朱立峰）

参 考 文 献

1. 国家卫生健康委员会. 2018 年国家医疗服务与质量安全报告 [M]. 北京：科学技术文献出版，2019：668.

2. 张文一，姚远，刘月辉，等. 我国手术服务质量安全标准的应用与实践 [J]. 中国卫生质量管理，2019，26（3）：65-69，74.

3. 宋静，刘卫东，孔德香，等. 医院开展新技术、新项目流程化管理的实践研究 [J]. 江苏卫生事业管理，2018，29（12）：1419-1421.

4. 王丹，彭炜，张欢等. 北京市属三级医院单病种质量管理现况研究 [J]. 中国医院管理，2016，36（11）：57-58.

5. 文雯，郑宽晨，夏晓娟. 基于 DRGs 的公立医院成本核算体系构建 [J]. 江苏卫生事业管理，2021，32（3）：333-336.

6. 郑蕾，徐颖，王芳，等. 护理信息学在护理质量管理中的实践 [J]. 解放军医院管理杂志，2020，27（5）：467-470.

7. 陈平，陈婷婷. 基于 ISO15189 质量体系的临床实验室风险控制系统的建立 [J]. 检验医学，2021，36（8）：869-874.

8. 秦虎，时艳博，王帅同. 基于结构化电子病历的医疗质量管理系统应用研究 [J]. 中国数字医学，2020，15（2）：13-14，17.

9. 王海涛，曹存根，高颖. 基于领域本体的半结构化文本知识自动获取方法的设计和实现 [J]. 计算机学报，2005，28（12）：2010-2018.

10. 魏桂英，高学东，武森. 基于领域本体的个性化文本信息检索 [J]. 辽宁工程技术大学学报（自然科学版），2011，30（2）：316-320.

11. 刘耀，帅远华，龚幸伟，等. 基于领域本体的文本分割方法研究 [J]. 计算机科学，2018，45（1）：128-132，156.

12. 黄伊玮，庞娟，衡反修. 基于全院统一的不良事件管理系统建设与应用 [J]. 中国卫生信息管理杂志，2020，17（1）：97-101.

13. 李小莹，贾茜，冀冰心，等. 基于人工智能的医疗质量管理实践探索 [J]. 中国医院管理，2020，40（12）：46-48.

14. 梁铭会. 基于医疗信息化的医疗质量评价现状与建议 [J]. 中国医院，2014（2）：1-3.

15. 杨静，张静，张智若，等. 基于医院信息化的医疗不良事件内部报告系统构建 [J]. 上海交通大学学报（医学版），2016，36（3）：423-426.

16. 贾秀玲，文敦伟. 面向文本的本体学习研究概述 [J]. 计算机科学，2007，34（2）：181-185.

17. 陈晓美，毕强. 面向文本的领域本体学习方法与应用研究综述 [J]. 图书情报工作，2011，55（23）：27-31.

18. 郑梦悦，秦春秀，马续补. 面向中文科技文献非结构化摘要的知识元表示与抽取研究：基于知识元本体理论 [J]. 情报理论与实践，2020，43（2）：157-163.

19. 欧阳旭红，王凤学，尹玲. 实验室信息管理系统中临床生化检验质量控制模块的功能探讨 [J]. 遵义医学院学报，2008，31（3）：262-263.

20. 张文一、姚远，刘月辉，等. 我国手术服务质量安全标准的应用与实践 [J]. 中国卫生质量管理，2019，26（3）：65-69，74.

21. 霍添琪，尹畅. 我国医疗安全（不良）事件管理现状分析及思考 [J]. 中国卫生质量管理，2021，28（3）：41-43.

22. 王启晨，杨晨，石苗，等. 信息化建设助力医疗质量安全管理实践与探索 [J]. 江苏卫生事业管理，2021，32（6）：767-770.

23. 谢丽娜·伊力，何萍. 医院精细化医疗质量控制与管理实践 [J]. 中国卫生信息管理杂志，2021，18（4）：505-508，525.

24. 宋静，刘卫东，孔德香，等. 医院开展新技术、新项目流程化管理的实践研究 [J]. 江苏卫生事业管，2018，29（12）：1419-1421.

25. 姚侃敏，潘自来，宋琦，等. 影像云在放射诊断质控工作中的应用价值 [J]. 中国医学计算机成像杂志，2018，24（5）：401-405.

26. Ajami S, Amini F. Reduce medication errors with clinical decision support systems[J]. Journal ofInformation Technology & Software Engineering, 2013（S7）：e001.

27. 邹姮，是俊凤，许健，等. 运用 PDCA 提高门急诊危急值信息化管理水平 [J]. 中国卫生管理质量，2017，24（1）：32-34.

28. 陈强，丁腊春，王译，等. 智能电子病历质控系统研究与应用 [J]. 医学信息学杂志，2020，41（6）：63-65，89.

29. 王启晨，杨晨，石苗，等. 信息化建设助力医疗质量安全管理实践与探索. 江苏卫生事业管理，2021，32（6）：767-770.

第七章
医疗质量与安全的同质化管理

教学要点

1. 国外典型国家和地区的医疗体系同质化管理模式，包括各种模式下的组织架构、管理制度、主要的管理工具和管理内容。

2. 国内一院多区的医疗机构在医疗质量与安全同质化管理方面的主要做法，包括组织架构、人员管理、质量控制、服务流程、院区之间文化融合以及信息支撑六个方面。

3. 国内和美国典型医疗机构医疗质量与安全同质化管理的经典案例。

2021年，《国务院办公厅关于印发深化医药卫生体制改革2021年重点工作任务的通知》中指出推动公立医院高质量发展，需要开展公立医院高质量发展试点，深入推进公立医院综合改革示范和建立健全现代医院管理制度试点。在分级诊疗制度的建设和完善过程中，作为优化提升医疗资源配置效率的重要制度工具，以一院多区为主要模式来实现医疗资源下沉、缓解医疗资源分布不均带来的医疗压力、提升医疗服务供给质量，已在各地区展开了诸多制度创新试点和实践。

在一院多区模式的深入探索中，以行政区域为单位，以某家三级公立医院为总院龙头，整合区域内所有公办包括县、乡、村等级的医疗卫生机构，构建责任共担、利益共享的人、财、物、事、绩、管等高度统一的总院-分院模式，在构建分级诊疗制度、为民众提供全周期、全过程的健康服务中取得了显著效果，如三明市的"总医院"制度，以医疗资源、人事、财政为纽带开展医疗资源的重组，逐步形成了一院多区的管理模式。基于医疗卫生服务体系规划中对公立医院数量和规模的控制，以及新一轮公立医院高质量和内涵式的时代要求等诸多背景，公立医院如何能够在控制总规模的情况下，实现优质医疗资源扩容和区域均衡布局双重政策目标，成为亟待回答和解决的社会问题。党的十九届五中全会提出"推动优质医疗资源扩容下沉、均衡布局"。"一院多区"模式或许是个不错的选择。

目前，区域医疗中心等大型医院的"一院多区"建设与运行管理开始进入深度探索的阶段，大型医院以分院、院区或紧密托管基层医院的形式扩容下沉医疗资源，一院多区逐步成为医疗资源扩容功能属性的重要实现路径。国家卫生健康委员会紧密出台各项政策，推进一院多区在各地的试点和创新，在全国医疗管理工作会议上，明确提出研究出台引导大型公立医院一院多区发展的政策，既要控制单体机构规模扩展，又要引导优质医疗资源扩容倍增、区域布局协调发展。随后，《国务院办公厅关于关于推动公立医院高质量发展的意见》（国办发〔2021〕18号）明确表示，支持部分实力强的公立医院在控制单体规模的基础上，适度建设发展多院区，发生重大疫情时迅速转换功能。《"十四五"优质高效医疗卫生服务体系建设实施方案》中，提出要在优质医疗资源薄弱地区，坚持"按重点病种选医院、按需求选地区，院地合作、省部共建"的思路，通过建设高水平医院分中心、分支机构、"一院多区"等方式，定向放大国家顶级优质医疗资源。

对于医疗卫生服务体系而言，大型公立医院不断探索一院多区的发展模式，本质上是对公立医院高质量和内涵式战略的回应。在一院多区的格局之下，公立医院在兴建新院区或组建院区的过程中，如何通过统一管理、协调发展、运营管理来打破所受地理距离、医院规模等因素的限制，来实现推动实现优质医疗资源下沉，方便患者就近获得优质医疗服务，缓解城区大型公立医院日趋饱和状态等诸多政策目标，成为公立医院新一轮高质量发展阶段的难点和亟待解决的现实问题。基于以上背景，本章内容在对"一院多区""医疗同质化"进行概念界定的基础上，总结国外医疗体系同质化管理的组织架构、管理制度、管理工具和管理内容，将我国一院多区同质化分为组织架构、人员管理、质控管理、服务流程、文化融合、信息支撑等部分，厘清我国一院多区的制度结构和发展模式，并分享了国内外医疗质量与安全同质化管理的典型案例。

第一节　国外医疗体系同质化管理的模式

一、组织架构

在世界各国医疗体系发展进程中，西方发达国家对本国医疗质量与安全综合评估与管理的实践起步较早。最早开展医院质量评审的国家为美国，始于 20 世纪 60 年代前后。美国医院质量评审评估机构包括：政府机构、有组织的医学学术界领导者、非营利组织领导者所创立的专业机构三部分，其功能相辅相成。

（一）政府机构

1965 年，美国国会成立利用研究委员会（Utilization Review Committees），用以认定医疗机构和医务人员是否具有提供符合参与 Medicare（美国 65 岁及以上老年人的基本医疗保险）条件的临床服务的能力。利用研究委员会经过多次整改和替换，先后演变成 Medicare 专业标准审查组织（Medicare's Professional Standards Review Organizations，PSROs），并最终形成如今的同行评审组织（Peer Review Organizations，PROs）。

（二）独立非营利性机构

在美国医疗体系中，医疗机构的临床质量标准的评审、检查和认证总体上由非政府组织的专业协会制定和推行。联合委员会（Joint Commission）是美国历史最悠久且规模最大的医疗保健标准制定和认证机构，于 1951 年创立，旨在通过医疗机构评价建立与利益相关者良好的合作关系，激励医疗机构提供具有高质量和良好价值的医疗服务质量，进而持续改善公众的医疗健康。目前，联合委员会发展成为美国的医疗机构评审联合委员会（Joint Commission on Accreditation of Health care Organization，JCAHO），在美国医疗卫生服务体系中享有极高的信誉，在当地 JCAHO 组织对医疗机构设定的开业标准一般要高于政府对医疗机构设定的开业标准，其对医疗机构的评审结果均被联邦和州政府所认同。

医疗机构获得 JCAHO 认证不仅表示该医疗机构的医疗服务质量达到国家标准，同时也是该机构拥有高质量医疗服务的象征。目前全美各类医疗机构约 84% 均自愿接受 JCAHO 评审，JCAHO 目前已评价和认证了超过 22 000 个医疗机构，包括医院、疗养院、门诊外科中心、社区康复中心等。统一化的评审为医疗质量管理者提供了客观、可操作的评价体系，也为患者呈现了更为直观的医疗服务质量比较和就医选择路径。其认证结果可以与联邦政府和州政府对其地区的医疗机构的市场准入、医保医疗救助支付等重要行为直接挂钩，JCAHO 创建的医疗评价指标集也被运用于医院认证中。1998 年，JCAHO 建立分支机构国际联合委员会（Joint Commission International，JCI），负责对外联络与交流。目前，JCI 已建立国际医疗服务的统一标准，依据该标准对世界各地医疗机构进行评审，在国际上广为人知，是世界卫生组织认可的全球评估医院质量的权威评审机构。

二、管理制度

以美国为例，其政治体制和行政区划的特殊性也反映在国家的医疗卫生系统中，不同地区不同医疗机构在规模大小、所有权、组织结构、医疗服务质量和安全的同质化管理等方面都各不相同。本章选取美国医疗质量管理运用较为广泛的管理组织结构和制度，并将主要模式、做法和经验梳理如下。

（一）设立独立的医疗质量管理部门

质量管理委员会（Quality Management Committee，QMC）是美国医疗机构中一个跨学科的、负责全局质量把控的管理委员会，负责设计医疗服务的各个方面以及 JCAHO 评审的协调工作。质量管理委员为医院提供必要的计划和把控，以确保达到同质化管理的预期目标。委员会还负责监控和报告医疗质量情况，并向管理机构和医务人员报告工作，确保指定的质量和安全计划与医院的宗旨和发展方向保持一致。

（二）雇佣专业质量管理人员负责相关工作

在美国，医疗机构负责质量管理的人员往往具有较为丰富的医疗质量管理经验和专业背景，他们中的大部分人都取得了卫生行业质量专业人员证书（Certified Professional in Healthcare Quality，CPHQ），该证书是目前国际上医疗卫生行业质量管理专业人员资格认证被广为认可的资质证明。

（三）拥有完善的质量改进委员会体系

质量改进委员会（Quality Improvement Committee，QIC）在美国大多数医院中均有设立。质量改进委员会属于全院性质，通常由院长直接领导，参与方包括医院高层管理人员、董事会成员和医生代表。质量改进委员会下设分支质量委员会，包括临床、护理、医技等部门。质量改进委员会的职能有：管理医院重点目标的质量改进、项目计划的总体规划和实施、指导改进小组的活动、促进员工的主动参与等。医院为保证医疗系统的同质化管理建立了质量改进团队（quality improvement team），旨在落实不间断的服务、监视、保健、感染控制、质量控制的领导、环境管理、人力资源、信息和机构改进的步骤等。大多数医院还会伴随质量改进团队设定医院质量改进的核心原则。

（四）设计完善的质量监控流程和资料收集体系

美国大部分医院和医疗机构建有常规的质量资料收集体系，在此基础上推动医院员工及患者对医疗质量问题进行报告，从而促进医疗机构的质量监控流程相关资料收集的完整性，提升机构对医疗质量管理的改进效率。

（五）定期进行医院质量评审

JCAHO 医疗质量评价体系对各医院和医疗机构采取定期评审的制度，同时规定，只有

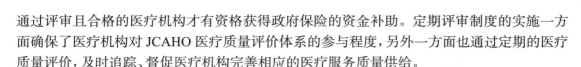

通过评审且合格的医疗机构才有资格获得政府保险的资金补助。定期评审制度的实施一方面确保了医疗机构对 JCAHO 医疗质量评价体系的参与程度,另外一方面也通过定期的医疗质量评价,及时追踪、督促医疗机构完善相应的医疗服务质量供给。

三、管理工具

根据文献资料显示,PDSA 循环、六西格玛、精益管理、全面质量管理等工具较为普遍地被用于医疗质量管理的持续改进中,以期在对医疗质量和安全进行同质化管理的同时,提高质量管理体系的效率。

(一)PDSA 循环

PDSA(plan-do-study-act)循环是医疗保健中快速改进质量最常用的方法。PDSA 循环是一种"试验和学习"的方法,主要做法是将质量管理分解四个阶段,即计划(plan)、执行(do)、研究(study)和处理(act),分别对医疗质量管理体系提出一个假设或建议的改进解决方案,在对整个体系进行更改之前进行小规模测试,以确保改进方案的有效性。

(二)六西格玛

六西格玛(six sigma)是一种严格的统计测量方法,分为定义、测量、分析、改进、控制五个步骤实现。六西格玛通过使用大量数据识别质量管理中存在的问题和需要改进的区域,基于数据分析和循证医学进行医疗服务质量管理,旨在减少过程中的变量消除缺陷从而降低成本。美国诸多大型医疗机构如凯撒医疗集团等均将六西格玛方法运用到医疗服务质量的管理中,实践证明对于大量重复的过程(例如实验室测试、放射程序等)六西格玛方法能起到极大的帮助作用。

(三)精益方法

精益方法(LEAN)将增值步骤最大化以提供一个持续的质量管理的流程,该方法用于取消或消除任何类型的、会吸收资源却不能创造价值的环节,来提高服务供给效率,降低服务流程成本。许多医疗机构使用精益方法对质量管理流程进行优化。例如,位于明尼苏达州的帕克妮可莱特医疗中心(Park Nicollet Medical Center),通过精益方法帮助医疗中心的新建门诊取消候诊室,优化患者的就医流程,减少了患者的等待时间。

(四)全面质量管理

全面质量管理(total quality management,TQM)是一种与人员及工作流程相关的管理理念,关注的焦点在如何通过提升客户满意度来促使机构绩效的改进,具体维度包括内容质量和交付质量两个方面。全面质量管理可以降低因环节差错引发的运行成本,确保对基础设施和医院人员能力的有效开发,从而达到对医疗质量管控的目前。

美国医疗机构在持续改进医疗服务质量和优化服务流程的过程中,除了选用上述的流程改进工具进行质量改进之外,医疗机构还会在组织内部制订详细的培训计划,通过培训员工有关质量改进方面的概念和方法,帮助员工更好地理解医疗质量的概念,增强全院的质量意识,提高参与质量管理及改进活动的积极性,提高医疗服务质量改进工具使用的效率。更为值得借鉴的是,美国医疗系统更关注流程缺陷而非个人失误,在同质化管理过程中不断改进医疗系统内的质量和安全流程问题,从理性化决策和实施角度矫正服务流程的缺陷和偏差,从而帮助员工的工作流程变得更为简单和高效。

四、管理内容

除 JCI 之外，美国还采用美国最佳医院评价体系（American's Best Hospitals），美国百佳医院评价体系（Solucient 100 Top Hospitals），以及国际医疗质量体系（international quality indicator project，IQIP）等主流医疗服务评价体系，其中最佳医院评价体系是由基础建设指标、过程指标、结果指标三部分组成，先按专科领域进行排名，然后采用加权指数法计算医院质量指数，再根据医院专科排名和数量产生最佳医院。百佳医院评价体系是在同规模医院范围内，根据医院质量与安全指标评出百佳医院，评价指标包括风险调整死亡率指数、并发症指数、病情严重度调整平均住院日等 8 项。国际医疗质量和医疗机构评审联合委员会评价体系也在多个国家应用，用于评定临床医疗效率，在医疗质量临测和促进方面，享有较高的信誉。高度透明的医疗质量监控和评估为美国的医疗机构带来了强大压力，有力促进和加强了了各医疗机构对医疗质量与安全标准的同质化管理改进医院的内部质量与安全标准。本书以全球应用较为广泛的 JCI 评价体系为例，阐述 JCI 是如何通过评审来管理医疗服务流程和质量的。

（一）JCI 认证的应用范围和发展现状

JCI 是国际医疗卫生机构认证联合委员会用于对美国以外的医疗机构进行认证的附属机构。JCI 认证（Joint Commission International）是这个机构在 1997 年设计并且开始推行的一套医疗认证体系。由国际医疗卫生机构认证联合委员会内部来自世界各地的专家组成认证评审委员会，其认证结果代表了医院的服务和管理的最高水平。在 JCI 的认证标准中，认证的核心准入原则是以患者为中心，考虑医疗服务质量和患者安全，因此，申报标准与医院规模无关，凡是有意愿提升医院质量和安全基本均能申报认证，且通过 JCI 认证后医院的服务收费标准基本不会发生变化。目前，我国成都市锦江区东大社区卫生服务中心成功通过 JCI 国际认证，成为全国首家通过 JCI 认证的社区卫生服务中心。

随着 JCI 认证在全球范围内的应用，近几年国际上获得 JCI 认证的医院也逐渐增多，如日本约有 20 家医院通过这项认证，包括三田医院、NTT 东日本关东医院、顺天堂医院等。在我国，截至目前，有至少 80 多家国内医院通过 JCI 认证。包括浙江大学医学院附属邵逸夫医院、复旦大学附属华山医院、浙江大学医学院附属第一医院、上海交通大学医学院上海儿童医学中心、复旦大学附属儿科医院等大型公立医院，在通过认证的医院中，主要有公立医院和私立医院基本呈现均衡分布，妇产、儿童专科医院居多，江浙、北上广地区的医院居多等特征。

（二）JCI 的具体评价内容

以《JCI 医院评审标准（第六版）》为例，评审的具体内容主要包括以患者为中心的标准、医疗机构管理标准、学术型医学中心医院标准三个部分。

其中，以患者为中心的标准包括国际患者安全目标、可及和连贯的患者医疗服务、患者和家属的权利、患者评估、患者的医疗服务、麻醉和手术医疗服务、药物管理和使用、患者和家属教育。医疗机构管理标准包括质量改进和患者安全、感染的预防和控制、治理领导和管理、设施管理和安全、人员资质和教育、信息管理。学术型医学中心医院标准包括医学专业教学、人体受试者研究项目。

（三）JCI 的认证流程

第一，由医生、护士、行政官组成的考察小组回顾医院以往的会议记录、考察医院设施和环境（包括厨房、设备部）等，了解医院的运行现状和未来规划。

第二，认证官查看医院的部分病历，与医院各层级员工交谈，确认医院的分工和待遇。

第三，随机抽取患者向其了解医院的服务质量，了解医生对病情的讲解等是否容易理解，对于一些重要科室（如传染科），着重检查感染控制以及患者安全等。此外，医院的安全应对措施也是考核最重要的标准之一。

第四，考察小组形成初步报告，提交认证委员会，由委员会16位专家决定通过认证与否。

认证的总体流程约3年，认证咨询和医院前期的准备需要花费约一年时间，向JCI提交认证申请报告需要约一年时间，最后在半年到1年后委员会内部讨论并给出最终结果。

第二节　国内一院多区医疗质量与安全的同质化管理

近年来随着公立医院质量的持续改进和发展，大型公立医院因就医设备条件精良、医疗技术水平较高吸引了绝大多数患者前往。随着百姓经济水平的提高和医疗技术的进步，人们对于医疗服务供给也呈现差异化需求层次的增长，随之带来的现实问题则是仅依靠公立医院的医疗服务供给无法覆盖到大部分人的医疗需求，进而形成了"看病难、挂号难、一床难求"的普遍现象。一院多区医疗服务供给模式的出现，从理论上可以解决新建医院虽然可以引进先进的医疗设备，提供崭新的就医环境等硬件措施，但高质量的医疗技术人员队伍和拥有丰富经验的管理者在短期内难以达到一流水平的困境。研究认为，梳理国内一院多区在医疗质量与安全同质化管理的模式，首先需要厘清对"医疗同质化"和"一院多区"两个词语的概念进行界定，并在此基础上展开对一院多区的各类维度展开的探讨。

第一，对"一院多区"的概念进行界定。当前我国各地一院多区模式尚处在探索和发展阶段，并没有形成一个完全标准化的统一模式。结合文献、会议、政策报告等相关资料发现，对于一院多区的模式存在两种观点，一种是以资本或长期经营管理权为纽带建立起来的拥有两家或以上院区的医院，另一种则是由同一法人、人财物统一管理的两家及以上的医院组成。两种模式的分类本质在于对所有权、经营权和收益权是否统一的讨论，或者说是院区之间是合作还是隶属关系的界定。显然当前学界并未在这上面形成定论，实践层面的探索也呈现差异化的发展现状，如南京医科大学第二附属医院在全面托管南京市第三医院、栖霞区妇幼保健院后，分别设立了萨家湾院区和迈皋桥院区，而华中科技大学同济医学院附属同济医院全面托管咸宁市中心医院后，冠名为同济咸宁医院。而上海市"5+3+1模式"下5家市区三级医院在郊区新建分院，在建设初期实行的是与老院区不同法人、由相同法人代表负责运行的管理模式，后经两院合并，运营模式变成了相同的法人和相同的法人代表。隶属关系或是合作关系模式，均存在各自的优点和局限性，一院多区模式的推广本质上还是需要结合地区医疗机构和人口结构的发展特征制定，而不是一味完全复制和推广。为此，本书在一院多区的模式上不做具体的限制，将符合一院多区特征的经验和案例纳入分析中，旨在为了拓宽一院多区模式的内涵和作用边界。

第二，对于"同质化"的概念界定。最初的同质化概念被广泛用于市场经济和商品流通领域，指的是同一大类中不同品牌的商品在性能、外观甚至营销手段上相互模仿，以至逐渐趋同的现象。在经济学领域，同质化的商品从一定程度上不利于市场竞争局面的开展。但是与之相反的是，在医疗卫生领域，同质化的医疗卫生服务有利于促进资源的下沉和卫生服务供给的有效利用。有专家表示,"推进分级诊疗关键在于同质化医疗服务,推进分级诊疗存在一定难度,更深层次的原因是我国并没有在不同层级的医疗机构实现同质化的医疗服务。"需要指出的是,医疗服务质量的同质化并不意味着复制化产生的各级各类医疗服务机构,提供完全相同各类医疗卫生服务。同质化的概念包括两个层面的含义,一是对于一院多区内的基层医疗机构、二级医疗机构、三级医疗机构间对于一般性疾病、多发病的临床诊疗、护理技能基本一致,消除明显差异,使同种健康问题和健康需求的患者都能得到相同质量的医疗服务。二是在实现基本医疗卫生服务同质化的基础上,实现一院多区在当地区域医疗卫生服务体系内的错位发展。成员医院之间实行专家共享、临床共享、科研共享和教学共享,使一院多区内的医院能够共享总部医院的医疗资源,平移总部优质医疗资源和专业技术水平,提升临床、科研、教学活动能力。

一、组织架构

在市场经济领域,组织架构指的是企业的流程运转、部门设置及职能规划等最基本的结构依据,常见的组织架构形式包括中央集权制、分权制、直线式以及矩阵式等。在我国一院多区的发展进程中,公立医院新院区建设多以资本或长期的经营管理权等为纽带,在不同区域建立一个或多个分院区医院,如跨省紧密型医联体运营的复旦大学附属中山医院厦门医院。新建院区多凭借总院院区的品牌、人力资源、医疗技术、科学管理等优势要素,来推动自身在当地的发展。当然,公立医院新院区建设不仅仅限于在某地新建一个医院,还可以通过共建、重组、兼并、交钥匙工程等灵活的方式来实现。根据组建方式和经营主体不同,大部分研究将一院多区分为紧密型多院区医院、松散型多院区医院、混合型多院区医院(图 7-1～图 7-3),院区常以"核心医院名称 + 分院 / 院区 / 分部"命名。也有研究将依据管理模式将一院多区分为扁平化、层次化、混合型三种,两种分类并不矛盾。紧密型、松散型、混合型三类组建方式,在具体实施中对扁平化、层次化、混合型三种管理模式没有固定的模式,而是在质量、管理、服务效能等同质化管理的前提下进行内涵和外延的发展,使得医院在做"强"的基础上不断地良性发展。

其中,紧密型多院区医院多以兼并、新建、改建或扩建其他分院区组成,与主院区同一法人代表、同一财务,采取垂直化管理模式。主院区对分院区有较强的管理约束性,通过发挥主院区的核心品牌效应,促进分院区建设初期便形成同质化的管理效应。松散型多院区

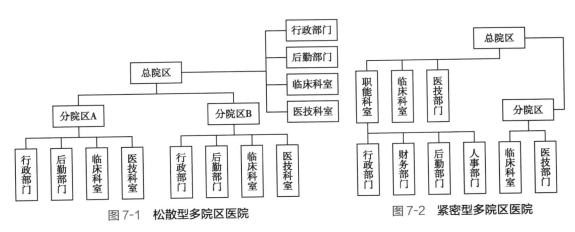

图 7-1　松散型多院区医院　　　　图 7-2　紧密型多院区医院

医院一般通过托管、医联体方式组建，各分院区拥有独立的法人资格、独立的行政部门进行管理，管理模式趋于扁平化，各分院区有高度的自主权，对日常事务管理能及时做出反应，并根据各自发展特点制定适宜的管理规定，这种方式有利于各分院区的创新性发展。混合型多院区医院既有与主院区同一法人代表的分院区，也有独立法人资格的分院区，管理模式采取垂直化与扁平化管理相结合，对不同法人资格的分院区采取紧密或松散管理方式，各分院区的自主管理权也不同，同质化效果差异明显。如某省三甲医院通过多年发展，逐步形成集医疗、教学、科研、预防保健、康养于"五位一体""一院三区"的发展规模，成为核定床位高达 6 700 张的医疗集团，这是典型的紧密型多院区医院。

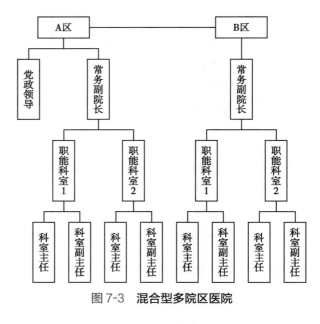

图 7-3　混合型多院区医院

组织架构在一院多区模式推进中有不同的表现形式，如在某案例中，院区（简称为 A 区、B 区）在顶层设计时采取垂直管理与条块相结合的方式，医院党政领导班子集中在 A 区，A、B 院区各由 1 名副院长兼任常务院长，统筹协调院区的日常事务。打破院区界限，分管院长对两个院区的分管条块内容负责；全院各职能科室主任 1 名、副主任 1 名，职能科室负责人对两个院区的工作进行统一计划和布置，做到全盘考虑、心中有数，并及时向分管领导汇报和请示，形成垂直管理和条块相结合的管理模式。当然，在多院区管理中依然存在诸多需要完善的环节，如因缺少医院层面管理制度顶层设计导致的各分院区制定部门职责不完善、管理权责不清晰的问题，容易出现避重就轻、推诿现象，影响各院区制度和流程的规范化管理，阻碍了各院区同质化的进程，增加了住院区对分院区的管理难度。

二、人员管理

医院一院多区的发展，尤其是新院区建设初期对于爆发式增长的人力资源需求，成为亟待破解的关键问题，原因在于医务人员的技术水平是多院区提供同质化医疗服务的关键要素。而根据实践经验和文献资料显示，公立医院新院区筹建期和开设后很长一段时间，都将面临巨大人力资源短缺问题。尤其是高水平医护人员的短缺。因此新院区建设初期，一般由总院支援大批医疗专业技术人员和管理人员，或通过招聘大量新的工作人员充实到人才队伍中。除了人才招聘、培训和激励机制以外，研究认为在一院多区建设过程中需要格外注意以下两种关系，方能更好地实现一院多区的错位发展战略。

（一）一院多区建设过程中人才管理中需要注意的两个关系

一是医院扩大规模的显性特征和人才培养内涵建设之间的关系。公立医院新院区建设规模将使得医院总体的管理范围、层次在空间和时间上延展，如果不能在规模扩大的同时注重人才储备和岗位配置，将会直接影响医院的运营效率。在新院区建设初期，一般而言管理者更倾向于优先扩大规模和医院的基础设施建设,对于发展战略、管理体制、人才招聘和储备、品牌建设等内涵建设方面的投入更容易被忽略,可能引起的结果则是医院可持续发展所依赖的知识、信息,以及高素质人力资源等要素正面临巨大的供给缺口,特别是在人力资源方面,将长期受到各类人才不足尤其是卫生专业技术人才不足的影响,进而最终影响到分院区医疗服务质量的供给,降低一院多区的运行效率。

如何构建新的一院多区人力资源调配模式,合理配置多院区人力资源,优化人才的引进和流动,是一院多区人力资源管理的难点。如对于某省三甲医院新院区建设的案例研究中发现,在建设初期医院花费了大量精力在新院区基础设施建设上,医院管理和人才储备尚未完全与总院同步,仅派相关职能处室工作人员参与到新院区基础设施建设和维持日常运营上,如医务处和基建处等,但随着新院区开始运行不断扩大运营范围,多院区的行政管理问题、人力资源调配问题等成为亟待解决的问题。

二是院区所在地区人口需求与人才引进战略之间的关系。多院区学科设置是多院区同质化的又一重要影响因素,多院区医院学科重新拆分或整合,需要综合考虑多方面因素,包括学科人才、服务对象、设备信息等条件。从医疗卫生服务体系的长远规划来看,分院区的学科设置既需要与总院的学科设置形成错位式发展的格局,也需要结合当地人口结构和卫生健康需求来设计。目前对于多院区学科设置容易出现两个误区,主要是对于同质化概念理解的偏差造成,认为同质化是总院和分院之间无差别的医疗服务供给,进而将总院的所有学科全部复制到分院区,不考虑当地人口结构、年龄结构等人口学特征对于医疗服务需求的特殊性。学科设置缺乏统筹规划,往往出现学科功能重叠或空白,学科布局缺乏前瞻性。如采取某个学科带头人带团队进驻分院区建立学科的方式,发挥主院区原有学科优势,但可能出现新业务与已存在业务重叠,导致资源重复配置以及优质医疗资源浪费。同时,对于同质化概念理解的偏差还体现在对医院错位发展的战略规划中,如有的多院区医院一方面多院区医院分院区组建时间不同,受政策影响,主院区不能前瞻性统筹规划每个分院区功能定位,从而使多院区医院不能统筹配置资源,无法最大化有限医疗资源发挥的作用。

(二)一院多区建设过程中人才管理的三个机制

1. 以学科规划设置为核心的顶层设计　无论是从理论层面还是实践层面,分院区的预期学科规划设置与人力资源的储备和培养有着极其紧密的联系。完全将总院区的学科布局复制到分院区,既造成了人力资源的过度浪费,也违背了同质化医疗质量建设的初衷。为此,新建院区的学科规划就显得尤为重要,既需要综合考虑医院总体布局、学科总体规划、新院区所属区域及医疗水平等多方面因素,同时也需要在既能满足医院所在地的群众就医需求,又能满足医院学科总体布局规划、提高资源利用效率之间达到均衡。从总院顶层设计层面出发,根据新院区发展规划和当地群众的卫生健康服务需求,构建总院区和分院区的学科规划设置,是新院区进行人员招聘和培养机制的首要原则。

如某案例中,新建院区在学科布局上着重打造妇产科、生殖医学中心、肿瘤科、消化内外科、急诊创伤中心等特色学科,使各院区的学科分布优势互补,逐步形成大专科、小综合学科布局模式。又如某案例中,医院管理者在全院的统筹安排中,根据不同院区服务人群的特点设置科室,在老年患者较多的区域,设置了 2 个神经内科,将整体血液净化中心迁移至条件设备较为先进、审批制度齐全的院区;在年轻人居住较多的院区则加强儿科、产科的力量;同时在新进人员较多的情况下,合理均衡分布每一个院区组织内部科室人员老、中、青年龄阶段的配置。合理配置科室人力资源，不仅有利于医院各科室的发展，也有利于医务人才的培养和成长。

2. 人才储备机制：差异化的人员招聘和培养模式　在制定新院区的学科设置和人才需求规划后，接下来的重要步骤是人员招聘与培养的机制。差异化的人才储备战略，主要是因为除了医学学科的设置，医疗机构的高校运转还包含以后勤、财务、行政等部门为主的工作人员，统一的招聘方式和后期的人员培训不适用于医疗机构医疗科室和非医疗科室的所有人员。为此，人才储备战略首先需要将人力资源工作统筹纳入总院的工作进展中。对于医疗技术、管理运营等要求较高的岗位，通过医院统一公开招聘，为新建院区招聘和引进一批优质硕士研究生以上学历高层次人才和学科带头人。对于医院中所需要的一些护理、医技及工勤人员需求，如各类型的技师、收费员、消防控制室工作人员等，这类人才数量较多，招聘难度较高层次人才偏低，则主要通过聘用制或者第三方劳务派遣为主，这种招聘模式相对灵活简便、周期较短，能够快速高效地为新院区引进所需要工作人员。同时，对于不同岗位的培训制度也同样应实行差异化发展战略。

3. 人员激励机制：物质和非物质的统一　人力资源短缺问题，是公立医院新院区筹建和运营初期需要面临的首要问题。尤其是对于短时间内无法解决的高水平医护人员匮乏的问题，医院决策层通常采取的方法则是先从总院调配相关的医疗专业技术人员和管理人员进行暂时的支援。虽然此举措可以暂时缓解人力资源紧缺的现状，但是总院对分院进行技术和人员支持，也会从整体上稀释总院和分院的总体医疗技术水平，增加医院的运营成本、职工的工作量和通勤成本，导致职工离职率提升和医院职工队伍不稳定。为此，从长远看，建立科学合理的绩效考核体系和适宜的人员激励机制，可以最大化调动医护人员工作积极性。

对于现行医疗同质化的绩效考核体系，目前基本分为考核工作量（如 RBRVS）、工作效率、工作质量等具体维度，或是依据疾病难度系数（CMI）制定的 DRG 付费机制。显然，以往的绩效考核体系虽然具备调动人员积极性、发挥人员潜能的功能，但对于多院区组织架构依旧需要矫正和调整。当前在推进多院区运行管理的实践过程中，一部分院区采取的是以鼓励为主的绩效考核设计，以按劳动分配原则，按照工作量（门急诊量、住院人次、手术例数等）考核病区，对于调动医护人员工作积极性、提升院区工作量起到显著的推动作用，同时也因为多院区架构下医疗质量与医疗效率相关指标难以统筹考核，导致考核指标较为单一，工作效率、工作质量等指标在院区建设初期被忽略。侧重于工作量的绩效考核体系促使分院区更倾向于收治病种简单、病情较轻、风险较小的患者，这不利于分院区专科建设，也易于出现耗占比、药占比偏高、抗菌药物滥用等问题，存在一定的医疗安全隐患和医疗风险，不利于院区发展的持续性和稳定性。

伴随新院区建设和运营的进一步深入，医院战略定位和实际情况的变化，因地制宜设置独立的绩效指标，可以转变传统科室"大锅饭"考核体系，对构建精细化考核体系、完善一体化管理模式中绩效考核方案也是一种新的契机。有研究指出，一院多区管理模式需要对医院整体发展目标进行层级分解，细化临床病区的绩效考核目标和医疗组的考核指标体系。在学科规划设置基础上明确各分院区各病区主任的职责与权利，建立总院 - 分院的两级负责制，制定针对科主任、病区主任所承担的不同职责的考核方法，同时建立科室 / 病区主任负责制，引导科主任、病区主任制定并实施有效管理措施，提升各病区的服务能力和水平，充分调动医务人员的工作积极性。

三、质控管理

（一）质控管理的概念及在我国医疗机构中推进的主要形式

医疗质量的同质化管理是集团内成员医院同质化协调发展的核心，也是集团医疗机构取得患者认同度的根本所在。医疗质量管理的概念由华德（Ward）和潘顿（Ponton）两位学者分别于 1918 年和 1928 年开始研究医疗评价并进而逐步形成后提出，目前广泛应用在医疗机构的质量管理中。一般来说，医疗质量的管理和持续改进在于构建一套科学、系统、全面的标准化管理体系，要素包括质控管理人员、质控管理制度、质控管理工具等。其中，医疗质量安全是核心制度，是医疗机构及其医务人员在诊疗活动中应当严格遵守的相关制度，医疗质量管理工具指的是为实现医疗质量管理目标和持续改进所采用的措施、方法和手段。医疗机构质控管理的主要环节是在基于医院及科室的组织结构、程序、过程和资源基础上，构建出的一整套包含界定医疗质量管理目标、制定医疗质量管理方案、实施医疗质量控制、建立医疗质量体系、医疗质量持续改进在内的质量管理环节（图 7-4）。

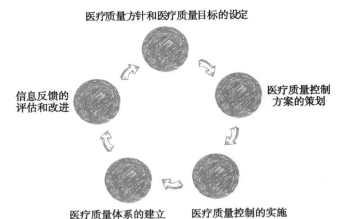

图 7-4　质控管理的五个环节

在质量控制与管理的体系中，我国医疗机构采取的通用模式为建立组织内部的医疗质量控制小组，并以医疗质量控制小组为核心制定医院内部的质量管理制度，根据医院等级和种类的不同具体包括首诊负责制度、三级查房制度、会诊制度、分级护理制度、值班和交接班制度、疑难病例讨论制度、急危重患者抢救制度、术前讨论制度、死亡病例讨论制度、查对制度、手术安全核查制度、手术分级管理制度、新技术和新项目准入制度、危急值报告制度、病历管理制度、抗菌药物分级管理制度、临床用血审核制度、信息安全管理制度等相关制度。同时，医疗质量控制小组采取相应的质量管理工具，如全面质量管理（TQC）、质量环（PDCA循环）、品管圈（QCC）、疾病诊断相关组（DRG）绩效评价、单病种管理、临床路径管理等，一方面以这些管理工具为基础，分阶段对各部门、各科室的医疗服务质量进行监督和管理，另一方面也将质控结果反馈至各科室，以便于通过质控管理工具对医院进行持续的医疗质量改进。

（二）一院多区质控管理的模式及现状

根据文献资料显示，在全国的一院多区模式推进过程中，对于多院区的医疗质量控制也大多采取类似的质控模式。首先是成立医疗质量控制中心，集团医院医疗质量与安全管理委员会为多院区医疗质量管理统一决策层，核心医院医务处质量管理科牵头，会同手术总监部、院感科、药学部、输血科、公共卫生科等多部门，与其他院区医疗办公室共同组成多院区医疗质量管理实施层，各院区科室质量控制小组、质控负责人、质控员和医务人员共同组成多院区医疗质量管理执行层。其次是确定医疗集团的质量控制标准，具体的做法为以国家及行业标准为基础,结合医疗机构特点和实际,针对同一疾病的检查环节、用药规范、治疗流程等制定适用于医疗集团成员医院统一的质量控制标准,并通过评估服务供给的环节,发现影响医疗同质化的主要因素,构建以人为本、过程规范、全院参与、全面改进、循环闭合的质量保障体系。根据质控的反馈结果,改进集团内成员医院质量控制方法,促使标准体系不断优化和完善,提高质量控制管理水平。将动态评估的结果应用于医疗质量的持续改进,使患者在医疗集团内任意层级医院就医都能享受到同等质量的医疗服务。

当然,多院区模式的推进过程中所带来的人员流动频繁、服务流程差异、学科和科室设置等客观原因均会增加质控管理的难度。与主院区相比,分院区在建设初期往往医疗技术水平比较薄弱,造成患者就医体检不佳的概率会增加,导致不同院区医疗服务质量不均质等,影响服务效果。分院区服务流程也可能存在不一致的地方,也对医疗服务质量同等化的考核标准制定带来挑战。同时,即使印发了统一的医疗质量评价标准,在不同院区,鉴于评价人员的专业背景对标准的理解存在差异,实施质控考核和管理的人员差异也有可能带来执行层面上的偏差,进而影响到质控管理的标准化效果。

(三)提升一院多区质控管理效能的建议:理论和实践的整合

基于上述一院多区运行中质控管理存在的现状和可能产生的问题,一部分研究聚焦在如何通过制定和完善医疗质量管理标准体系,以促进医疗质量的同质化管理。有研究指出医疗质量管理标准体系包括医疗质量管理持续改进方案、全年医疗质量管理工作安排、医疗质量与安全考核标准运行、终末病历评审标准、手术/非手术/医技科室现场检查标准以及专项检查标准,如临床路径输血病案首页病区备用药品不良事件防控等,以上标准应由核心医院统一制定,在集团医院统一适用。

也有研究指出借鉴国际通用医疗质量评价标准(如 ISO 质量体系、国际医疗质量指标体(IQIP)、德国 KTQ 标准、美国 JCI 标准),以我国三级公立医院绩效考核体系为参照系,制定符合多院区质控管理的指标体系、计分标准。为了确保医疗质量评价体系在各院区的有效实施,需要由总院建立标准操作程序(SOP),强化评价专家及质控员等相关人员的培训,规范医疗质量考核监管操作程序。如将终末病历检查流程分为初评复评和复核 3 个环节,从抽取病历选择初评/复评/复核专家分配任务,各环节统一操作规范。在明确各分院区医院考核扣/得分的基础上确定集团医院考核扣/得分合并规则,可采用累加制、平均制或加权制(根据医疗服务能力等进行加权)。对于基本的考核单元,可以结合医院的实际情况如以院区的学科设置或亚学科为设置单元,而不是单一的将院区作为考核单元,通过绩效考核和分配制度,带动全院区参与到质量管理和改进的活动中。一方面以绩效为抓手促进集团总体医疗质量管理目标的实现,另一方面及时充分地向所有考核单元进行反馈,包括考核反馈问题明细溯源,促进考核单元自查申诉及整改,并在医疗质量与安全管理平台上记录,以符合 PDCA 螺旋式改进。在原有质量管理工具的基础上引进疾病诊断相关分组(DRG)、卓越绩效等管理工具,不断优化医疗质量组织体系标准体系操作流程,促进集团医院及各成员医院医疗质量持续改进。

同时,也有部分研究对目前各地区一院多区模式的经验进行总结,除了制定一套适用于一院多区的医疗质量评价标准之外,一院多区医疗同质化的质量管理实践也可为质量的持续改进提供参考,具体包括三个方面:

一是建立联合查房制度,促成不同院区质量检查的标准化。针对新院区成立之初,即使制定了标准化的质量评估体系，不同院区的质控检查分别由不同院区职能科室人员检查衡量的标准依然会存在偏差的现实情况，有院区组建了一支由来自于不同院区职能科室的质控管理队伍，采取联合检查的方式，由这一组人员负责对不同院区的医疗、护理、管理、服务等进行质量检查。这样的举措不仅可以统一检查衡量的标准，而且还可以达到院区之间相互学习借鉴的目的。同时，在联合查房的基础上，建立各职能科室负责人的定期汇报制度、质控内容汇总制度，最后由总院质控管理办公室汇总成为总院区的质控结果周报/月报，反馈给各院区各科室进行及时整改，持续改进，不断提升医院质量管理内涵。

二是建立院区沟通机制，提高院区之间的交流频率。院区之间质控管理和监督的效果差异性，其中最为主要的原因在于院区和院区之间没有形成一个有效及时的沟通机制，总院对分院、分院和分院之间如果能够及时了解各院区的工作完成情况和工作计划，则会极大提升总院—分院之间的工作效率。如有一院多区会通过建立定期晨会的方式，组织全院领导、各职能科室负责人、医疗、护理、行政人员参加，在会议上进行全院数据交班（病危重患者交班、行政交班等），汇报各科室在晨会周期内的工作完成情况和工作计划，使得院领导和职能科室负责人掌握全院的工作情况，同时在会上对需要职能科室落实的事项直接进行现场布置，减少传达的中间环节，确保各院区能够保持工作上的统一行动。

三是将院区医疗质量标准与医院等级评审标准相结合。医院等级评审制度也是我国目前使用范围最广，医疗机构接受度最高的评审标准。医院各职能部门根据三级甲等医院评审标准要求，不仅可以使医院的规模发展能够紧扣国家医改的战略导向，同时也可以不断修订完善医疗服务质量标准，用规范和制度来规范员工的行为。在一院多区的质量标准体系建设中，以医疗机构等级评审为契机，建立和完善原有的内审员队伍、医院内审制度，让医院等级评审的标准践行在日常工作中。实践证明，医疗机构等级评审的标准体系对新开设和新增的临床科室起到了积极的督促和指导，使得科室设立初期就能按照严格的标准来执行，员工养成良好的工作习惯。

四、服务流程

一院多区模式的推进，优化和精简复杂的业务和流程，提升患者就医的满意度和获得感，是公立医院改革与发展需要遵循的基本原则之一。广义的服务流程包含两个方面的含义：

一是医疗服务供给的核心流程，主要指的是直接面向患者、为患者提供相关医疗服务的流程，包括医疗流程、护理流程、医技流程、药品流程四个主要部门，具体包括门诊患者就诊、住院患者就诊、急诊急救、麻醉手术、病房/门诊输液、检验、取药用药等各个环节。

二是保障患者能够进行正常诊疗的组织服务流程，包括领导、企划、质量管理、办公室、人力资源、后勤物资保障、信息化等。两个方面的服务流程从根本上上需要形成一种良性互动的模式，最终才能为患者提供高品质的医疗服务。

与医院组织内部管理流程优化不同的是，一院多区在新建院区或院区合并的过程中，若不能优化院区之间如院区之间患者转诊、会诊和联合治疗、医疗设备共用、检验检查报告互认、医疗信息互通等相关的服务流程，将直接或间接影响医院整体医疗资源的共享共用。其主要原因在于，不论是新建的院区还是合并重组的院区，多个院区服务流程的调整都将是一院多区模式推进过程中首要考虑的问题。从理论上来看，新建院区的运行将会增加整体医院的人力、物力、财力资源，总院区需要根据新院区的学科发展规划设定和发展制定相关的服务流程,如总院和分院之间的人力资源调配、绩效考评办法等,与之相对应的,合并重组的院区面临着更大的挑战,虽然院区之间的合并带来的是成熟院区的发展资源和优势学科的叠加,但是院区之间如院区间医疗资源共享机制、诊疗活动成本核算等,都需要进行组建合并后的服务流程重新构建,以此来促进合并后的院区在医疗集团中的融合。基于以上需要解决的问题,各地区在如何盘活新建/组建院区医疗资源方面也作出诸多实践。

案例　A医院:多院区医院合并后的流程优化

　　A集团医院现有八个医学中心和一个分院,组建之前各医学中心和医院为独立的综合医院,具有"大专科小综合"的特点,具备各自的优势专科。组建合并后,总院面临的是如何解决多院区科室重复、岗位相同的结构现状,破解多院区成本控制的难题,以达到盘活多院区医疗资源的目标。A集团医院在组建之前,各中心或分院之间没有统一的标准,各自独立运行。针对合并初期相同科室存在业务流程不一致、同种疾病治疗方案不相同、相同岗位工作范畴、工作要求不一致的现状,集团医院首先通过"医院—中心""中心—中心"多方协商和沟通,对解决共性问题的技术标准化达成共识,形成对初步的业务标准、技术标准、工作标准、诊疗路径。其次,在达成共识的基础上,逐一对相同科室的相同医疗服务、岗位职责和岗位管理建立统一规范,制定相同的岗位说明书,明确岗位资质、岗位职责、工作范畴、工作要求和考核标准。第三,对确定的岗位说明书和流程规范进行统一培训和考核,通过为各岗位提供标准遵循,规范各岗位服务行为,促使各个岗位的员工依据标准主动进行自我管理、自我约束,保证各岗位服务的同质化,提高医院整体医疗质量和运行效率,最终通过整合医疗资源来取得"1+1>2"的效益。

五、文化融合

(一)医院文化的具体维度和表现形式

　　医院文化是医院生存发展之本,是现代医院管理的重要内容,加强医院文化建设是每个医院管理者必须重视和面对的现实问题。医院文化塑造的内生动力对于推动医疗机构技术和服务质量提升、医院整体素质和形象的优化、医院品牌和发展战略的定位,具有积极且不可替代的作用。从以往研究来看,广义的医院文化包括硬文化和软文化两个方面,其中硬文化指的是包括医疗设备、医院建筑、医院环境、医疗技术水平和医院效益等具备物质形态的文化,软文化指的是医院在历史发展过程中形成的具有本医院特色的思想、意识、观念等意识形态和行为模式以及与之相适应的制度和组织结构。二者的关系在于,医院硬文化是医院软文化形成和发展的基础,医院软文化则是对医院硬文化反馈。狭义的医院文化是指医院在长期医疗活动中逐渐形成的以人为核心的文化理论、价值观念、生活方式和行为准则等,即医院软文化。

　　也有研究将医院文化按照物质文化、行为文化、制度文化、精神文化进行更进一步的维度划分。认为这四个方面呈层层递进的关系。医院文化日益由表层的物质文化向深层的精神文化渗透,并日渐形成它独特的文化结构层次。物质文化由院容院貌、就医环境、医务人员的仪容仪表等硬件外表所构成,是医院在社会上外在形象的集中表现。行为文化由医务人员在诊疗过程中和医务人员之间交往中所产生的活动文化所构成,是医院经营风貌和职工面貌等的集中表现。制度文化是一种强制的文化，是医院物质文化和行为文化的支撑点。精神文化是医院文化中的核心文化，是医院经营管理中形成的独特的意识形态和文化观念。

（二）院区新建与合并过程中文化融合的契机

一院多区推进过程中的文化融合是一把双刃剑，也可看作是对医院决策层治理能力的考验。一方面，文化建设具有长期性和复杂性，目前我国多院区医院文化建设尚属于探索阶段，由于各分院区学科设置差异、地域文化及人员学历构成差异等原因，多院区医院文化可能存在冲突，不能在短期内消除，文化融合难度较大。加之一院多区运行成本较高，如何进行多院区医院的文化融合，实现成本投入和效益的最大化，给医院管理者带来新的挑战。另一方面，医院文化也是医院在发展的过程中提炼出的核心价值观，组织的氛围、组织的价值观是逐步形成存在于组织体内的，而不是一蹴而就的，这也为一院多区的新建院区或是组建合并重构医院文化提供了契机。在新建院区／组建合并的不同模式下，医院决策层和管理者可以选取恰当的方式，将文化理念植入到运行机制、岗位设置、规范制度的构建和完善中。同时，在医院发展和制度完善过程中根植的医院文化，更容易获得医院最广泛员工的一致认同，从而构建符合于一院多区模式的共同价值体系，增强不同分院区员工认同感和归属感提升员工凝聚力，进而通过共同的价值观念来规范、引导医院员工的行为，成为推动多院区医院同质化发展的重要内生动力。

研究发现，新建或组建的一院多区在具体实践中，也产生了关于如何融合医院文化的较好做法。如有的医院结合持续改进医疗服务质量和医院文化融合，以让患者放心、让职工满意为宗旨持续改进医疗服务质量，定期召开工休座谈会，征求员工对医院服务、质量、技术等方面的意见，建立职工沟通机制，构建医院文化。或是对职工开通院长信箱，定期召开职工代表大会，对医院重大事项和决策广泛征求职工意见并进行讨论，让职工充分参与医院的建设和发展，使其拥有对医院发展的使命感和责任感，增强员工对组织文化的归属。也有医院通过统一全院职工培训来进行文化传承，注重新进员工医院文化的传承，对新进员工安排专门的集中岗前培训，使员工更多地了解医院的文化，尽快适应岗位要求，更好地融入医院的氛围中，将医院的文化积淀体现在新老职工身上。

六、信息支撑

医院信息化建设对建立健全现代医院管理制度、保障医疗质量和安全、提高医疗服务效率、改善群众就医体验、加强医疗服务监管、促进"智慧医院"发展等具有重要意义。对于一院多区的医疗质量与安全的同质化管理，信息化是极其重要的实现方式和保障路径。在信息化时代，不同院区产生和存储的海量数据不仅是医学科研的重要支撑，更是医院融合发展和精细化管理提升必不可少的工具。

"信息"即"数据"，按照产生场所分，可以分为门诊部产生的电子处方数据以及住院部产生电子病历数据；按照数据属性分，可分为业务收入的数据、业务支出的数据、业务量的数据、服务计量的数据、出入院患者的付费数据、医保支付数据、管理流程数据等；按照业务内容分，可以分为患者管理系统数据、财务管理系统数据、成本核算系统数据、绩效管理系统数据等。

在医疗机构信息化建设的各组成部分中，电子病历是核心。在电子病历信息化覆盖诊疗服务全环节、发挥诊疗决策支持功能的基础上，将通过加强医院对诊疗行为的监管、对诊疗权限的管理和对诊疗质量的控制和评价，实现电子病历信息对医院管理水平的促进作用；通过促进线上线下医疗健康服务结合、推进便捷就医服务，实现患者医疗服务体验的改善；通过探索建立健全智慧医院标准、管理规范和质量控制方式方法，促进智慧医院的建设和发展。

在多院区医疗质量与安全同质化管理中，以电子病历为核心的信息化是必要和重要的支撑条件。多院区信息的互通互联可以实现检查检验结果、影像资料共享，各种临床、教学、科研数据的跨院区同步，有助于总院区对各院区运行情况实现实时了解、应用和分析，实现医疗资源的最优调配、医疗事故的事前预警和提前干预；也有助于各院区之间增加相互了解，促进各院区的融合和相互认可。

相比单个院区，多院区医院管理对信息化的共享程度提出了更高的要求。实现多院区间的信息交换，不仅需要在各院区系统间进行数据内容和格式的转换，还需要进行跨系统的数据协调、业务流程管理、业务行为监控和复合应用开发。此外，多院区信息化建设既要考虑跨院区的流程设计，又要考虑分院区的个性化需求。因此，构建多院区协同信息化平台，实现信息资源跨机构互联互通、共享利用具有一定的难度。

首先，信息数据来源多、统计口径不一致且烦琐复杂是多院区模式运营中存在的普遍问题。在以往一院多区的情形下，各院区信息系统软件不一致、数据采集接口不一致、重点专科不一致、数据标准不一致、信息平台不一致等问题比较常见，这就导致院区的数据孤岛现象普遍存在。基础数据分布在各个院区，不能及时上报、反馈不及时、数据标准不统一、数据衔接不当，造成数据缺乏准确性、真实性、及时性、完整性。院区之间成本核算各项报表数据没有可比性，经济运营评价不准确。

在多园区信息一体化的实践中，有的医疗机构借助信息化手段搭建集团医院医疗质量与安全管理平台，涵盖数据采集、考核反馈指标、监测专科质控体系、维护辅助等功能。医疗质量与安全管理平台采用统一的内外网登录入口，对全体医务人员开放，实现全用户覆盖，并通过赋予用户不同角色进行权限管理。数据采集支持自动提取、批量导入和人工录入多种方式，并综合通过电脑端平板端和手机端实现数据采集展示和用户交互。

另有案例将协同信息化平台分为协同应用建设、数据中心建设、基础平台建设、安全防护建设和协同监管建设五大部分，基础平台包括数据采集交互平台、患者主索引管理系统和资源管理3个部分。其中，数据采集交互平台是整个多院区协同信息化平台的基础，针对院内是否建有集成平台采用不同的对接方式。①对于院内已经建有集成平台的接入机构，采用院内集成平台与多院区协同信息化平台两级平台对接的方式，通过多院区协同信息化平台的路由转发来实现各应用系统间的整合与数据交互，达到协同单位内医疗资源共享和医疗协作的目的。两级平台对接时要充分利用现有资源整体规划，分步实施，把当前先进性、未来可扩展性和经济可行性结合起来。②对于院内未建设集成平台的机构，通过设置前置服务器并在前置服务器中部署协同交互服务来完成数据交互。患者主索引管理系统用于将各协同机构或发生协同业务患者的基本信息进行集中管理，生成最佳的患者索引记录，并以此为基础实现协同机构间诊疗信息的连续展示，消除各机构间的信息孤岛，实现跨机构医疗数据共享。

除此之外，医联体中建立的共享型信息化平台也积累了可借鉴的经验。通过共享型信息化平台，提高了基层医疗单位有效利用龙头医院资源的效用，强化医共体内部和医共体之间检验、影像、心电、病理等诊断中心的互联互通信息网络建设。尤其是医共体建立的"云药房",取消了原各基层单位各自备存中药饮片,实时平台处方,由牵头医院集中统一发药(距离远的由快递寄出),有效提升了中药饮片的质量和管理水平。这对于处于同一城市不同地区、甚至跨省的医疗机构分院区的信息化建设有较好的借鉴意义。

随着全民健康信息标准化体系和数据库标准化建设工作的逐步推进,以及新兴信息技术的不断应用,信息化将为医疗质量与安全的同质化提供越来越强劲的动力,高效助力医疗机构多院区高品质发展。

第三节 案例及启示

一、国外案例

(一)美国联盟医疗体系(Partners Health Care System)

美国联盟医疗(Partners Health Care,现名为 Mass General Brigham)位于美国马萨诸塞州波士顿市,是一所世界领先的综合性医疗非营利性机构,1994 年由哈佛大学附属麻省总医院和哈佛大学医学院附属布列根和妇女医院两个全国领先的学术医疗中心联合创立,合作成员包括哈佛大学医学院附属丹娜法伯肿瘤医院、哈佛大学医学院麦克莱恩医院、哈佛大学医学院附属波尔丁康复医院等 14 所医院,涵盖社区、专科医院、管理式护理机构、医生网络、社区健康中心、家庭护理等与健康相关服务的医疗机构网络。美国联盟医疗专注于患者护理、教学、医学研究、社区服务四个方面,拥有包括医生、护士、科学家和护理人员约78 000 名员工,其中包括 6 500 名医生和 9 100 名护士,每年为超过 150 万名患者提供综合性医疗服务。

作为全美排名第一的医学研究卫生系统,美国联盟医疗体系致力于推进以患者为中心的医学研究,突破医学发现的界限,不断开拓医学创新。美国联盟医疗是美国基于医院系统的最大研究机构,年均研究预算总额接近 20 亿美元,其中麻省总医院和布列根和妇女医院是美国国立卫生研究院资助最多的私立医院。联盟医疗同时提供了美国最强大和最具竞争力的医学教育项目之一,联盟医疗体系拥有超过 200 个住院医师和奖学金项目,在这些项目中,受训医生会定期在学术医疗中心、社区和专科医院之间轮换,为联盟医疗体系输送了高水平医护人员,成为保证高质量医疗服务的基础。在美国联盟医疗体系进行医疗同质化的管理和运行中,形成的一套规范、成熟且适用于美国地区经济发展和社会结构的制度结构,主要包含管理组织架构、管理内容和管理工具两个部分。

1. 同质化医疗管理组织架构 联盟医疗体系组织内部设立质量与安全部门,用以规范服务体系中各类各级医疗机构服务质量和安全的同质化管理,主要职责为评估和报告联盟医疗体系中各机构医疗服务供给的质量和安全。质量与安全部门建立了较为完善的同质化管理系统,在联盟医疗体系下各合作伙伴的医生和护理团队保持信息互通,以确保患者在体系下的任何地方都能接受符合最高质量和安全标准的医疗服务。

(1)质量与安全部门的五个战略:质量与安全部门制定了五个战略目标,帮助医疗机构在全周期式的医疗服务过程中提供出色的质量和安全标准,确保系统的有效性。

1)为联盟医疗体系下的各医疗机构制定一致的质量和安全理念,包括站点管理、资源分配、运营结构和问责制等。

2）持续提高联盟医疗提供安全、有效、以患者为中心、及时、高效和公平的医疗服务的能力。

3）持续开发电子健康记录"Partners eCare"，协助改进在整个联盟医疗体系中实现质量和安全。

4）创造注重数据和信息透明的文化。

5）保持高标准的监管准备。

（2）质量与安全的八个部门：联盟医疗体系中的质量与安全部门的由分属不同专业领域的八个团队组成。

1）药物政策中心（Center for Drug Policy）：负责与药物药品流通的利益相关者沟通，提高医疗服务体系内部对药物使用的效率和效能，目标是优化患者护理结果，保证医务人员提供最为适当的医疗服务。

2）患者报告结果测量团队（Patient Reported Outcome Measures，PROMs）：收集和管理患者反映的护理结果，对收集的信息形成相关报告，并对其进行分析和使用，以帮助医疗团队更好地做出相关决策。

3）门诊质量团队（Ambulatory Quality）：专注于改善一级、二级医院和专科护理诊所提供的医疗服务。门诊质量团队通过对联盟医疗体系下的医疗机构进行自身标准以及国家标准的质量绩效评估。在外部为合作伙伴提供质量评估与测量，在内部设计激励措施以改善医疗质量。

4）临床过程改进团队（Clinical Process Improvement）：通过教育、培训协助联盟医疗体系下的合作伙伴和员工，不断提高他们为患者所提供的医疗质量、安全性、效率以及护理服务质量。

5）质量/安全协作团队（Quality/Safety Collaboration）：通过对医疗服务全系统中质量与安全相关委员的支持，专注于公平、患者体验、安全等几个核心要素。

6）临床合作团队（Clinical Collaboration）：召集联盟医疗体系下各合作机构的临床专家组成临床协作小组，制定和管理关键战略计划，包括指导美国电子病历系统 Epic 的工具开发，协助医疗质量和安全测量与评估、共享最佳实践经验，鼓励专家全程参与整个联盟医疗体系的质量改进等。

7）政策团队（Policy）：协助医生和医院制定和管理与质量相关的付款人激励计划。包括 Medicare、Medicaid、内部激励和 Commercial Payer 等计划。

8）联盟医疗质量与安全团队（Partnerse Care Quality and Safety）：负责监督 Epic 平台的安全推动与实施，协助医疗质量和安全测量与评估，并授权联盟医疗体系中的员工利用系统统一的电子病例来提高患者护理的质量和安全性。

（3）医疗质量同质化的三条路径：

1）不断开发并持续改进对基础医疗服务设施的评估手段和流程，以提供准确，全面且可操作的医疗质量和安全数据。

2）保持信息互通，对联盟医疗体系下的合作成员，护理团队，患者，以及整体社区开放质量和安全数据。

3）在联盟医疗体系网络中帮助定义和分享最佳医疗服务实践经验。

2. 联盟医疗体系同质化管理内容和管理工具 联盟医疗为确保合作医院及医疗机构能

够提供最高质量和安全标准的医疗服务,制定了包括全系统数据基础架构、评估框架、大数据推动等针对性的计划。

（1）全系统数据基础架构的建立,提升质量与安全部门的工作绩效：美国联盟医疗体系庞大的规模为质量与安全部门的工作带来了极大挑战,为有效解决这一困境,美国联盟医疗体系建立了全系统数据架构,通过对质量与安全部门全面、全周期的监督,及时协助改进质量安全部门的工作环节和内容。在全系统数据基础架构下,质量与安全部门能够收集数据、访问患者信息、控制成本、确保医疗质量、协调护理、共享知识与经验以及改善医疗的公平性。可以帮助质量与安全部门更为出色的发挥应有的作用,进而提升医疗同质化服务的供给效率。同时,在联盟医疗体系下,通过质量和安全基础设施为基础,联盟医疗体系不仅为患者及其家人创造价值,还为在提供和推进医疗保健方面发挥作用的各类主体（包括医疗服务提供者和护理团队、社区医疗服务、政策制定者等）创造价值。

（2）应用评估框架,优化医疗同质化服务质量和安全：质量与安全部门选取美国国家医科院（National Academy of Medicine,NAM）的评估框架,来测量及评价联盟医疗体系的医疗服务质量。NAM护理评估框架包括"安全""有效""以患者为中心""及时""高效"和"公平"六个方面,以评估医疗服务人员是否在正确的时间提供了正确的医疗和护理服务。联盟医疗体系衡量了三个不同类别的质量：结构性措施（评估机构的基础设施和资源的质量情况。结构性措施是医疗保健质量的基石,其中包括了医生的证书和技能以及对技术的有效使用等内容）、流程测量（案例研究能够反映出联盟医疗体系在特定流程上的表现）以及结果测量（测量描述了患者接受医疗护理的结果）。

仅储存在本地的患者数据帮助联盟医疗体系以更及时、更准确的方式评估所提供的护理和医疗服务质量。这一套在医疗保障行业中相对完善的综合质量标准,还能够为患者提供联盟医疗体系中不同医疗机构相关的医疗服务质量数据,为患者就医的选择路径提供决策和参考建议。联盟医疗体系通过使用医疗服务提供者每天记录的患者数据来评估质量,例如血压和实验室结果等。这些信息帮助联盟医疗对患者进行分组并全面测量他们获得的医疗服务和护理。

（3）大数据在医疗服务和安全同质化中的应用：大数据在联盟医疗体系的质量评估中也起到了重要作用。联盟医疗体系下的"Partner Care"是基于健康管理技术供应商 Epic 定制的电子病历平台,能够根据患者的临床信息创建衡量标准,以更准确地描绘联盟医疗的医疗服务质量水平；获取实时数据以推动对医疗和护理的改进；帮助临床医生更好地参与质量改进；通过开发新的评估工具（比如患者报告结果测量 PROM）进行创新。

（二）美国加州凯撒集团（Kaiser Permanente）

凯撒医疗集团成立于 1945 年,目前是美国最大的私立非营利性医疗系统和健康维护组织（Health maintenance Organization,HMO）。目前凯撒医疗分布于美国 8 个州及哥伦比亚特区,集团旗下拥有 39 家医院,727 家医疗机构及门诊,拥有超过 21 万名员工,其中包括23 597 名医生和 63 847 护理人员等,为共计超过 1 250 万会员提供医疗健康服务。凯撒医疗的理念以患者为中心,覆盖全生命周期并提供高质量高水平的医疗健康服务,致力于护理创新、临床研究、健康教育和改善社区健康。

1. 凯撒医疗集团的三个组织　凯撒医疗集团作为一种整合型的医疗模式,由三个独立但相互依赖的不同实体共同组成并采取闭环一体化方式管理运作。

（1）凯撒基金医院（Kaiser Foundation Hospitals）及其子公司：一个非营利性医院，致力于诊治疑难杂症，医院的收入被用于向成员提供更好的服务。

（2）凯撒基金健康计划（Kaiser Foundation Health Plan）：是凯撒医疗集团的保险方和支付方的组成部分。

（3）凯撒永久医疗集团（Kaiser Permanente Medical Groups）：由医生或专业团队构成，属于永久性自主独立的医疗团体，致力于改善患者和社区的健康，提供家庭医生服务。

2. 医疗服务机构认证评级的三个标准　凯撒医疗通过国家质量保障委员会（National Committee for Quality Assurance，NCQA）来评估医疗质量。美国国家质量保障委员会是非营利组织的性质，负责对医疗服务机构进行认证和评级。医疗保险计划评级基于以下三个标准：

（1）医疗效果数据和信息集（Health care Effectiveness Data and Information Set，HEDIS）中健康计划的综合评分。

（2）消费者医疗计划评估（Consumer Assessment of Health care Providers and Systems，CAHPS）。

（3）NCQA 认证标准的分数。

大数据在凯撒医疗集团的同质化管理中发挥了关键性的作用。凯撒医疗信息管理系统（KP Health Connect）于 2004 年开始建立，2010 年成为美国最大的民用医疗信息系统，实现 860 万患者的无纸化病例操作。医疗信息管理系统协助凯撒医疗集团对组织内医疗机构的医疗服务流程和质量进行监管，通过系统所搜集的数据进行分析，挖掘潜在的医疗服务问题，根据循证医学原则不断改进。此外，医疗信息管理系统为循证医学研究、医疗服务质量管理、医疗机构监督与考核、客户服务以及患者健康管理提供了便利的技术手段，实现了服务模式与运营方式的精细化整合。患者的医疗团队能及时访问患者的医疗信息，从而帮助医生和患者专注于健康和医疗服务而非冗杂的文书工作。

同时，为保证凯撒集团医疗质量与安全的同质化管理，凯撒集团组建由高素质医生与其他高水平医疗健康专业人员相结合的专业团队，在与患者建立长期稳定关系的同时，发展创新研究项目，并在凯撒医疗系统下的各地医院和诊所进行实践。凯撒医疗通过参与众多针对医疗和服务质量的独立研究报告，为其成员和公众能够获得有关凯撒医疗系统下所提供的医疗服务质量的可靠信息。

（三）得克萨斯医疗中心（Texas Medical Center）

得克萨斯医疗中心（简称得州医疗中心，TMC）是全球最大的医疗健康产业聚集地，汇集了 54 所国际顶尖水准的非营利医疗卫生机构，包括 21 所医院、8 所专科机构、8 所学术和研究机构、4 所医学院、7 所护理院校、3 所公共卫生组织、2 所药学院以及 1 所牙科学校。其中久负盛名的全球最大的儿童医院（得克萨斯儿童医院）以及全球最大的癌症研究中心（安德森癌症研究中心）均坐落于此。得州医疗中心拥有超过 10 万名员工和配备有 9 200 张病床，每年接诊超过 1 000 万名患者，超过 18 万台手术（其中超过 1 万台全心脏手术）以及 75 万次急诊就诊。作为处于推进生命科学最前沿的医疗城市，得州医疗中心致力于培养医疗体系的跨机构合作模式来挖掘医疗系统的创造力和创新性，同时对各机构的同质化医疗质量与安全进行管理。

本书选取具有代表性的安德森癌症研究中心介绍其医疗质量管理系统。1941 年，得克萨斯州议会创立安德森癌症研究中心（The University of Texas M.D. Anderson Cancer Center）。安德森癌症研究中心附属于得克萨斯大学，致力于通过整合临床治疗、医学研究和疾病预防的项目，建立全球首屈一指的癌症中心。安德森癌症研究中心的核心价值之一为提供安全就医环境和最高质量护理和服务，并通过建立三类相互关联的计划方案以保证医疗质量与安全的同质化管理：

1. 休斯敦大都会门诊部（Metropolitan Houston Outpatient Clinics）　安德森癌症研究中心的四所门诊部负责提供亚专科手术，医学肿瘤学以及放射肿瘤学的医疗服务，将高质量的癌症护理和临床试验推广到社区之中。为保证医疗高质量管理，安德森癌症研究中心的区域中心获得了美国临床肿瘤学会（American Society of Clinical Oncology，ASCO）质量肿瘤学实践倡议（Quality Oncology Practice Initiative，QOPI）的认证，建立了一套实时质量保证流程，用于评估绩效指标和对医疗服务标准的遵守情况。安德森癌症研究中心同时在门诊部试点，将医生薪酬与质量指标相关联，以提高医疗服务质量。

2. 认证会员计划（Certified Member Program）　安德森癌症研究中心的长期认证会员计划建立已有 16 年之久，是一项基于安德森癌症研究中心的多学科护理方法的综合肿瘤学质量改进计划。其核心是认证会员使用安德森癌症研究中心的临床实践指南，并结合包括美国国家质量论坛、ASCO、美国国家综合癌症网络、美国外科学院癌症委员会等组织的医疗服务质量指标，帮助认证会员提高当地社区的癌症护理水平并更好地管理医疗质量。

3. 合作伙伴会员计划（Partner Members）　相比于认证会员计划，合作伙伴会员计划旨在安德森癌症研究中心与另一个医疗卫生机构之间建立联合品牌关系，涉及与安德森癌症中心更深层次的合作，临床实践方面更为整合。通过建立全方位服务的联合品牌癌症中心并实施统一质量监测标准，帮助安德森癌症中心更好的对其医疗网络进行医疗质量与安全的同质化管理。

二、国内案例

（一）华中科技大学同济医学院附属协和医院

华中科技大学同济医学院附属协和医院始建于 1866 年，是扎根武汉市历史最悠久的集医疗、教学、科研于一体的大型综合性医院，也是湖北省急救中心、湖北省远程医学中心挂靠单位，系国家首批三级甲等医院、全国百佳医院，荣获全国五一劳动奖状和全国文明单位等国家级荣誉。医院由主院区、西院区、肿瘤中心和金银湖院区组成，编制床位 5 000 张，年门急诊量 670 万人次，住院量 29.8 万人次，住院手术 11.4 万人次，主要医疗指标稳居国内前列。其中心脏移植领跑全国，心肺联合移植术、连体婴儿分离术、骨髓移植、腔镜下巨结肠切除术、细胞治疗临床研究等居国内领先水平。其中，华中科技大学同济医学院附属协和医院肿瘤中心于 1987 年在协和医院本部组建，2002 年异址扩建，是集临床、科研、教学、培训于一体的三级甲等医院肿瘤专科医院。中心设有肿瘤科和 4 个肿瘤外科病区，截至 2020 年底开放病床 1 016 张。肿瘤科包括头颈肿瘤、胸部肿瘤、腹部肿瘤、妇科及泌尿生殖系统肿瘤、淋巴瘤、乳腺肿瘤、骨软组织肿瘤放化疗科和放疗中心 8 个专科，共 16 个病区。肿瘤外科开设有胸部肿瘤、腹部肿瘤、乳腺甲状腺肿瘤、骨软组织肿瘤 4 个病区，另开设有日间诊疗、中西医结合等专业单元。2019 年门诊量达 14.3 万余人次，年出院人数过 6 万。为确保总院与分院之间医疗服务质量的优质供给，以西院区为例，同济协和医院在专家分配、设备配备、管理制度上分别作出安排。

1. 统筹专家分配　华中科技大学同济医学院附属协和医院西院区的神经外科医生均由本部神经外科派驻、培养,实现人才的共享,保持医务人员的专业能力具有一致性。门诊出诊专家由本部统一安排,确保各类神经外科疾病的患者能在两个院区得到各个亚科专家的诊治;如需进行手术外科治疗,将由接诊专家前往西院亲自完成,并全程参与患者的住院管理和治疗;护理也由本部具有丰富经验的护理人员承担,在人员方面保证医疗质量的同质化。

2. 均衡医疗设备配置　为确保两院区在治疗技术和检查硬件上具有同质性,使华中科技大学神经外科各亚科手术均能在西院开展,具体包括经蝶窦切除垂体瘤手术、锁孔手术、脑室镜手术、立体定向手术、腰椎间盘突出显微手术、脑出血微创手术、深度脑刺激手术、血管内介入手术等最新技术。主院区为分院区引进国际先进的硬件设施,为高难度复杂手术的实施提供了硬件保证。如配备第四代导航系统,一间复合手术室配备数字减影血管造影机和术中CT,超高清神经内镜、荧光手术显微镜、C形臂X光机、术中电生理监测仪、动态视频脑电、先进动力系统、超声吸引装置及各种显微神经外科器械等。

3. 制定"总院-分院"管理制度　出台《华中科技大学同济医学院附属协和医院神经外科科务会议相关规定》,深度融合双院区一体化管理体系,使协和医院神经外科双院区在提供医疗服务期间能够达到无缝对接的状态,从而实现资源利用、人才共享、文化同源、管理同质的目标。

(二)上海交通大学医学院附属仁济医院

1. 主院和分院区的总体建设情况　仁济医院位于上海,目前由东西南北四个院区和上海市肿瘤研究所组成,是一个学科门类齐全,集医疗、教学、科研于一体的综合性三级甲等医院。东院区位于浦东陆家嘴金融贸易区内,于1999年10月建成投入使用;西院区位于黄浦区中央商务区内;南院区位于闵行区浦江镇,于2012年12月建成投入使用,2020年10月20日整建制并入仁济医院;北院区位于巨野路灵山路,于2013年7月全面启用;肿瘤所位于斜土路,于2010年10月与仁济医院正式"院所合一",2019年完成整体转隶,目前由市教委委托上海交通大学医学院管理,具体事务由仁济医院负责。

2. 多院区的一体化信息系统:提升管理效率与就诊体验　作为一家集医疗、教学、科研于一体的三级综合医院,仁济医院如今已发展成为由四个院区和上海市肿瘤研究所组成的多院区医院,年门诊量达到430万人次以上,住院和手术人数均位居上海前三位。多院区在为上海不同地区居民提供优质医疗服务的同时,如何实现不同院区、不同系统、不同数据间的互联互通、开放共享及协同创新,也是仁济医院的IT建设需要面对和亟待解决的问题。

针对目前多院区医院多种医疗信息子系统如HIS、PACS、EMR、LIS独立并存,不同医院、院区、部门和科室的需求差异化,使得医院IT架构容易缺乏整体性、全局性的现状,仁济医院选择某品牌LinuxONE作为院区的一体化IT整合大型机平台,借助该技术LinuxONE的高稳定性、高性能与高可扩展性,实现多个系统及多类型医疗数据的彻底融合与无缝迁移,打通HIS、电子病历、移动医疗和集成平台等核心系统,从而为临床科研、临床诊疗、患者服务、医院管理提供更好地支撑和协助。目前,构建的多院区一体化信息系统已在三个院区全部上线,成功通过一体化的医院架构顶层设计,实现HIS等多个核心医疗信息系统在三个院区之间彻底打通与实时共享,支持其门急诊日均16 000、峰值19 000诊次、每年12.9万出院人次的医疗业务量,彻底消除凌晨后台作业期间急诊医疗业务的卡顿等难题。

此外，多台 x86 服务器、多个数据库聚合为一台 LinuxONE 服务器和一个主数据库后，缩减了服务器数据库安全边界和复杂度，节省了信息安全成本，提高了系统安全等级。这一系统的成功部署及完全上线，有效实现了核心业务跨院区的协同，助力多院区同质化医疗、优化就医流程，并实质性提升患者就诊体验。

3. 借助信息化系统优化就诊流程，提升培训效率　上海仁济医院运用新开发的"远程查房系统"来实现不同院区的数据互通互联和业务同质化开展。远程查房系统汇集了开具医嘱、查看病例、医学影像、临床信息等功能，患者治疗方案等信息均可在该平台查看；同时该平台还可以作为高清视讯的互动终端，直接将该平台移动至患者病床前，使患者可以通过平台视讯功能和专家实现面对面沟通和诊断，增加患者对医院的信赖，提高患者对医嘱的服从性；该平台还可以自动进行只能分析，通过对医嘱和临床检查检验、影像等结果进行智能分析，提示医生是否需要采取某项临床措施，管床医生可以直接向专家上传分析结果，询问是否采取建议的措施。同时，利用"远程查房系统"进行每周固定时间的门诊教学，利用视讯，对杨思医院和安达医院等各个医院的医务人员进行业务培训，也可提高医务人员的专业知识和技能。专家查房也可通过该系统完成。基于这样的移动智能系统平台，实现患者实时状态的追踪，使患者能完全放心、自愿的在下游医院就诊，打破了传统的分级诊疗制度"转上容易转下难"的困境。通过这样即时的数据监控也激发了本院医生向下转诊的意愿，即缓解了本院的就诊和住院压力，也增加了医联体其余医院的就诊患者，对各家医院都是好事。仁济医院希望通过这样的系统平台完成同质化教室、同质化病房、同质化教室、同质化手术室、双向转诊通道的目标。

4. 一院多区的跨地区纵深发展　上海仁济医院的一院多区除了致力于在上海市域范围内进行医疗同质化和管理效率的提升，同时在中央关于公立医院高质量的战略引导下，近几年来也致力于通过一院多区的发展，助力长三角医疗服务一体化的实现。

如南通市政府和上海仁济医院签署合作协议，双方在南通创新区共建新院，新院名称为南通市第一人民医院，增挂"上海交通大学医学院附属仁济南通医院"牌，市属公立医院的性质和行政隶属关系不变，财政资金拨款渠道不变，承担的社会公益责任不变。双方共建的协议内容主要有，推进南通市第一人民医院新院与上海仁济医院一体化、同质化管理，两院在医疗管理、学科建设、人才培养、科研指导等方面进行资源共享交流，实现沪通两地医疗合作的"双赢"，让更多群众共享合作成果，依托上海仁济医院优质的医疗资源，打造国内知名、苏中领先的现代化综合医学中心。

又如 2017 年 5 月，在国家卫健委召开的"沪苏浙皖闽"综合医改联席会议上，宁波杭州湾新区管委会、宁波市第二医院与上海交通大学医学院附属仁济医院正式签订三方合作协议，跨省合作办院，挂牌"上海交通大学医学院附属仁济医院宁波医院"。杭州湾医院作为"沪甬合作"办医模式的创新探索，对标"百姓家门口的上海一流医院"目标，在医疗服务技术、质量、范围等方面全面实行上海交通大学医学院附属仁济医院同质化管理，尤其在急危重症患者救治方面，实行"上海医疗直通车"，为保障宁波乃至浙东地区人民的生命健康，降低市外转诊率做出积极贡献。与传统的医院科室设置不同，杭州湾医院已全面打破传统的医学学科的边界，围绕患者健康需求来设置学科，除了整形美容中心，医院整合成立泌尿肾病诊疗中心、风湿骨病诊疗中心、神经及心血管疾病诊区、消化系统疾病诊区、呼吸系统疾病诊区等，为群众就医带来方便。从"以疾病为出发点"到以"患者为核心"、从"治疗疾病"到"服务患者"。

（三）上海市第一人民医院

上海市第一人民医院（上海交通大学附属第一人民医院、上海市红十字医院）有两个院区，北部院区位于上海市虹口区武进路 85 号，南部院区位于松江区新松江路 650 号。医院始建于 1864 年 3 月 1 日，占地面积 29.5 万平方米，是一所集医疗、康复、教学、科研于一体的三级甲等综合性医院。其中，南部院区的定位是成为服务西南城郊、拥有高端医疗技术群的区域医学中心。北部院区的定位是成为服务东区域、解决疑难危重疾病诊治的、专科特色显著的三级综合性医院。为了确保两个院区之间的医疗服务质量的同质化，上海市第一人民医院在组织架构、学科设置、运营机制、管理制度与人员配置方面分别作出安排。

1. 集约化的组织架构　同一法人的一体化管理、一体两翼的差异化布局。

（1）医务、护理、后勤保障等处室南北分设，分管副院长南北分设，实现属地化管理。

（2）科研、教育、采购、合作交流等处室只设一个，派专人定期赴南部办公，由分管副院长统筹管理。

（3）固化＋集中办公：减少院区管理空白，加快南部行政协调力度，减少管理人员分驻两地的资源浪费，避免南北管理工作割裂，产生不同质化的现象。

2. 差异化的学科设置　依据疾病谱要求和百姓需求，结合医院实际情况，错位设置临床科室，形成优势互补的态势。

（1）北部院区（虹口）：眼科、泌尿外科、血液科、骨科、心血管科、内分泌科。

（2）南部院区（松江）：消化科、妇儿科、肿瘤科、创伤科。

3. 一体化的运营机制　临床科室运营管理。

各中心设置学科带头人、中心主任、执行主任、执行副主任、亚学科主任、亚学科副主任，中心主任、科主任可制定科室内部的二级绩效分配方案。中心主任（科主任）全面负责学科各项工作，是学科各项工作的第一负责人，可在南北两部工作，以所在院区的工作为主。亚学科主任在亚学科范围内行使科主任的工作职权，为亚学科第一负责人（图 7-5）。执行主任在科主任领导下行使工作职权，全面负责日常管理，为管辖范围内第一责任人（图 7-6）。

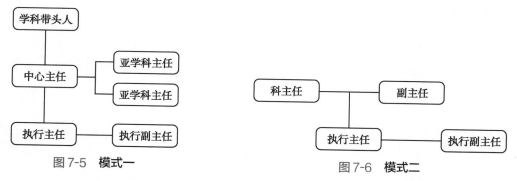

图 7-5　模式一

图 7-6　模式二

（1）患者统一编码身份。

（2）医护统一工作平台：在南北院以统一的身份和口令登录内网；根据南北院不同的权限开展工作；动态可配置以适应人员的调整。

（3）精准院区 BI 分析：统一的全院商业智能查询（BI 查询）；分院区运营态势分析；统一的临床科室业务数据展示；分院区重点病种分析。

（4）运维一体化管理：南北两院区的数据采集、对标规范、数据驱动、主动预警、自动派工。

4. 同质化的管理制度

（1）管理委员会：南北两部共同参与组建，包括医院质量与安全管理委员会、各质量相关委员会，后勤保障与医学装备材料委员会，经济管理委员会，药物治疗与药事管理委员会，学术委员会，信息管理委员会，教学委员会等。

（2）章程与管理制度：结合理论与实践编制院章程，同步修订《医院管理制度汇编》，包括行政管理、医务管理、应急管理等6本分册。

（3）南北联动管理：南北互查、信息沟通、同质化管理。包括南北医疗联席会议、南北护理联席会议、南北防控联席会议、南北后勤保障联席会议、南北教学查房、南北病例讨论、南北学术活动等。

5. 精细化的人员配置

（1）核定床位：北部1 240张，南部580张。根据南部实际开放床位和医疗服务量的增长，精准调配各级各类员工，包括医师、护士、医技、管理、工勤等，实行相对固定、定期轮换的人员流动机制。

（2）人员管理模式（图7-7）。

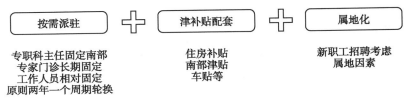

图7-7　上海市第一人民医院人员管理模式

（四）上海市第六人民医院

上海市第六人民医院有徐汇院区和临港院区两个院区。徐汇院区建筑面积为22.7万平方米，核定床位数为1 766张，设有44个临床医技科室。在十四五期间将努力实现向研究型医院转型。关键转型措施：建设两个尖峰学科、三个高峰学科、四个高原学科及特色医疗中心；创建以临床为特色的部市共建国家骨科医学中心、国家糖尿病重点实验室、国家骨科临床研究中心和国家医学装备工程中心。临港院区建筑面积为7.2万平方米，核定床位数为600张，设有41个临床医技科室。临港院区是5家郊区医院中离中心城区最远的一家，与徐汇院区相距近80公里，区域人口导入尚未完成，是该区域内唯一一家三甲综合医院。

2021年2月，临港院区正式与徐汇院区合并，运营模式从不同法人，相同法人代表转变成了相同的法人和法人代表。为了尽快完成多院区医疗同质化，上海市第六人民医院完成了一系列管理制度的创新。

1. 基于特定的运行管理条件，探索建立适宜的组织架构　两院合并后医院管理组织架构的变化如图7-8所示，徐汇院区仍沿用大型公立医院的"直线-职能"组织架构，但其管理幅度较大、管理层级较多。临港院区则在徐汇院区"直线-职能"组织架构下，以垂直管理为主、扁平属地化管理为辅。临床科室与大部分职能部门进行垂直管理，以保证管理的同质性、降低管理成本。

一体化运行后，临港院区内既有垂直化管理模式，也有相对扁平的属地化管理模式。以垂直管理为主、扁平属地化管理为辅。垂直管理的部门包括：所有的临床诊疗、医学检验和

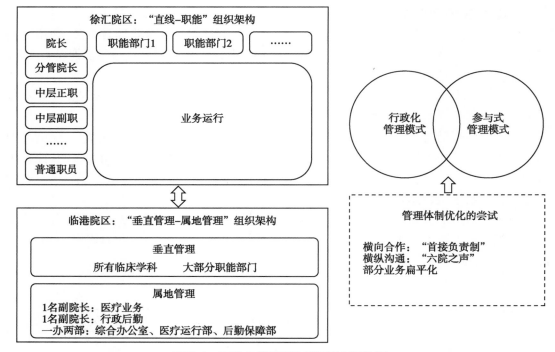

图 7-8 两院合并后医院管理组织架构图

诊断科室；大部分的职能科室。属地管理在临港院区设置 2 名副院长（医疗，行政后勤）全面负责日常运营，设置综合办公室、医疗运行部、后勤保障部（下简称"一办两部"），接受临港院区两位分管副院长领导，全面负责临港院区日常管理。

2. **管理制度的系统整合** 上海市第六人民医院于 2005 年整理编制了第一套《医院管理制度系列》丛书（下简称"制度丛书"），历经多次增补修订后，形成了制度丛书的"整体性、系统性、传承性、创新性"。临港院区整建制并入之前，制度丛书是其管理移植举措之一。整建制并入后，市六医院根据医院发展实际和应用需求，结合两院一体化工作，遵循"有用性、时效性"原则，再次修订制度丛书。将两院区原有制度进行整合，形成了统一的制度规范。

3. **管理优化的制度设计** 为了主动克服"直线 - 职能"组织架构劣势，市六医院制定了"职能部门首接负责制"，让首接部门通过参与业务全程来加深对其他职能部的了解，并且从跨部门的业务全程视角出发合理减少职能交叉、优化服务流程、提高职能管理政策协同性。同时建立了基于"互联网 +"的可匿名建言平台"六院之声"，提高员工参与医院管理的积极性和行动力。2020 年调研显示"职能部门首接负责制"员工总体知晓率超过 90%，"六院之声"建言平台收集职工有效意见或建议 487 条。

4. **开发同质精细化运行管理可视化工具** 上海市第六人民医院以单病种作为医疗同质化管理载体，开发了病种运行绩效管理工具，在病种规范管理、专科管理等方面进行创新，带动院区之间病种管理质量提升。波士顿矩阵为可视化指导，组合而成。从外部治理视角，病种绩效指标参考上海申康医院发展中心的市级医院单病种绩效考核指标，选择费用与住院天数为主要分析指标。从经济运行和医疗管理的内部管理角度，选取收益系数、费用系数、时间系数三大要素来综合计算病种的绩效分值，并且通过手术级别作为重要调节校正，结合病种工作强度和难易程度进行综合分析评价。借鉴波士顿矩阵（Boston matrix）理论，将病种运行绩效情况进行分类，以简单明了四象限图形展示病种绩效情况（图7-9）。

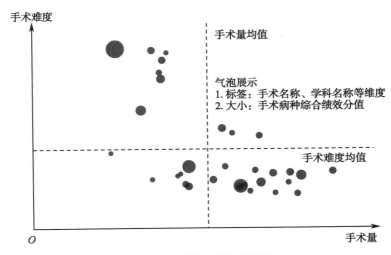

图7-9 病种运行绩效情况图

2021年上半年，两院区始终坚持"垂直化管理、一体化运行、同质化医疗"，不断提升医疗服务和运行效率，医疗收治稳步增长。徐汇院区门急诊量210.55万人次，同2019年相比增长0.96%；临港院区门急诊量48.80万人次，同2019年相比增长26.59%。徐汇院区出院患者5.78万人次，同2019年相比下降0.13%；临港院区出院患者1.44万人次，同2019年相比增长8.88%。徐汇院区住院患者手术3.49万人次，同2019年相比增长4.63%；临港院区住院患者手术0.81万人次，同2019年相比增长46.88%。

（五）四川大学华西医院

四川大学华西医院共5个院区，分别是主院区、锦江院区、温江院区、科研院区、东部院区。四川大学华西医院锦江院区由四川大学华西医院投资建设，该院设住院床位约1 000张，日均门急诊量约5 000人次，主要承担创伤急救、灾难救治、神经系统疾病、儿童外科、感染疾病等急危重复杂疾病的诊疗，同时承担区域医疗卫生服务责任。四川大学华西医院温江院区是四川大学华西医院全资投产、统一管理的院区，正式命名为四川大学华西医院第三门诊暨第七住院大楼。

华西医院按照国家"优质医疗资源下沉"的统一部署，从2015年开始对人力资源、专家资源进行储备，筹备"医生集团"，截至目前，已经储备了专业医生、骨干护士、骨干技师和管理人员758名，这是华西医院派驻本部以外的医院时人力资源的重要支撑。"华西医生集团"医生经过统一的培训后，将分别派往四川大学华西医院本部、各分院、各托管（合作）医院等地开展工作。目前，经过华西医院培训合格的"医疗组长候选人"共有741人，医院本部拥有500个医疗组长岗位，241名高级医生可以派驻到其他医院，实现优质的专家资源的充分发挥。因此，华西本院的医疗资源并没有被稀释，同时，这些医生也能在新的平台上继续学习进步。

华西医院一院多区建设中的五个要点：

1. 医疗服务模式的创新 建设新院区首先要做的是医疗服务模式创新，需要将科技革命与医学科技发展带来的变革结合。华西医院模式的创新在于建立信息的采集、集成、分享平台,对完整生命周期的数据采集然后进行分析,制订诊疗方案。

2. 医院管理体制的选择　在新的科技、医学背景下,传统医院管理模式已经不适合医学的发展,华西医院在多院区人才管理上,采取了或扁平化、或垂直化、或大部制的模式,将医生、技术员、护理和管理人员重新组合建立新的平台和中心。

3. 新老院区关系的界定　多院区的发展不是简单科室的拆分,也不是原有医院简单的复制,而是创新性的倒逼改革的一种方式。华西医院通过用新院区建立新服务模式,倒逼老医院院区在文化上作出创新和改变,以促进多院区的整体发展。

4. 同城异城地域的选择　华西医院对于同城发展和异城发展有着不同定位,异城发展可以根据区域特点、发病率和当地主导性病种作出适当复制,同城发展的多院区发展综合门诊,住院选取大专科、小综合模式,实现差异化发展。

5. 多院区发展的后勤支持保障平台　华西医院利用现代信息技术进行后台的集成,实现后勤集约化管理和分散布置。通过建立医疗物流网络平台,让医院可以直接和厂家连接在一起进行物流配送。医疗检测监护设备后台集成与连接,把医院所有的设备连接在一起,降低整个医院(包括多院区内)系统的信息化发展和人力成本,进而提高医疗资源在院内和院际的配置效率。

(于广军　何　达　谢世珏　周　萍　罗　莉)

参 考 文 献

1. Marjoua Y Bozic KJ. Brief history of quality move-ment in US healthcare. Curr Rev Musculoskelet Med[J]. 2012,5(4):265-273.

2. JCAHO. Champions of Quality in Health Care[M]. Chicago:Greenwich Publishing Group,2001.

3. Aggarwal A,Aeran H,Rathee M. Quality management in healthcare:The pivotal desideratum[J]. Journal of Oral Biology and Craniofacial Research,2019(2):180-182.

4. Varkey P,Reller MK,Resar RK. Basics of quality improvement in health care.[J]. Mayo Clinic Proceedings Mayo Clinic,2007,82(6):735-739.

5. Berwick,Donald M. Developing and Testing Changes in Delivery of Care[J]. Annals of Internal Medicine,1998,128(8):651-656.

6. Is health care ready for Six Sigma quality?[J]. Milbank Quarterly,1998,76(4):565-591.

7. The six sigma book for healthcare:improving outcomes by reducing errors[J]. Quality Management in Healthcare,2003,12(3):1105-1122.

8. Womack JP,Jones DT. Lean Thinking:Banish Waste and Create Wealth in Your Corporation[J]. Journal of the Operational Research Society,1997,48(11):1-8.

9. Varkey P,Reller M K,Resar R K. Basics of quality improvement in health care.[J]. Mayo Clinic Proceedings Mayo Clinic,2007,82(6):735-739.

10. Aggarwal A,Aeran H,Rathee M. Quality management in healthcare:The pivotal desideratum[J]. Journal of Oral Biology and Craniofacial Research,2019(2):180-182.

11. Chen C,Garrido T,Chock D,et al. The Kaiser Permanente Electronic Health Record:Transforming And Streamlining Modalities Of Care[J]. Health Affairs,2009,28(2):323-333.

12. Simeone W J,Bingham J,Burke T W,et al. Quality Assessment Across A National Cancer Network[J]. Journal of Oncology Practice,2013,9(3):165-168.

第八章
医疗质量与安全的文化管理

1. 了解医疗质量与安全文化管理的历史和渊源。
2. 掌握医疗质量与安全文化管理的目标和方法。
3. 熟悉医疗质量与安全文化管理的评价体系。
4. 了解国内外医院文化管理的典型案例。

第一节　医疗质量和安全的文化管理概况

一、国内外医疗质量和安全文化管理的历史发展

文化是一个抽象概念，所涉及的范围非常广泛，渗透在科学技术、政治思想、宗教信仰、表演艺术、日常用品、建筑风格等有形和无形的事物中，可以说在人类社会中无所不在。文化是国家和民族的灵魂，是团结人民、推动历史发展的精神力量。

中文的"文化"一词来源于《易经》："文明以止，人文也。观乎天文，以察时变；观乎人文，以化成天下。"文化有文治教化的含义，通过文化来教化天下。西方的文化一词来源于拉丁文"colere"，原指人改造自然界，包括土地耕种、动植物培育、神灵的祭祀和人的精神修养等内容。由此可见，文化是人类的创造行为。在《美国传统词典》中"文化"注释为："人类群体或民族世界相会的行为模式、艺术、宗教信仰、群体组织和其他一切人类生产活动、思维活动的本质特征的总和。"《中国大百科全书——社会学》中对文化的定义："广义的文化是指人类创造的一切物质产品和精神产品的总和。狭义的文化专指语言、文学、艺术及一切意识形态在内的精神产品。"

同样，文化管理所涉及的面也相当宽泛，包括文化事业、文化产业、文化产品、文化组织的管理，文化政策的制定和实施等内容。我国自古以来对国家的文化管理都很重视。春秋时期"百家争鸣"、秦国"焚书坑儒"、历代封建王朝推崇儒家思想，都是我国古代君主利用文化管理国家、统治人民、稳定政权的例证。抗日战争时期，日本侵略者在东北地区进行文化侵略，在中小学用日语教学，试图同化中国人，让占领区的青少年对日本侵略者产生认同感，从而消磨抗日的意志、削弱中国的抗日力量。随着抗日战争的胜利，在中国共产党的领导下政权又回到人民的手中。我国的文化是为人民服务、为社会主义服务的。

改革开放以来，随着我国经济体制和政治体制改革的深化，文化体制改革势在必行。党的十六大及十六届三中、四中全会明确了建设先进文化在全面建设小康社会中的重要地位和作用，提出了深化文化体制改革的总体目标和主要任务。2003 年 6 月，中央召开文化体制改革试点工作会议，明确了改革试点工作的指导思想、基本原则和主要任务。2007 年党的

十七大又指出，要兴起社会主义文化建设新高潮，更加自觉、更加主动地推动社会主义文化大发展大繁荣，提高国家软实力。2009 年发布《文化产业振兴规划》，标志着文化产业上升为国家战略产业。由此可见，我国高度重视文化建设，把文化建设作为中国特色社会主义"四位一体"总布局的重要组成部分。党的十九大和十九届五中全会通过的《中共中央关于制定国民经济和社会发展第十四个五年规划和二〇三五年远景目标的建议》基础上，党的二十大报告明确了到 2035 年我国发展的八个方面的目标任务，其中包含"文化强国"的阐述。习近平总书记所作的党的二十大报告，从国家发展、民族复兴高度，提出"推进文化自信自强，铸就社会主义文化新辉煌"的重大任务，就"繁荣发展文化事业和文化产业"作出部署安排，为做好新时代文化工作提供了根本遵循、指明了前进方向。

由于工业革命以后，工业化的要求，让企业管理蓬勃发展起来，其中包含企业文化管理的内容。因此，可能会让人以为医院的文化管理产生于企业文化管理之后，其实不然。医院文化是随着的医院的诞生而相伴相生的，医院文化的历史比企业文化长得多。

我国古代没有大型医院，以医者开的类似药房兼诊所的场所给患者看病抓药。距今一千多年前，我国医者"悬壶济世"的故事，出自《后汉书·方术列传·费长房》，形容医者身怀绝技，乐善好施。还有"杏林春暖"的典故，发生于三国时期，后用于形容医者的医术精湛、医德高尚。这些是我国古代的医院文化，是医者在人们心中的良好形象，用现代的语言来说就是"德艺双馨"。因此，我国古代医学文化使百姓对医者非常尊重，对医者十分信任，建立起良好的医患关系，有利于医疗救治的开展和新技术的发展，使我国古代医疗技术和水平达到了相当的高度。例如，东汉末年的神医华佗，发明了麻沸散，开创了世界麻醉药物的先例，比欧美全身麻醉外科手术早一千六百余年，已经可以做剖腹手术，被称为"外科圣手"。这些优秀的古代医学文化，激励着一代代的医者，传承发展，到现在仍然是我国医者的行业标准和努力方向。

西方的医院文化，以美国为例，美国的医院发展距今约有 250 年历史。目前全美排名前列的医院，比如约翰斯·霍普金斯医院、麻省总医院、妙佑医疗国际（曾用名：梅奥诊所）等医院都有非常优秀的医院文化，医院文化管理是这些医院建设和发展的重要环节。本章第三节将对妙佑医疗国际的文化特色做专题介绍。

在大型综合性医院中，医院的第一任务是医疗工作，同时有教学和科研任务。医疗质量和安全是医院生存和发展的基石。医疗质量管理的先驱，柯德曼（Ernest Amory Codman）医生毕业于哈佛大学和哈佛医学院，是临床外科协会的创始成员，1912 年担任医院标准化委员会主席。标准化委员会中还有梅奥诊所的创始人老梅奥医生、芝加哥的艾伦·卡纳沃医生（Allen Kanaval）、费城的约翰·克拉克医生（John Clark）以及蒙特利尔的吉普曼医生（W.W Chipman）。他们的共同理想是通过标准化的医疗服务和操作来提升医疗水平，为人类造福。联合委员会以柯德曼医生的名字命名"利用医疗结果提升医疗质量"的最高奖项——柯德曼奖，授予利用医疗结果评估并提升医疗质量和患者安全的医院。美国现代医院以文化、组织和工具三个维度进行医院管理，并且把文化管理放在首要位置，说明文化管理在医院管理中的重要性。刘宇所著《美国医院管理》中，记叙了豆城医学中心的案例，豆城医院拥有 582 张床位和豆城最大的创伤中心。该院院长在美国医改的背景下，营造以医疗质量为中心和患者满意度为核心的医院文化和价值观，渡过难关让医院生存发展。

我国现代医院文化管理是在改革开放以后，随着国家的经济、政治体制改革逐渐深入，卫生行政部门和医院的领导层对医院的文化建设越来越重视。医院管理者在医院文化建设和管理方面做了许多思考和探索,涌现出很多优秀的医院文化管理案例。以北京协和医院为代表的优秀医院文化,本章的第三节将做详细叙述。

二、医疗质量和安全的文化管理的目标和范畴

医院管理是为医院的日常医疗工作、教学工作和科研工作服务的。医院文化管理是医院管理的方法之一,目的也是为医院的各项工作服务。就医疗质量和安全的文化管理而言,目标是提高医疗质量和患者安全以及满意度。

医疗质量和医疗安全是两个不同的概念,但两者之间密不可分。100 年前,柯德曼医生把医疗质量定义为"患者的最终结果"。患者的结果可以有好的结果,也可以有坏的结果。所谓坏的结果有可能是疗效不满意,或者是更坏的和医疗行为相关的不良事件。后者就属于医疗安全范畴。柯德曼将不完美的结果进行分析,归纳出以下六个原因:①缺乏知识和技能;②缺乏手术时的判断力;③缺乏照护和应有的设备;④缺乏诊断技能;⑤不能治愈的疾病;⑥患者拒绝治疗。从目前我国的医疗事故鉴定规则来看,前 4 条均属于"医疗事故"范畴,关系到患者安全。2000 年出版的《人非圣贤孰能无过:建立更加安全的医疗保健体系》(*To Err Is Human*: *Building a Safer Health System*),书中揭示了因为医疗质量、医疗事故和院内感染造成的生命、财产和资源的损失,引起业内外的震动,使人们更加重视医疗质量和安全。2009 年,凯洛琳•克兰西医生(Dr. Carolyn M. Clancy)在题为《医疗质量是什么?谁决定医疗质量?》(*What is Health Care Quality and Who Decides?*)的报告中给医疗质量提出了一个定义:在任何时候让正确的患者在正确的时间接受正确的医疗服务(Health care quality is getting the right care to the right patient at the right time—every time)。这是医院管理者需要关注的重点,医院人文管理的核心任务应该是提高医疗质量保障医疗安全,同时提高患者满意度。

2018 年中国管理学专家简棣在《医院文化的评价与建设》中对医院文化定义为:"医院文化是医院对待患者态度的集中反映,是医院员工对待患者态度的集中反映,是患者及家属直接或间接感受到的满意程度。"医院文化管理和文化建设的侧重点不同。医院文化建设重点在建立文化本身,而医院文化管理侧重于通过文化建设来推进医院的各项工作开展、落实并产生成效。医疗质量和安全方面的文化管理,就是通过文化管理来提高医院的医疗质量和安全,提高患者满意度。医疗质量和安全的文化管理的范畴主要包括以下方面。

(一)医院建筑和环境的布置

医院的建筑因医院规模而不同。综合性大医院可能拥有占有几个街区面积的建筑群,包含门急诊楼、住院楼、教学楼、科研实验楼、后勤楼(食堂)、行政楼、篮球场、停车场等,能满足医院的医疗、教育、科研的任务和医院职工生活、文娱活动的需求。而规模较小的社区医院、诊所,可能只有一个独栋的小楼。常见的私人诊所,进门有一个接待处用于登记患者信息,再进里间就是诊室,用于医疗工作。作为医院,最核心的任务就是给患者看病,医疗工作的场地是不可缺少的。

在医院建筑设计时,医疗用房的面积、部位、采光、空气流通、内部功能、医疗设备等,都应该符合医疗的要求。因此,医院建筑设计不是专业建筑设计师可以单独完成的。在医院建筑的设计初始阶段,建筑设计部门要进行详细的调研,广泛听取医院领导、临床科室以及各职能科室主管的需求和意见,画出图纸后还要给上述部门审阅,进行反复修改,得到各

方认可后才能进行建设施工。这样可以使医院建筑在功能上尽可能满足临床医疗工作的要求。医院建筑的建筑风格在一定程度上反映了医院的文化追求。医院的雕塑、室内装饰、宣传栏等,经常被医院管理者用于表达医院的价值观和文化倾向。

医院的广场、花园或者大厅里经常可以看到医院的创始人、医院历史上著名专家的塑像、画像、照片和生平介绍,可以让医院工作人员和患者了解医院的历史和传承,让员工产生自豪感、增加对医院的归属感,让患者产生对医院的信任和认同。进而使医患双方更好沟通,促进医疗工作顺利进行,对提高医疗质量、提高患者满意度起到一定的正面作用。

宣传栏是医院常用的文化设施。传统的宣传栏中一般放医院介绍、专家介绍、就诊指南以及医院正在开展的专题活动、义诊信息、讲座预告等。也可以作为医学科普知识的宣传阵地。经常可以看到医院会在建筑物正面拉横幅,横幅的内容大多是和医院的办院宗旨相关的语句,让患者进入医院时就有安全感和信任感。

建筑的内部装饰,比如窗帘、床单的颜色、工作人员服装的款式和颜色,一般用浅色调,让人感觉放松、喜悦,有利于疾病的康复。

医院环境的安全性也是医院建筑特别需要考虑的问题。如果由于地面湿滑,患者或者家属在医院中滑倒而外伤,或者医院的安全措施不到位有人坠楼、触电,又或者管理不善造成火灾对人员安全造成威胁和伤害,医院均要负法律责任,并造成经济损失。因此,建设"安全医院"也是保障医院医疗质量和安全的重要一环。

(二)建立合理的医院价值观

将医院的价值观通过培训以及医院领导的言传身教传达给医院的每个员工,并付诸医院实行的每项工作和活动中。中国医院的院训、美国医院的使命责任书,都体现了医院的宗旨和价值观。这些院训或者使命责任书,在医院工作人员进入医院工作前的培训活动中都会重点强调,让医院的工作人员向这同一个目标努力。并且会在医院的大礼堂、会议室等人员聚集的地点写在显眼的部位,使之深入人心。比如:北京协和医院的院训"严谨、求精、勤奋、奉献",复旦大学附属中山医院的院训"严谨、求实、团结、奉献",上海交通大学医学院附属瑞金医院的院训"团结、严谨、求实、创新",理念"广博慈爱、追求卓越",愿景"数字化医院、人性化服务、科教创新、生态院容"。

以下是几家著名的美国医院的使命责任书,摘自《美国医院管理》。

哈佛大学麻省总医院:根据患者和家属的需求,在安全和富有同情心的环境中提供最佳的医疗服务;通过创新的科研和教育,提高医疗水平;改善全社会的健康水平。

梅奥诊所:为了点燃希望并且为社会的健康和幸福贡献一份力量,我们承诺整合临床实践、教育和科研,致力于让每一个患者享有最好的医疗服务。

约翰斯·霍普金斯医院:约翰斯·霍普金斯医院的使命是通过成为医疗领域的卓越的标准,使社会和世界的健康水平提升。

凯撒医疗:凯撒医疗致力于提供经济实惠且高质量的健康服务,以提升我们成员和社会的健康水平。

这些医院的院训、愿景、使命责任书,体现了医院的目标和价值观,是医院全体员工的行动准则,是医院文化的文字说明。大多数医院文化是围绕提高医疗质量、更好地为患者服务、提高社会的健康水平,和医院的医疗质量和安全息息相关。医院文化是医院工作人员的行动指南,经过一代代人的传承、努力,使医院逐渐发展壮大。

(三)医院建立和医疗质量和安全相关的规章制度

在医院管理中,建立完善的制度是必不可少的。制度本身也体现了医院的文化,是医院文化的一部分。中国医院的十八项核心制度均和医疗质量和安全相关:首诊负责制、急危重患者抢救制度、会诊制度、值班和交接班制度、查对制度、疑难、危重、死亡病例讨论制度、三级医师查房制度、分级护理制度、术前讨论制度、手术安全核查制度、手术分级管理制度、危急值报告制度、病历管理制度、抗菌药物分级管理制度、新技术和新项目准入制度、临床用血审核制度、信息安全管理制度。

制度是写在纸上的文字,需要医院的全体员工认真执行,才能让制度起作用,否则就是一纸空文。医院的员工是否能按照制度工作,是需要进行管理的。如果医院员工能自觉地按制度办事,是医院的良好的文化,人人自觉执行制度的文化,这是理想状态。很多有优秀历史传承的医院,经过长期的文化积淀,形成人人遵守制度的风气,一旦有人违反制度会受到所有人包括周围的同事、部门领导、医院职能部门的批评,在这样的文化中,大家都不敢违反制度;如果某医院经常有人违反制度,医院职能部门没有有效措施来让所有人遵守制度(能力不够或者怕得罪人),让医院员工认为违反医院制度也是无所谓的事,如果形成这样的风气,这就形成医院不好的文化,违反制度还能理直气壮,这样一定会影响医院的医疗质量产生安全隐患,会影响患者满意度,医院很难发展。下面举几个例子说明。

首诊负责制是医院最核心制度之一,在门诊、急诊和发热门诊等部门都必须严格执行。医院层面也经常教育医生要严格执行首诊负责制,但在实际工作中经常有人违反。按照《上海市医疗机构急诊科建设与管理指南(试行)》中的规定:"急诊实行首诊负责制,不得以任何理由拒绝或推诿急诊患者。"这句话的重点在"任何理由"四个字。在实际工作中,医疗机构或者医务人员可能以各种理由推诿急诊患者。比如,120救护车将患者载到医院,医院工作人员因床位已满为由拒绝接诊该患者,患者在辗转求医的途中发生意外情况,因此产生医疗纠纷。另一种情况,首诊科室认为患者不属于自己的诊疗范围,推诿患者延误治疗。一旦发生此类事件,如果主管部门及时干预,比如在全院通报批评、给予当事医生一定的处分和经济处罚,让医院内部人员知道违反制度是错误的行为,使制度入脑入心。因此,管理部门对制度执行的态度,是医院文化培植的基础。

急会诊是医疗工作中经常发生的医疗行为。医院为保证急诊和住院患者能够得到及时的专科诊治,制定了急会诊制度。急会诊制度要求:当主诊科室医师认为,患者有其他专科急症需要专科医师帮助诊治时,可以邀请相应科室医师前来急会诊,要求会诊医师10分钟内到达。在实际医疗活动中,真正能在10分钟内到达的急会诊的比例较低,医务部门为提高急会诊10分钟内到达率,经常做抽查,取得一定的成效。

由此可见,相同的制度,不同的制度执行力,体现了不同的医院文化,医院文化管理从制度层面对医疗质量和安全发挥作用。

(四)医疗质量和安全的评价指标体现医院的价值观和文化

医院的医疗管理部门会定期召开医疗质量和安全会议,统计和分析近期医院的医疗质量和安全的指标,包括非计划再次手术率、手术切口甲级愈合率、抗生素使用率和使用强度、平均住院日、出入院诊断符合率、危重病人死亡率、抢救成功率、抢救室病人滞留时间、活产新生儿死亡率、围产期死亡率、院内感染率、患者满意率等指标。对出现异常情况,分析原因、进行整改。在全国范围的医院绩效改革的大背景下,医院把医疗质量和安全指标作为考核科室和个人的标准,并和工作人员的收入挂钩,在某种程度上提高了医疗质量和安全。在医疗质量和安全管理的评价指标选择上,是否需要奉行"患者第一""以人为本"的医院价值观和医院文化,不一刀切、不做表面文章,做到精细管理,才能真正对患者有益,医院才能更好发展。

(五)定期召开危重病例讨论会、疑难病例讨论会、死亡病例讨论会、不良事件讨论会

在医院的临床科室会定期召开病例讨论会。讨论的范围包括危重病例、疑难病例等。对治疗和诊断难度较高的病例进行讨论,各级医生在一起分析、讨论,类似于头脑风暴,对医疗质量的提高有益,也有利于对低年资医师的培养。每当有病人死亡,必须进行死亡病例讨论,讨论的重点是病人的死因以及在诊治过程中在医疗和护理等方面有无差错。通过对死亡病人整个发病和诊治经过的回顾,如发现有一些诊疗方面的瑕疵,医护人员在每个病例中应吸取教训、不断提高,找到解决的办法,在以后的医疗工作中避免再次发生类似情况。这反映的是科室文化对科室的医疗质量和安全的影响力。如果医院的大多数科室都有良好的乐于开讨论会的文化,这个医院应该是员工间关系和谐、乐于沟通的。如果医院管理部门能经常组织跨科室的全院病例讨论会,营造出各科室间团结协作的文化氛围,这对于整个医院医疗质量和安全的提高是非常有益的。

(六)倡导医务人员努力学习最新医疗护理知识和新进展

持续学习,鼓励科研,形成良好的学术氛围,提高医疗、护理、教学和科研水平。在医院中形成努力学习,钻研新技术,在医疗、教学、科研各方面全面发展的氛围,创建"学习型医院""学习型科室",形成良好的读书文化。医院管理部门在政策上鼓励员工学习,包括学历提升、专项业务培训、继续教育,在科研经费上资助有发展潜力的中青年业务骨干,对于综合性医院来说在覆盖面上要广覆盖做到科室间均衡发展,不能只专注于几个重点科室,避免强的越强、弱的更弱。教育和科研资金分配方案也体现出医院管理者的发展思路,从某种方面也体现了医院文化。公平、公开、合理的方案,加上执行时的不折不扣,可以让全体员工信服,并努力提高自身的水平,争取在医学事业中有所作为。如果方案很好,但在执行的过程中有人为的干扰因素使选拔变成"内定",这样会严重挫伤员工的积极性,使医疗质量和安全受影响,医院发展困难。由此可见,医院的学习氛围也是和文化管理相关的,良好的文化管理对医院职工的学习积极性有促进作用,对医院持续的创新力、提高医疗技术水平、保证医疗质量和安全有益。

三、医疗质量和安全的文化管理的作用和评价

医疗质量和安全的文化管理的作用主要包括:在全体员工中建立医疗质量和安全第一的价值观,人人自觉遵守制度,努力提高医疗技术水平,重视患者满意度,形成积极向上、团结协作的学术氛围,并将良好的医院医疗质量和安全文化传承下去。

简棣在《医院文化的评价与建设》中用 S-P 模型对医院文化进行评价。S-P 模型的纵坐标是服务水平,横坐标是医疗机构对利润的追逐程度。两个维度构成四种医院文化的基本类型,分别是:企业型、慈善型、海盗型和离散型(图 8-1)。

慈善型医院有较高的服务质量,利润追逐程度较低,符合公立医院和社会资本办的非营

利性医院的文化特点。企业型医院的服务水平和逐利性均比较高，符合公立医院和一些优质的营利性医院的文化特点。慈善型和企业型医院的服务水平较高，对患者来说是较好的医院类型。冷漠型和海盗型医院的服务水平较低，尤其是海盗型医院，完全以盈利为目的、不关心医疗服务水平，对患者来说性价比很低，这种医院很难长期生存和发展。离散型医院处于不确定阶段，有较大的可塑性，可能向另外四个方向发展。S-P 模型的两个维度中，服务水平的维度是影响医院医疗质量和安全的比较重要的因素。不管是营利性医院还是非营利性医院都需要追求一定的经济收入，来

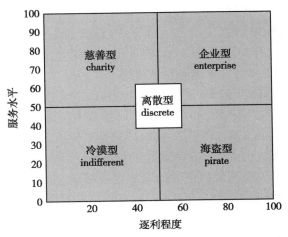

图 8-1　医院文化评价（S-P）模型
摘自简棣《医院文化的评价与建设》

维持医院正常的运行费用，包括医院的物业、公共事业费支出、医疗仪器设备的购买和维修保养、医院的医护人员、工勤、保安人员以及医院管理者的工资发放等。非营利是指医院的投资人不从医院的收入营利。我国目前的公立医院是部分国家资助，其余需要从医院运行的利润中自筹，因此慈善型的公立医院并非慈善机构，患者就医是需要支付费用的。目前在我国，参加城乡统筹医疗保险的患者按比例支付较少的费用，参加商业医疗保险的患者也可以按保险公司的规定得到医疗赔偿金，没有医疗保险的患者需要自费看病。为保证急危重症患者不会因为经济原因得不到及时的医疗服务，在公立医院的急诊实行"绿色通道"制度，可以办理欠费进行抢救。国家在区级医疗机构设立"三无人员"医疗救助站点，对不知身份、无家属陪护同时没钱的患者进行医疗救助，费用由民政部门支付。医疗机构定期去社区、学校、企业做专家义诊服务和科普讲座等对人民健康有益的公益活动，将服务向医院外延伸。

美国的医院评估体系比较完善，各种评估项目有各自的评估重点。美国新闻和世界报道的最佳医院光荣榜（US News and World Report Best Hospital Honor Roll），有医院的综合排名和专科排名。针对医疗质量评估的有老年医保和救助医保中心的医院比较（Hospital Compare）、第三方机构医疗评估公司（Health grades Company）医疗评估五星评比和第三方机构跳蛙集团（Leapfrog Group）的跳蛙医院调查评估等。

美国新闻和世界报道的"最佳医院光荣榜"涵盖了全美 5 000 多家医院，评估的主要标准是医院对疑难杂症和高风险病例的处理能力，排名越靠前的医院代表医疗诊疗技术和水平越高。"最佳医院光荣榜"的评分方法为定性和定量相结合。将医院的 16 个专科进行评分，包括肿瘤科、心血管病科、老年科、内分泌科、耳鼻喉科、消化科、妇科、肾脏科、神经内科、神经外科、眼科、骨科、精神科、呼吸科、康复科、风湿科和泌尿科。

其中 12 个专科用定性和定量相结合的方法评分，数据来源于 4 个方面。

①结构类：来自美国医院协会的医院规模、医院使用的先进医疗技术等信息；

②流程类：使用调查问卷询问一些是否认为医院流程能够满足高质量服务；

③结果类：来自美国老年医保和救助医保的结果指标，主要为死亡率等指标；

④安全类：患者在医院接受诊疗是否安全方面的指标。

而康复科、风湿科、精神科和眼科只用专业医生的口碑作为评价，无数据标准。评比分两个步骤，首先是入围评选，标准是在 16 个专科中有 6 个专科名列前茅，即在 12 个综合评定的专科排名前 20，在 4 个口碑评定的专科排名前 10。经过第一轮筛选，进入第二轮评选的医院的 16 项专科中排第一名的得 2 分，第二名的得 1 分，得分相加按分数从高到低排名。近 10 年来评选出的 20 家最佳医院变化不大，位次也比较稳定。尤其是前四名，由妙佑医疗国际、麻省总医院、约翰斯·霍普金斯医院和克利夫兰诊所占据。这个现象和国内屈指可数的几家高水平医院相似，"总是被模仿，很难被超越"。产生这种现象的原因，很大程度上是强大的优秀的医院文化的影响力。

美国政府主导的医院比较系统，全部数据用网上问卷的方式来源于美国老年和救助保险用户。数据包括：及时有效的医疗服务、重新入院、并发症及死亡率、门诊患者合理使用医学影像、平均费用、患者数量、医疗消费者对医疗提供者与系统的评价。这些数据大多数和医院的医疗质量和安全相关，同时还有医疗价格和患者的就诊体验。类似于消费网站的消费者评价区。涉及的医院面也很大，所有医保支付医院都被纳入评价。数据公布在网络平台 Medicare.gov|Hospital Compare，公众可以搜索到各个医院的数据，便于寻找合适的医院就诊。另一方面，政府也依靠评价结果激励医疗机构提高医疗质量和服务水平。美国老年保险与救助医保中心从 2012 年开始实施基于价值的购买政策（Value Based Purchasing），以医疗质量和服务作为给医院报销费用的标准之一。具体的评价标准有 4 个方面：流程指标、结果指标、患者体验和满意度指标、效率指标。具体内容见表 8-1。从该评价的项目可见，此项评价有一部分关于医疗机构的医疗流程规范程度，但更侧重于医疗服务的安全性和患者对医院的医疗服务的体验和主观感觉，更偏重于患者的医疗结果。患者体验和满意度指标充分体现了文化管理的作用。

我国的全国三级医院绩效考核，是我国政府卫生行政部门主办的涵盖全国范围三级医院的考核项目。《2020 年我国卫生健康事业发展统计公报》显示，截至 2020 年末，我国有三级医院 2 996 个（其中：三级甲等医院 1 580 个）。为持续深入贯彻落实《国务院办公厅关于加强三级公立医院绩效考核工作的意见》（国办发〔2019〕4 号）的要求，保证三级公立医院绩效考核工作规范化、标准化、同质化，国家卫生健康委成立三级公立医院绩效考核工作领导小组，制定考核方案，并按考核结果将全国三级公立医院进行排名。在《国家三级公立医院绩效考核操作手册（2019 版）》的基础上，结合最新政策文件，组织专家研究，并在部分医院针对调整内容进行试填报后，修订形成《国家三级公立医院绩效考核操作手册（2020 版）》。三级公立医院绩效评价指标框架见表 8-2，定量指标和定性指标相结合。在这些指标框架下，政府对全国三级公立医院指明建设和发展的方向，在医疗服务、医疗质量和安全、合理用药、经济效益、人才培养、学科建设等方面制定了标准，还有一部分是医疗结果（安全性）、患者体验、患者和医院员工的满意度（患者和医院员工对医院的评价），这个评价系统更偏重于医院管理的过程。其中的信用建设、患者满意度、医务人员满意度项目，属于文化管理范畴。

中美对医院的评价项目均把医院进行排名。医院评价让各个医院努力达到评价标准，力争使自己的医院能名列前茅。每年都要评价一次，需要在各项工作上不断提高，赶超排在自己前面的医院，又要不让后面的医院追上，至少要保住现有的排名。医院管理者的压力非常大。医院管理者再把压力逐级传递到医院的每个员工。每个医院都在竞争中生存、发展。

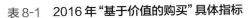

表 8-1　2016 年"基于价值的购买"具体指标

流程指标	心脏病患者在入院 30 分钟内接受纤维蛋白溶解药物治疗
	肺炎患者给予最合适的初始抗生素
	在入院前使用 β 受体阻滞剂的患者和在手术前、手术后使用 β 受体阻滞剂
	在正确的时间（手术前后 24 小时内）接受治疗，以帮助他们在特定手术后消除血块
	对手术患者给予正确的抗生素帮助他们预防感染
	对于手术患者，在正确的时间（术后 24 小时），停止使用预防性抗生素
	在术后第一天或第二天拔出导尿管
	接受评估并接诊流感疫苗
结果指标	急性心肌梗死患者 30 天内死亡率
	心力衰竭患者 30 天内死亡率
	肺炎患者 30 天内死亡率
	"医疗研究和质量办公室"患者安全/并发症评估综合指数
	中央导管相关感染
	导管相关性尿路感染
	外科手术部位感染
患者体验和满意度指标	有多少比例的患者反馈他们的护士"总是"易于沟通
	有多少比例的患者反馈他们的医生"总是"易于沟通
	有多少比例的患者反馈医院的员工"总是"对他们的需求有所反应
	有多少比例的患者反馈他们的疼痛"总是"能得到有效控制
	有多少比例的患者反馈他们的医院环境"总是"干净、安静
	有多少比例的患者反馈医院员工"总是"对他们的治疗进行解释
	有多少比例的患者反馈他们被告知回家如何进行康复的相关信息
	有多少比例的患者对医院的总体评分为 9 分或者 10 分（0 分最差，10 分最好）
效率指标	美国老年医保人均费用

摘自：《美国医院管理》，刘宇著。

表 8-2　三级公立医院绩效评价指标类别和项目

一、医疗质量 （指标 1~24）	（一）功能定位	1. 门诊人次数与出院人次数比
		2. 下转患者人次数（门急诊、住院）
		3. 日间手术占择期手术比例
		4. 出院患者手术占比▲
		5. 出院患者微创手术占比▲
		6. 出院患者四级手术比例▲
		7. 特需医疗服务占比

	（二）质量安全	8. 手术患者并发症发生率▲
		9. Ⅰ类切口手术部位感染率▲
		10. 单病种质量控制▲
		11. 大型医用设备检查阳性率
		12. 大型医用设备维修保养及质量控制管理
		13. 通过国家室间质量评价的临床检验项目数▲
		14. 低风险组病例死亡率▲
		15. 优质护理服务病房覆盖率
	（三）合理用药	16. 点评处方占处方总数的比例
		17. 抗菌药物使用强度（DDDs）▲
		18. 门诊患者基本药物处方占比
		19. 住院患者基本药物使用率
		20. 基本药物采购品种数占比
		21. 国家组织药品集中采购中标药品使用比例
	（四）服务流程	22. 门诊患者平均预约诊疗率
		23. 门诊患者预约后平均等待时间
		24. 电子病历应用功能水平分级▲
二、运营效果（指标25～43）	（五）资源效率	25. 每名执业医师日均住院工作负担
		26. 每百张病床药师人数
	（六）收支结构	27. 门诊收入占医疗收入比例
		28. 门诊收入中来自医保基金的比例
		29. 住院收入占医疗收入比例
		30. 住院收入中来自医保基金的比例
		31. 医疗服务收入（不含药品、耗材、检查检验收入）占医疗收入比例▲
		32. 辅助用药收入占比
		33. 人员支出占业务支出比重▲
		34. 万元收入能耗支出▲
		35. 收支结余▲
		36. 资产负债率▲
	（七）费用控制	37. 医疗收入增幅
		38. 门诊次均费用增幅▲
		39. 门诊次均药品费用增幅▲
		40. 住院次均费用增幅▲
		41. 住院次均药品费用增幅▲
	（八）经济管理	42. 全面预算管理
		43. 规范设立总会计师

三、持续发展 （指标44～52）	（九）人员结构	44. 卫生技术人员职称结构
		45. 麻醉、儿科、重症、病理、中医医师占比▲
		46. 医护比▲
	（十）人才培养	47. 医院接受其他医院（尤其是对口支援医院、医联体内医院）进修并返回原医院独立工作人数占比
		48. 医院住院医师首次参加医师资格考试通过率▲
		49. 医院承担培养医学人才的工作成效
	（十一）学科建设	50. 每百名卫生技术人员科研项目经费▲
		51. 每百名卫生技术人员科研成果转化金额
	（十二）信用建设	52. 公共信用综合评价等级
四、满意度 （指标53～55）	（十三）患者满意度	53. 门诊患者满意度▲
		54. 住院患者满意度▲
	（十四）医务人员满意度	55. 医务人员满意度▲
新增指标		增1：重点监控高值医用耗材收入占比

注：指标中加"▲"的为国家监测指标。

第二节　医疗质量和安全的文化管理的方法

一、历史传承

中外许多著名医院大多有着光辉的院史，后人继承医院的传统和文化，坚持医院的办院宗旨，使医院在医疗质量、医疗安全、教学、科研等方面处于先进水平。中国的很多知名医院，例如北京协和医院、上海交通大学医学院附属瑞金医院、四川大学华西医院、中山大学附属第一医院、中南大学湘雅医院、复旦大学附属中山医院等，都有优秀的医院文化和数十年甚至上百年的历史传承。还有国外的著名医院，例如妙佑医疗国际、麻省总医院、约翰斯·霍普金斯医院和克利夫兰诊所等。这些医院均重视院史，并在职工中开展院史教育。

医院可以用历史传承的方法进行文化管理。

（一）在新职工上岗前培训中进行院史教育

使职工在进入医院上岗前就了解医院的建院史和发展史，了解医院历史上的重要人物和事件，医院在医疗健康领域的地位以及对人民健康的贡献。使新职工对医院产生认同感，医院历史上的优秀医务人员成为学习的榜样，了解医院的办院宗旨和院训，成为今后努力的方向。使新职工尽快融入医院文化。

（二）院庆活动中，在全院范围讲院史、学院史

请老专家、老领导在院庆活动现场做报告，讲述院史和个人的成长经历。为年轻的医务人员开座谈会，在轻松的氛围中，让年轻人和医院的老专家进行近距离的交流、答疑解惑，使年轻一代坚定理想信念，为医学事业发奋图强，为医院建设添砖加瓦。

（三）在医院环境的布置上体现医院历史和文化

在医院的公共区域，包括门诊大厅、花园里，可以放置古代医圣、医院创始者、对医院有杰出贡献的医学专家等人物塑像和生平介绍。医院大厅和过道的墙上，可以挂上有历史意义的医院建筑、人物和诊疗活动的照片和图片，并配上文字说明。在视觉上生动地展现医院历史和文化。在中医医院经常可以看到华佗、扁鹊、张仲景等中医始祖的塑像。我国的综合性医院经常会有医院创始人的塑像或者对医院发展做出巨大贡献的著名专家的塑像。

（四）院史记录

一些大医院都比较重视院史记录，每年将医院发生的重要事件记录下来。对社会有较大影响力的医院的院史可能被地方志收录，20年更新一次，成为地方志的一部分。对于医院全体员工来说，医院历史写进地方志，是一件无比光荣的事，必将鼓舞他们继续更加努力工作，争取更大的辉煌。

二、制度建设

一个成熟的医院在医疗质量和安全方面都有比较完善的制度。制度是医院医疗工作顺利开展的前提和保障。制度建设分以下四个主要步骤：

（一）制定

医院管理部门针对各自医院的特点和目标制定出一整套和医疗质量及安全相关的制度。

（二）教育

组织员工培训，使制度的内容深入人心，让全体员工知晓制度是必须严格执行的。

（三）执行

医护人员在医疗活动中执行制度。

（四）监督

管理者监督制度的执行情况。当有违反制度的行为发生时，及时纠正避免发生危害医疗质量和安全的后果。同时，也是在员工中强化必须严格执行制度的理念，营造"人人遵守制度，以遵守制度为荣，违反制度为耻"的医院文化。

三、以人为本

医院里的"人"包括患者、患者家属、医院员工和医院管理者。以人为本是人文精神的体现，核心是"一切以人为中心"。随着现代医疗模式的建立，医疗的对象从单纯的疾病向社会心理发展，人是一个整体，"以人为本"也包含着这层意思。

对于医院管理者来说，医院的所有工作都要以患者为中心。医院首先是治病的场所，通过给患者诊治实现医院的基本功能，取得一定的经济收入，维持医院的日常运行和发展建设。通过出色的医疗效果，良好的医疗质量，保障患者的医疗安全，取得一定的经济效益和社会效益。保持足够的患者数量，吸引更多优秀医疗人才加盟到医院，产生良性循环。因此，医院各项制度的制定和各项活动，都要以患者的利益为先。

除了患者，医院的工作人员对医院的建设和发展起到举足轻重的作用。正是一代代医院的员工，包括医护人员、工勤和保安、管理部门的员工，他们每天的平凡工作维持医院的正常运行。如何保持工作人员的工作积极性、激发他们的创造力、自觉遵守医院制度、发自内心全心全意为患者服务？这些是医院管理者需要思考的问题。在全国三级医院绩效考核中,有患者满意度也有医院员工对医院的满意度评价。由此可见,员工对医院的满意度也是医院能够正常运行、保持良好发展的重要因素。近年来,医院对员工关爱工作逐渐重视。工会在员工关爱工作中起到重要作用。员工关爱的内容主要包括医院员工的工资福利、个人的成长和发展机会、身体和心理健康、充足的休息时间、解决生活中的困难等方面。在工作、学习和生活等方面全方位地给予员工关心和支持,让员工感受到集体的温暖,同时能在这个医院中实现个人价值,使员工队伍稳定,文化得到传承。

因此,"以人为本"的价值观是医院发展的内在动力,是保证医院医疗质量和安全的文化基础。

四、党建引领

建国后,我国的卫生健康事业在中国共产党的领导下得到飞跃式的发展,取得了举世瞩目的成就。我国已经消灭了天花,麻疹、结核、流行性出血热、疟疾等传染病也得到了有效控制,发病率有显著的下降。人民的健康水平明显改善,孕产妇和新生儿死亡率处于世界先进水平。

"健康中国 2030"是党中央制定的基本国策,医疗机构和医务人员的职责从"重治疗",向"重预防"发展,让人民"少生病、不生病"。我国医疗机构的工作都要按党中央的方针实践。大病到大医院,小病到社区。因此,按照这个发展趋势,大医院将有更多的疑难和危重病患者,对医院的医疗质量和安全有更大的考验。医院管理者要转变思路,不能盲目追求医院床位数、就诊人次,应该更注重重点病种救治成功率、死亡率等体现医院医疗质量的管理指标。医院的管理要以"健康中国 2030"的要义为出发点。

在管理主体方面,党建和医院管理相结合,落实"四位一体"的责任制。在医院党组织的领导下开展各项医院文化建设工作,包括"两学一做""不忘初心,牢记使命""两个千方百计"等活动,把党建活动和医疗服务紧密联系。通过讨论会、谈心、批评与自我批评、观看电影、参观访问红色场馆等形式,开展学习活动,使医院员工统一思想,全心全意为患者服务。医院各级党组织还经常组织党员进行义诊服务和科普活动,为群众的健康生活服务。在医院的各项工作中,党员以身作则,形成不怕困难、勇于担当的良好医院文化。

党建天生带有文化管理的基因,在医疗质量和安全的文化管理方面起到不可替代的作用。

五、文化育人

人是影响医疗质量和安全的最重要因素。就医生来说,医院里有三级医生,主任/副主任医师、主治医师和住院医师。护士也有主任/副主任护师、主管护师、护师、护士等级别。医院的医疗质量直接和医护人员的数量和水平相关。每位医护人员,从刚毕业参加工作到成长为资深的医务工作者,都要经过长期的训练和学习,不断在工作中总结经验、吸取教训。医务人员在成长过程中出现的医疗差错很难完全避免,但对患者可能造成不良后果。因此,如何让医务人员少犯错、快速成长为一名合格的医务工作者,对医院管理者来说是一个严峻的挑战。

(一)上岗前培训

上岗前培训是每位医院工作人员入职后的第一课。上岗前培训的目的是让医院职工在正式上岗前了解医院概况,熟悉医院的规章制度,了解医院环境,复习必需的医疗护理技能,最关键的是要让新职工了解医院的文化和传统,树立为医院建设贡献力量、为医学事业努力奋斗的理想信念。在上岗前培训的课程设计里，一般会有院领导致辞、老专家上大课、户外团建等内容，包含了医院文化的体现和传递。

（二）医院传统文化熏陶

医院在长期运营的过程中，会产生自己的文化，反映在每位员工的理想信念中，他们日常的为人处世中，形成医院良好的风气。主要体现为遵章守纪、尊敬师长、互帮互助、敢于创新、刻苦钻研、有奉献精神、有服务意识等方面。在有优秀文化传承的医院中的职工，自然融入医院优秀文化，并传承给后来者。假如医院风气不正，出现违反医院规则制度的行为，没有管理部门干预，违反制度者得到实惠，其他人也会效仿，大家都随意不执行制度，最后医院制度等于一纸空文，医院的正常医疗秩序就会受影响，医疗质量和安全则堪忧。相反，如果在"以患者为中心"，把患者利益放在首位的医院，做任何事都遵循这个价值观，对待患者热情周到，在诊疗方案的选择上权衡利弊把患者的获益放在首位，充分尊重患者的知情权，在进行诊疗行为前，将诊疗方案的利弊和患者进行讨论，取得患者理解和同意后实施。这对于保证医疗质量和安全是非常重要的。国内外许多优秀的医院都有类似的"患者第一"的医院文化，取得了世人瞩目的医学成就，医院也长期健康发展。将"患者第一"的价值观融入医院文化中并传承下去，是医院管理的最高境界。

（三）表扬信和锦旗

来自患者和家属的表扬信和锦旗被医院管理部门鼓励，有些医院把表扬信或锦旗数量和职工的绩效奖金挂钩，属于精神文明的项目之一，目的在于鼓励职工"以患者为中心"，实实在在为患者服务、为患者和家属提供便利，让患者和家属满意。而患者和家属满意的必要条件是有过硬的医疗质量，同时有良好的服务态度。因此，以表扬信和锦旗为表现形式的患者满意度管理，是文化管理在医疗质量和安全管理上的有效范例。

（四）医疗纠纷处理

医院里有专门处理患者及家属投诉的部门，一般是隶属于医务处（科）的接待办公室。患者或者其家属常常因为对医院的医疗护理工作不满意，去接待办公室投诉。如果患者及其家属不能得到满意的答复，可能会走医学会医疗事故鉴定或者法院起诉途径解决纠纷。对于医护人员来说，随时有被投诉的可能性。医护人员为了减少被投诉的风险，需要严格执行医院的各项规章制度，做事谨小慎微，减少医疗差错和事故。对于医疗质量和安全有促进作用，但也会让医务人员采取更保守的诊疗方案，对技术创新不利。医院有不良事件报告制度，是指医院内部人员发现医院的医疗、护理、后勤等方面发生的不良事件进行上报，对上报的不良事件的发生原因进行分析、提出改进措施，避免以后有类似事件发生。

六、发展趋势

随着时代的变迁，医学理念不断更新，医院文化也与时俱进。医学从经验医学时代走来，经过实验医学时代，到达目前的整体医学时代。医学模式从开始的神灵主义和自然主义医学模式，经过机械论医学模式、生物医学模式、社会生态医学模式，直到目前的生物 - 心理 - 社会医学模式。科学在发展、时代在进步，医院管理需要紧跟时代的步伐，适应新的医学模式。

（一）人性化服务

近年来，医院提供一系列人性化服务项目，比如妻子分娩时丈夫在产房陪同，对于临盆的妻子是莫大的鼓励；母婴同室让初生婴儿尽早感受到母爱建立母子亲情，有利于母乳喂养，减少产妇的焦虑情绪，对产妇和婴儿均有利。医院门急诊等窗口部门提供便民服务，在入口处附近准备数量充足的轮椅、推床等设备，给行动不便的患者提供方便。门（急）诊大厅里安装自动售货机、银行自助取款机、开设便利超市等，为患者提供服务。医院的收费系统可以使用手机支付软件进行结算，避免了患者看病没带足现金的问题。以前，住院部患者探视有规定时间段，每次允许进入的家属人数也有限制，后来逐渐放开，普通病房的患者家属随时可以来看望患者，也可以陪护在患者身边，这样使患者在心理上减少焦虑，家属也放心。在儿科诊室常常看到有儿童游戏区，以减少患儿进入医院的恐惧感，设立母婴室方便哺乳。热情周到的导医服务成为一些优秀民营医院的特色免费服务项目，很受患者欢迎。

（二）注重身心疾病的防治

所谓身心疾病是指和社会心理因素相关的躯体疾病。比如和焦虑症相关的心律失常，和精神压力相关的胃和十二指肠消化性溃疡。如果心理因素不去除，这些躯体疾病很难治愈。按中医五行理论，"喜伤心，怒伤肝，悲伤肺，思伤脾，恐伤肾"，人的情绪和疾病有密切的联系。道家奉行"天人和一"的理念，人体要和环境、气候相适应才能健康长寿。西医发展到现代，日益重视社会心理对人体健康的影响，医学模式发展为社会心理医学模式，心理疾病也日益受到大众的重视。作为医院管理者来说，也要充分考虑社会心理因素对医疗质量和安全的影响。

安静舒适的环境，对患者起到稳定情绪的作用。医院环境保持干净、安静，温度调节在室温（25～26℃），每天有专职后勤人员负责这些工作。除了医护人员之外，医院还有专职的陪护人员，负责照顾生活不能自理的患者，主要帮助这些患者进食、做个人卫生工作和功能锻炼。这些对患者的康复非常重要。

最极端的例子是医院防止患者主动坠楼。如果抑郁症患者有自杀倾向，或者晚期肿瘤患者并发抑郁状态而轻生，常常会选择在医院跳楼。医院为了避免患者坠落的不良事件发生，会采取一系列措施，其中包括：把通往天台的门上锁，在窗户上安装定位器限制窗户的打开幅度，让患者家属24小时密切看护，请心理科专家对患者进行心理治疗和恰当的药物治疗等。

综合性三级医院设立心理咨询科，方便患者在治疗身体疾病的同时兼顾心理和精神问题。医务科对院内全体医师进行心理疾病知识的培训，取得培训证书后上岗，普及心身疾病的知识，让所有医师都理解、重视患者有可能存在的心理社会因素，由此来提高医疗质量和安全。

（三）重在预防

中医典籍《黄帝内经》中有云："上医治未病"。我国一贯重视疾病的预防工作，特别是"健康中国2030"国家战略将疾病预防放到相当重要的位置。医院不但有治病的职能，医务工作者更要让人民群众"不生病，少生病"。例如，高血压病在我国的发病率较高，而"知晓率、治疗率和控制率"较低，高血压如果没有得到有效治疗，可能出现心、脑、肾血管并发症，引起脑卒中、肾功能不全、冠心病、心力衰竭等严重后果。如果出现严重并发症的话，患者的生存质量将会严重受损，同时造成较大的经济损失，给家庭和社会带来较大负担。因此，必须从源头预防高血压的发生，一旦出现高血压，早发现、早治疗，预防并发症。为了达到上述目的，医院管理部门需要改变思路，把医院的中心工作从"治病"向"防治并举"转变。可以采取以下举措：

1. 重视科普工作 让民众了解医学知识和必要的医学技能，知道如何预防疾病，和一些基本的自救原则，在突发事故时不发生二次损伤，知道如何寻求帮助，或者减少疾病的发生，挽救一部分患者的生命。我国政府对科普工作非常重视，国家科学技术奖有科普类项目的奖项，和科研奖项同等级别。作为医院要组织和鼓励员工进行各种形式的科普活动，包括撰写科普文章在报刊、杂志发表，在医院微信公众号上发表科普文章和小视频，到社区、学校和企业进行科普知识和技能的讲座，参加科普学术团体，做科普研究等。医院要把科普工作作为日常工作，而不仅仅是医院员工用业余时间做的义务劳动，要对科普工作给与一定的绩效奖励。已经有部分省份将科普文章等同于科研学术论文，可以用于专业技术人员的职称晋升，体现了对科普工作的重视。

2. 重视发病机制的研究 了解了某种疾病的发病机制，就可以从源头上预防该疾病的发生。这对于发病率高的疾病（比如高血压）的防治有较大意义。就目前所知，遗传因素和一些后天因素，包括高钠饮食、低半胱氨酸饮食、肥胖等和高血压的发病相关。这样，就可以从这些因素出发，倡导低盐饮食、高半胱氨酸饮食、控制体重等，来减少高血压的发生。因此，医院应该将更多的科研经费用于疾病发病机制的研究，给科研人员更宽松的环境，专心、认真搞科研。

3. 大力推广健康体检 近年来，健康体检产业在我国蓬勃发展，定期体检的理念也已经深入人心。要使医院良性发展，一定要追求健康体检的质量。人们做健康体检的目的是要及早发现疾病，以便于及早治疗。比如，在体检中发现的癌症，相当部分是属于早期癌症，通过手术切除等治疗，生存时间和健康人无明显差异。

健康体检的质量不但关系到疾病的早发现、早治疗，也关系到医院声誉。为了提高医院健康体检的质量，健康体检所使用的检查、检验设备和场地需符合国家质量控制要求，检验人员都有相应的资质，保证检查结果可靠真实。派年资较高的经验丰富的医师参加体检工作，聘请老专家做总检专家，审核每份体检报告可尽量避免漏诊和误诊，以保证医院健康体检的质量和安全性。医院开设健康体检服务，是疾病预防的需要，同时也避免了大量的重病的发生，从总体上来说将减少社会医疗费用的支出。

4. 社区医院建立慢性病档案 慢性病不像急危重症那样凶险，一般在短时间内不威胁患者的生命安全。患者得了慢性病初期会比较紧张，诸如高血压、糖尿病等，急忙到医院检查、治疗。这些疾病在发病初期，没有出现并发症的阶段，患者常常没有明显的症状，因此患者在治疗一段时间以后就放松警惕，不坚持治疗或者不规则用药。患者的血压和血糖长期不稳定，容易出现心脑血管并发症。部分慢性病患者不正规治疗，一旦出现严重并发症就成为危重病患者。应该给与慢性病足够的重视，需要有专门的医疗机构管理，进行随访观察和治疗。社区医院在这方面具有不可替代的作用。社区医院的管理者，可在社区医院建立慢性病档案制度，把本社区有相关疾病的患者建立慢性病档案，长期随访、督促其治疗，目的是改善慢性病患者的生活方式、辅助以药物治疗，预防发生严重并发症，比如心肌梗死、脑梗死，发现病情恶化的征兆，及时转诊到上级医院。社区医院可建立慢病管理档案，构建起人民健康的安全网络，网格化管理，城乡共建。

这对于社区以及乡镇医院的管理者来说是一个新的课题和挑战。比如城市里的社区医院，日常最多的工作是给社区居民开一些常用药物。还有家庭病床的服务，对于社区里行动不便的长期卧床患者定期上门送医、送药。但是由于医院的人手有限，能开设的家庭病床数量受限。近年来，随着全科医师规培制度的建立和实施，国家卫生管理部门对全科医学的发展和建设非常重视，投入大量资金和人力，大力扶持全科医学的发展。每个三甲医院必须有独立的全科医学科才能设立全科医学住院医师规范化培训基地，这样就为基层社区和乡镇医院培养和输送大量经过专业培养的有扎实理论基础和娴熟临床能力的医疗人员力量，为提高社区医院等基层医疗机构的医疗质量和安全创造了基本的人员条件。作为基层医院的管理者要根据新形势的要求，转变思路，做好人民健康的"守护者"。

第一步，建立慢性病档案。建档的方法可以根据各地不同的条件因地制宜。如果有充足的医务人员，可以参照家庭医生模式，每位社区医生负责分管一定数量的家庭，做到社区居民全覆盖。如果人手不足，可以采取"顺藤摸瓜"的方法，将来院看病的患者信息登记存档，再定期随访，并扩大到该患者整个家庭成员。同时做好宣传工作，让居民到社区医院来登记信息。和户籍管理部门的信息进行核对，有遗漏的再进行补充。

第二步，预防疾病。社区医院开展医学科普活动，使社区居民重视慢性病，认识坚持治疗的重要性，提倡健康的生活方式，起到预防疾病的作用。鼓励社区居民每年进行健康体检，做到早发现、早治疗。

第三步，预防并发症。对患者进行宣教产生并发症的不良后果，使其改善生活方式、配合长期随访和治疗。定期随访，对患者的相关指标进行检测，根据诊疗指南及时调整用药方案和剂量，尽量使患者处于"正常"状态。

第四步，照顾产生后遗症患者。已经产生后遗症的患者，比如瘫痪、心肺功能不全、肾功能不全，他们的生活质量明显下降，生活不能自理，需要长期治疗，而且要有人陪护。这对于家庭来说是沉重的负担。大医院的床位有限，无法接收后遗症患者长期住院，只能在患者病情加剧出现急症时给与急救，待病情稳定后需要转诊到社区医院继续治疗。社区医疗机构在照顾慢病后遗症患者方面，起到不可替代的作用。有些患者已经处于疾病的中晚期，病情逆转的希望不大。社区医院可以把慢病后遗症照顾和临终关怀相结合，让患者走好最后一程。其中包含医疗和人文关怀的内容，需要社区医院管理者运用文化管理的方法，使两者有机结合。

综上所述，医院的医疗质量和安全的管理中，无处不在文化管理的影子。文化就如同阳光雨露般滋润着医院，使其发展壮大。没有文化的医院是一棵没有生命力的枯树，医疗质量和安全不但要写在制度里，同时要得到有效的落实，像基因一样代代相传。

第三节　案　例

纵观全球和历史上许多优秀医院的发展史，都可以看到优秀医院文化在医院建设发展中起到至关重要的作用。医院文化管理对医院医疗质量和安全管理的目标、方法和作用，在本章前两节中已经详细叙述。在这节中举3个相关具体案例，进一步展现医院文化管理的魅力。

一、北京协和医院的文化建设

北京协和医院在中国家喻户晓，在世界上享有盛名。在历年的全国医院综合排名中长期占据第一的位置。这引发很多人去思考，北京协和医院长盛不衰的原因是什么？答案是"协和文化"。

北京协和医院建立于 1921 年 9 月，作为一家拥有百年历史的医院，有着深厚的文化积淀，传承悠久。在百年医疗服务实践中形成了独具特色的医院文化体系——"协和文化"。医院一直奉行"以人民为中心，一切为了患者"的办院方向，1991 年在建院 70 周年之际，提炼形成了"严谨、求精、勤奋、奉献"的协和精神。1996 年将绿色琉璃瓦确定为医院的代表色和标志性建筑。之后，确定院徽和院歌《雨燕》。在建院 90 周年之际，经全院讨论提出"待病人如亲人，提高患者满意度；待同事如家人，提高员工幸福感"的办院理念。2014 年提出"学术协和、品质协和、人文协和"的协和百年内涵价值体系，努力将医院建设成中国特色世界一流的现代医院。北京协和医院的全体管理者和医务人员通过对协和历史文化内涵不断挖掘，丰富和延伸，逐步形成以协和精神、办院理念、使命愿景为核心内容，以精品文化、廉政文化、安全文化、患者导向文化及科室亚文化为从属内容的协和文化架构体系。

协和文化经过几代协和人的传承，内容不断丰富，使其逐步内化为协和人的文化自觉和价值追求，指导医院医疗、教学、科研和管理等各项工作开展。医院运用理念教育、典型教育、警示教育、实践教育等多种形式，不断强化全体员工的文化认同和行动自觉。医院保存了建院以来的 350 万份病历，定期举办病历展。建立院史馆珍藏大量实物及历史图片，述说着协和人的艰苦奋斗和辉煌成就。开展一系列文化活动，包括医学大家诞辰纪念会、书香协和读书会、名家讲坛、老教授话协和、老专家口述历史文化传承教育项目等，让全体员工学有榜样、行有楷模。重视宣传媒体建设，每年编发院报近 20 期，约 80 万字。制作展板 500 余张、短视频 80 余部。建成覆盖全院的视频终端近 400 个。创建科普品牌"协和医生说"。形成完善的文化传播体系。

北京协和医院将基层党建与文化建设完美融合。以党建促文化，永葆文化先进性。医院牢固树立以人民为中心的发展思路，落实新时代党的卫生健康工作方针，坚持把党的宗旨转化为为人民服务的生动实践。按照国家卫生健康委党组"大学习、大调研、大落实"的部署，在全院组织开展了"做合格协和人"的主题大讨论。全体协和人坚持反思自省、刀刃向内，从"把成绩说够"到"把问题说透"，为破解发展难题提供了"协和方案"，贡献了"协和智慧"，凝聚起危机共识、改革共识、创新共识。

医院注重把思想政治工作与文化建设相结合，每当重点工作、重大任务面前，强调宣传工作在先、发动群众在先、政治思想工作在先，充分发挥党组织的战斗堡垒和党员先锋模范作用。调动全院职工积极性，努力让他们成为协和文化的积极传播者、模范践行者。

大力弘扬社会主义核心价值观，把"以人民为中心、一切为了患者"融入为患者服务的工作实践中，把"患者能不能受益、患者会不会满意"作为考量所有问题的出发点和落脚点，实现办院方向与党的根本宗旨的有机结合，做到制度标准与价值准则协调同步，激励约束与价值导向优势互补，业务工作与党建工作同向同行。

协和文化在现代医院管理上起到引领作用。医院坚持文化育人。注重医生临床能力的培养，坚持以"用"为本，强调"患者是医生最好的老师"。在 1921 年建院时，就建立了严格、规范、和国际接轨的住院医师培训制度。20 世纪 60 年代，协和总结出"三基三严"的医学人才培养理念，并向全国推广。2016 年 5 月启动临床医学博士后培养项目，为每位临床博士后配备 3～5 名的导师团队，通过"传帮带"使学生感受协和文化的熏陶，成长为医、教、研全面发展的复合型高层次人才。

北京协和医院立足协和文化，加强制度建设。制度是文化理念的具体体现，是文化落地的根本保证，也是一个医院良好运行的基础。医院建立公益导向的激励机制、建立民主公开的决策机制、建立"容易做对，不容易做错"的医疗安全保证体系、落实定期公示和点评制度。其中"容易做对，不容易做错"安全体系，率先在全国开展手术安全核对、不良事件和安全隐患的主动上报，从系统上规避医疗风险和人为错误，全方位切实提高医疗质量和安全水平。

服务患者，持续改善就医体验。"全国人民上协和"，既是人民群众对协和的信任与厚爱，也是医院面临的严峻挑战。医院不断优化就诊流程，改善医疗服务。针对挂号难，实行一次挂号多次就诊。疑难杂症患者一次挂号，可长期预约、随访。多科专家为疑难杂症患者提供"一站式"服务。从各个细节体现"协和速度"和"协和温度"。

服务员工，营造"协和一家亲"的氛围。医院致力于改善员工的工作和生活条件，建设职工健身中心、值班公寓、协和1921咖啡吧等，将"快乐工作，健康生活"的理念融入到日常工作中。推出"爱心卡"制度，为全院400多位75岁以上离退休同志每人安排两位爱心联络人。高度重视青年工作，在全国医疗机构中率先成立青年工作部、住院医师委员会，帮助解决实际问题。

协和文化引领医院发展前进，在培养优秀医学人才、推动医院科学发展上发挥巨大作用，成为"中国特色、世界一流"医院建设乃至"健康中国"建设中一块重要的"精神基石"。

二、新型的急诊抢救室文化——生命有痛，有你真好！

"生命有痛，有你真好！"。看过东方卫视拍摄的电视纪实片《急诊室故事》的人，看到这句话就会联想起电视中上海市第六人民医院急诊抢救室繁忙的场景，惊心动魄的生死救治、医护人员忘我地投身于紧张的救死扶伤中。急诊抢救室每天都在上演着生离死别，但是"生命有痛，有你真好！"，这是患者和家属由衷的表达，对急诊医护人员的那份信任和感激。从"看病难"到"有你真好"的转变，上海市第六人民医院急诊抢救室是怎样做到的？

将文化管理融入急诊抢救室的各项工作中。具体有以下几个方面：

1. 通过文化传播，让群众了解基本的急救流程和基本常识，同时让大众亲眼看见医护人员认真负责的工作态度，理解目前的医疗水平不是每位患者都可以抢救成功。使医患矛盾有所缓解，医疗环境变得友好。2014年和2016年配合东方卫视拍摄的真人秀纪实片《急诊室故事》第一季和第二季，分别是10集和26集，受到业内外人士的广泛好评。采用64个摄像头固定位置24小时连续实时拍摄，捕捉急诊抢救室及医院急诊其他相关部位的场景，取得患者及其家属同意，跟踪拍摄剪辑后播出。出镜的医生、护士、工勤人员、保安人员和行政管理人员等都是在岗的工作人员，没有"演员"。纪实片中的每个故事都是现场真实发生拍摄的，对观众的心理冲击力极大。《急诊室故事》有大量忠实观众，电视台滚动播出，每天清晨时段重播。该片还吸引了一部分学生投身医学科学，立志当一名医生，给医学事业增添新鲜血液。

2. 通过品管圈解决和处理问题，改善急诊抢救室的管理和服务。以"急诊抢救室封闭式管理"为例。原先上海市第六人民医院的急诊抢救室是开放式的，有限的抢救室空间里挤满了患者、家属以及医院的工作人员，不利于急救工作的开展，环境嘈杂影响患者休息，并容易产生交叉感染。2013年之后，相关管理部门下达指令，将急诊抢救室进行封闭式管理。抢救室大门设门禁系统，并有保安人员在抢救室门外看守，患者家属和闲杂人员不得随意进入抢救室。这样，抢救室的秩序良好、环境安静而整洁，工作人员有更大空间进行救治工作。

但随之而来的是患者身边没有亲人陪伴，在陌生环境中的焦虑增加，患者家属不放心患者独自一人在抢救室里，经常和门口的保安争吵要求进入抢救室。管理部门看到问题后，组织名为"敏燕圈"的品管圈项目，并制定《上海市第六人民医院急诊科封闭式管理人文关怀实施纲要》。人文关怀的核心内容是"以人为本"。这里的"人"是指患者，也是指医护人员。

从患者角度，有三个方面。①尊重和理解：急诊抢救室和监护室的患者均为急危重症，有车祸、坠落、中毒等突发事件引起的创伤和疾病，也有急性心肌梗死、主动脉夹层、重症肺炎等急性病，也有慢性病后期多脏器功能衰竭休克的濒临死亡的患者等。作为医护人员，要尊重患者，即使患者处于昏迷状态。同时从内心理解他们焦虑和恐惧的心情。这样，医护人员自然会从表情、语言和行为等方面表现出对患者的尊重和理解。②爱护：爱护这个词，可以用于形容长辈对晚辈的关怀、园丁对幼苗的珍惜，也就是用自己的行动不让别人受伤。首先要有爱，才能去保护。医护人员应爱护患者，把患者当亲人。医护理人员在做操作时动作尽量轻柔减少患者的痛苦，反复推敲患者的诊断和治疗方案。③感情交流和思想沟通：交流和沟通的重要性不言而喻。这里包括：进入抢救室时，医护人员需要和患者家属告知注意事项，使家属配合封闭式管理；在诊疗过程中，对患者病情的告知，和患方进行治疗方案的推荐和讨论，尊重患方的知情权；观察患者的情绪，及时沟通，解除患者的焦虑和恐惧，解答患者的顾虑和疑问；和患者建立信赖的关系，提高患者的依从性，提高治疗效率。当然，以上几方面都要建立在优质的医疗护理水平的基础上。

从工作人员角度，有四个方面：①树立全心全意为患者服务的思想："仁者仁心"和"白衣天使"常用于比喻医护人员。这是患者对医者的希望和要求，是医者努力的目标和方向。②热爱医学事业：只有热爱医学事业的人，才能克服困难，向着目标坚定地走下去。③爱院敬岗：医务人员各司其职，有集体荣誉感。④医院关心、爱护医护人员：医院、科室领导和职能部门，在政策制定和执行方面要考虑医护人员的感受。医护人员不仅输出自己的技术，还对患者和家属有人文关怀的要求。医护人员同样需要被关心、被尊重，医院要关心医护人员的生活状况、心理状态、经济压力和职业发展等方面的问题。

急诊抢救室封闭式管理的具体措施包括：①入抢救室前宣教：抢救室门外墙上张贴温馨提示，说明封闭式管理的重要性，请家属配合。②在抢救室内墙上张贴人文关怀标语，工作人员佩戴人文关怀标志，建立爱心角，在患者床头悬挂爱心提示本。工作人员对待患者尊重、理解和爱护，取得患者及家属的信赖。③及时劝说家属离开：如果有家属擅自进入抢救室应该及时制止，并劝说其离开。

如何将心理、精神、人文为一体的人文关怀理念融入日常医护工作中，已经成为一个日益受到人们关注的焦点，体现医院的软实力。

三、国际案例：妙佑医疗国际的文化特色

妙佑医疗国际（Mayo Clinic，曾用名：梅奥诊所）是世界著名私立非营利性医疗机构，是世界最具影响力和代表世界最高医疗水平的医疗机构之一，在医学研究领域处于领跑者地位。虽曾被称为"诊所"，但实际上是一所拥有悠久历史的综合医学中心。

梅奥诊所的历史最早可追溯到 19 世纪中期。1864 年梅奥医生在明尼苏达州罗切斯特市创建了一个以救治美国南北战争伤员为主的诊所。战后梅奥医生的两个儿子秉承父业，与当地一所女修道院合作，扩大诊所规模。从 20 世纪初开始，梅奥诊所逐渐创建起了一套

新的医学管理模式、医学理念和治疗手段，成为一家多专科协作管理医院，创立了住院医生培训系统。如今，妙佑医疗国际在佛罗里达州和亚利桑那州另设有分所，同时拥有自己的医学院和涵盖周边几个州的数十家医疗诊所，其临床专家及科学家已达 2 700 多名。

自 2014 年以来，妙佑医疗国际（梅奥诊所）在美国新闻和世界报道的"最佳医院光荣榜"上始终位列第一。5 个专科排名为全美榜首，分别是糖尿病与内分泌学、胃肠病学（GI）和 GI 手术、妇科、肺病学和肺外科、泌尿器学。位于明尼苏达州的罗彻斯特、亚利桑那州的斯科茨代尔和凤凰城、佛罗里达州的杰克逊维尔是妙佑医疗国际的三个主要院区。每年，来自美国 50 个州以及世界上 140 个国家的超过 130 万患者来到妙佑医疗国际诊疗。对于英语是非母语的患者，妙佑医疗国际提供免费的翻译服务，为医务人员和患者之间的交流提供协助。

美国妙佑医疗国际员工总数 61 100 人。妙佑医疗国际的医生都只领取固定工资，只花费时间在他们认为患者最需要的优质医疗服务上。

妙佑医疗国际的使命、愿景与价值观如下：

使命
通过综合临床实践、教育和研究激发希望并促进健康。

愿景
改造医学以连接和治疗患者，成为严重或复杂疾病的全球权威。

首要价值观
以患者需求为本。价值观陈述
这些价值观指导着妙佑医疗国际延续至今的使命，同时也体现了我们创始人 Mayo 医生父子和圣方济各修女会的远见和意图。

尊重
尊重我们多元化社区中的每个人，包括患者及其家人和同事。

正直
坚持最高标准的专业精神、道德规范和个人责任感，赢得患者信任。

同情
提供最佳护理，以体贴和同情的态度对待患者及其家人。

治愈
激发希望并培育全面的身心健康，同时尊重患者的身体、情感和精神需求。

团队合作
珍惜所有人的贡献，在精诚合作中融合所有员工的技能。

创新
通过每个员工的创新思想和独特才能，为组织注入活力，改善我们服务对象的生活。

卓越
通过每个团队成员的共同努力，提供最佳结局和最优质的服务。

管理
通过明智地管理我们的人力、自然和物质资源，维持并再投资于我们的使命并惠及更大的社区。

上述凝练的文字，体现了妙佑医疗国际的文化。妙佑医疗国际用文化管理，坚持"患者第一"的价值观，在100多年的历史中不断发展。他的文化吸引着优秀的有相同价值观的员工加入，并且不断完善，形成其他医院不可复制的医院文化。妙佑医疗国际的医院文化不是仅仅写在纸上、墙上和网页上，是实实在在地践行在每位员工的日常工作中。妙佑医疗国际招收新员工的标准，是要和医院的价值观一致的人选。由于录取标准严格，每年的招收录取率只有1%。一群志同道合的人在一起工作，向着同一个目标努力，让工作成为一种享受。

妙佑医疗国际是一所多院区的超大型医院，是非营利性医院，医院的所有者或投资人不从医院的营运收入获利。但患者看病并不是免费的，每年有可观的医疗收入。医院有数量庞大的工作人员，员工有较好的收入福利，拥有体面的生活。也有充足的人力资源和经费搞医学研究，增加发明新疗法的可能性。为医院坚持践行"患者第一"的价值观奠定了良好的物质基础。使医院在医疗质量、医疗安全、患者满意度、教学和科研等各方面都处于领先地位。

（王　韬　周敏杰）

参 考 文 献

1. 方振邦. 管理学基础 [M]. 3 版. 北京：中国人民大学出版社，2016.
2. 孙萍. 文化管理学 [M]. 3 版. 北京：中国人民大学出版社，2015.
3. 刘宇. 美国医院管理 [M]. 北京：光明日报出版社，2016.
4. 简棣. 医院文化的评价与建设 [M]. 北京：知识产权出版社，2018.
5. 王桦. 医院文化管理 [M]. 北京：人民卫生出版社，2011.
6. 徐琨，段文利. 北京协和医院以优秀医院文化引领现代医院建设的实践探索 [J]. 中国医院，2019，7（23）：1-3.
7. 刘敏. 方舱医院管理文化快速迭变 [J]. 中国医院院长，2020（15）：26-29.

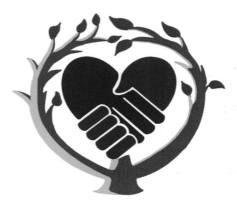

图 5-2　关心圈圈徽

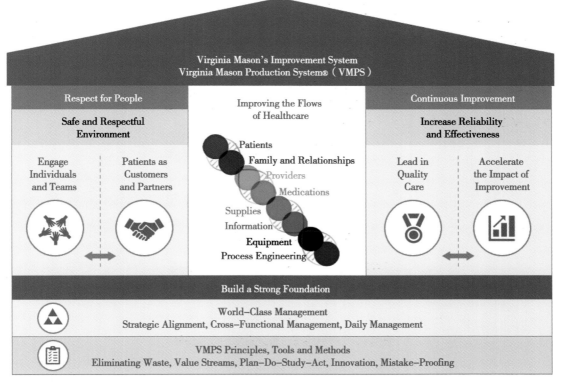

图 5-19　弗吉尼亚梅森医疗中心改进系统

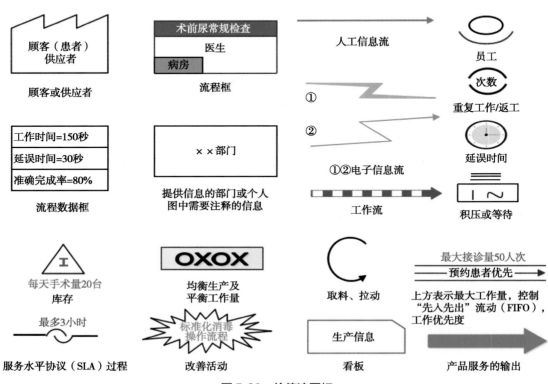

图 5-20　价值流图标

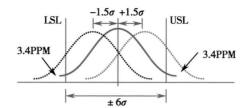

图 5-22　产品特征正态分布图（±1.5 偏倚）

阶段	主要工作内容	参加人员	1月	2月	3月	4月	5月	6月	7月
DD	收集2019—2021年度的相关质量信息	成员A	■						
	进行历史数据分析	成员B	■						
	确定项目范围	全体成员	■						
	问题现状描述确定患者及CTQ、Y缺陷定义	成员B		■					
	项目宏观流程图	……		■					
MM	Y的确认及Y的定义	……		■					
	确定测量系统分析方案	……		■					
	数据采集	……		■	■				
	C&E矩阵及FMEA分析	……			■				
AA	对测量阶段的所有数据和信息进行分析	……				■			
	利用统计工具明确主要核心因子	……				■	■		
II	制定改进方案	……					■		
	核心因子最优化	……					■	■	
	效果验证及再改进	……						■	
CC	制定控制计划	……						■	■
	实施控制计划	……							■
	测量验证系统及文件固化	……							■
	项目总结	……							■

图 5-25　六西格玛项目计划甘特图举例

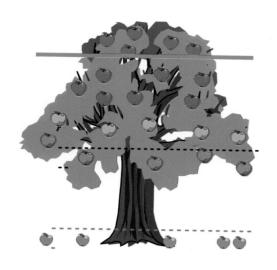

最好的苹果

6σ设计（DFSS）

5σ墙，设计改善

好的苹果
工程的特性化及最优化（DMAIC）

4σ墙，Process改善

低处的苹果
QC7种基本方法

3σ墙,现场改善Tools

地上的苹果
经验与形式

图 5-28　六西格玛水平改善方法

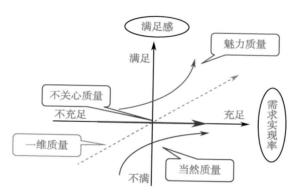

图 5-60　狩野（KANO）模型

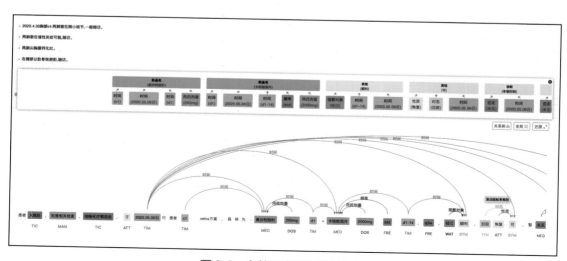

图 6-3　自然语言处理结果示例

08检